医药学常用微生物学实验技术

主　编　陈峥宏　魏　洪　康颖倩
主　审　王　和
编　者　(按姓名笔画排序)
王　和　王　涛　王　菲
王梅竹　江　滟　吴晓娟
佘晓玲　陈峥宏　赵　亮
康颖倩　綦廷娜　魏　洪

科学出版社
北　京

内　容　简　介

本书根据医学和药学微生物学教学与实验室工作的基本需求,遵循科学性与实用性的基本原则,针对医学和药学微生物学数学与科研中常用的基本实验技术,进行了较系统和全面地讲解。

本书内容共分为八个部分,包括绪论、六篇实验技术、附录、索引,分别是绪论、细菌学基本实验技术、常见病原性细菌及其感染的检查、其他原核细胞型微生物及其感染的检查、真菌学常用实验技术、病毒学常用实验技术、微生物学实验技术在药学中的应用及附录与索引。附录包括常用培养基的制备、常用溶液及染色试剂的配制等内容。

本书作为临床医学、药学和微生物学检验及其他从事微生物学实验工作人员的技术参考,也适用于本科学生、硕士研究生的医学与药学微生物学基础课程和专业课程的实验指导。

图书在版编目(CIP)数据

医药学常用微生物学实验技术 / 陈峥宏,魏洪,康颖倩主编. —北京:科学出版社,2014. 1

ISBN 978-7-03-039471-2

Ⅰ. ①医…　Ⅱ. ①陈…　②魏…　③康…　Ⅲ. ①医学微生物学-实验　Ⅳ. ①R37-33

中国版本图书馆 CIP 数据核字(2013)第 312794 号

责任编辑:朱　华 / 责任校对:宣　慧
责任印制:李　彤 / 封面设计:范璧合

科学出版社 出版
北京东黄城根北街 16 号
邮政编码:100717
http://www.sciencep.com
北京凌奇印刷有限责任公司 印刷
科学出版社发行　各地新华书店经销
*
2014 年 1 月第　一　版　　开本:787×1092　1/16
2023 年 1 月第七次印刷　　印张:12　插页:1
字数:280 000
定价: 49.80 元
(如有印装质量问题,我社负责调换)

前　　言

微生物学实验技术是医学和药学最常用的一项技术方法，也是医学和药学微生物学教学中重要的基本技术方法。本书根据医学和药学微生物学教学与实验室工作的基本需求，遵循科学性与实用性的基本原则，较系统和全面地介绍了医学和药学微生物学常用的基本实验技术和现代技术方法。

本书由王和教授设计和主持编写，共分为八个部分，分别是绪论、细菌学基本实验技术、常见病原性细菌及感染的检查、其他原核细胞型微生物及其感染的检查、真菌学常用实验技术、病毒学常用实验技术、微生物学实验技术在药学中的应用及附录，附录包括常用培养基的制备与灭菌、常用溶液及染色试剂的配制及索引。

本书可作为本科生、硕士研究生的医学与药学微生物学基础课程和专业课程的实验指导，亦可作为临床医学和药学微生物学检验及其他从事微生物学实验工作人员的技术参考。

编　者

2013年9月

目　　录

第二篇　常见病原性细菌及其感染的检查

第三篇　其他原核细胞型微生物及其感染的检查

第四篇　真菌学常用实验技术

第五篇　病毒学常用实验技术

第六篇　微生物学实验技术在药学中的应用

绪　论

医学与药学微生物学实验技术是对医学相关微生物的生物学特性与致病性、宿主抗感染免疫机制进行检测、研究和分析的技术方法。医学与药学微生物学实验技术通过体外和体内的实验研究,可进一步了解和阐明微生物的生物学特性、感染与抗感染免疫机制,对感染性疾病进行早期、快速和特异性诊断及其有效治疗和预防以及药物的生产与质量控制,达到控制和消灭各种微生物引起的感染和感染相关疾病以及提高人类的健康水平之目的。

在医学与药学相关的微生物中,病原性微生物(pathogenic microorganism)可外源性感染人体,引起宿主发生感染性疾病以及免疫病理等感染相关的疾病;非病原性微生物(non-pathogenic microorganism)可寄居于正常人体的体表以及与外界相通的腔道内,成为宿主不可或缺的正常菌群和维护宿主健康的最重要生物因素之一,但在某些特定条件下也可内源性感染而引起宿主的机会感染性疾病;某些微生物也可影响药物的生产、质量及应用。不同种类甚至不同菌株的微生物可具有不同的生物学特性及药物敏感性,可导致不同的抗菌药物治疗反应或效果。因此,对于感染性疾病及其各种影响因素的诊断和鉴别诊断,不仅需要临床医生对患者的症状、体征、病史等情况进行充分地调查与了解,也需要依赖医学微生物学实验技术对患者标本的实验室检查。对于药物的生产及其质量控制,也需了解相关微生物的生物学特性及其检查方法。

一、微生物学实验室诊断的原理

感染性疾病的微生物学实验室诊断也称为病原学诊断(etiological diagnosis),是通过病原体分离鉴定、病原体的抗原及其免疫效应物质检测、病原体特异性分子物质检测,对感染性疾病的发生、发展及预后进行分析、诊断和预测的策略与方法。任何感染性疾病的发生,都有病原体和(或)其代谢产物及分子物质在患者体内存在,患者体内也可产生病原体特异性的抗体和(或)致敏淋巴细胞。因此采用微生物学实验室诊断技术,能够在患者体内或体外标本内分别检测到相应病原体及其相关的各种物质。

1. 患者体内有病原体及其毒性代谢产物　某种病原性微生物侵入人体生长繁殖和引起感染性疾病,这种病原体及其毒性代谢产物可在患者体内大量存在。因此采用微生物学实验技术,常常能够在患者的病灶组织内发现或检出相应病原体及其毒性代谢产物,从而对感染性疾病进行病原学诊断与鉴别诊断。

2. 患者体内有病原体抗原及其相应免疫应答产物　各种病原体都具有其特异性的抗原物质,也可具有某些共同抗原、交叉抗原或异嗜性抗原。病原体的这些抗原可刺激宿主机体产生免疫应答,引起宿主产生相应抗体和(或)致敏淋巴细胞。因此可通过检测病原体特异性抗原或其相关抗原、检测病原体特异性抗原或其相关抗原的免疫应答产物及其效价或活性,从而对感染性疾病进行免疫学诊断与鉴别诊断。

3. 患者体内有病原体特异性分子物质　各种微生物可含有其独特的或特异性的分子

物质,这些分子物质不但可随微生物感染而存在于宿主体内,也可引起宿主产生某些特异性的或相关的分子物质。微生物特异性的及其相关的分子物质可通过分子生物学方法检测,从而对感染性疾病进行分子生物学诊断与鉴别诊断。

二、微生物学实验室诊断的内容与程序

根据感染性疾病发生与发展的基本原理,微生物感染的实验室诊断内容主要包括以下四个方面:①标本采集与送检;②分离鉴定病原体(病原体检查);③检测病原体抗原及其免疫效应物质(免疫学检查或血清学检查);④检测病原体分子物质(分子检查)。

1. 标本采集与送检 感染人体的病原体在病程的不同时期可存在于宿主不同的组织或器官内,并且可通过一定的途径在宿主体内扩散和排出宿主体外。这些病原体的抗原可引起宿主产生免疫应答,使其产生特异性抗体和(或)致敏淋巴细胞。因此在患者病程的不同时期,根据病原体在患者体内的分布规律和排出途径采集不同的标本,可有助于相应病原体的检出。根据免疫应答的规律采集血清、血液等标本,可有助于特异性免疫效应物质的检测。标本采集的基本原则包括以下几方面。

(1) 做好标记:采集标本之前,须首先在标本容器(或大体标本)上做好各种相关的标记,并且在病原学检查申请书上尽可能详细地填写相关内容。所做标记必须字迹清晰、附着牢固、内容简要、含义明确、具有独特性。标本的规范标记不但能够避免标本传送过程可能造成的混淆或错误,还应有助于检验医生根据患者及其疾病的相关信息确定实验室检查的方法与重点内容,并对检验结果进行正确的分析与判断。一般来说,标记和申请书的基本内容主要包括:患者姓名、性别、年龄,疾病诊断及其相关的简要病史,门诊或住院科室、编号,标本采集日期,检查内容、抗菌药物使用及其毒副反应史,其他相关或特殊要求。

(2) 无菌操作:外界环境及人体的微生物可在采集标本的过程中污染标本或其容器,因此需要严格的无菌操作以减少、防止和避免这些微生物污染标本。虽然消毒与灭菌可有助于减少和防止微生物污染及提高无菌操作的效果,但其绝不等于、也不能替代无菌操作。对患者局部组织消毒的过度依赖,甚至还可对病原体的分离培养产生不利影响。

(3) 及时送检:某些病原体在宿主体外容易死亡,污染标本的非致病性微生物也可大量生长繁殖而干扰病原体的检查。因此采集的标本不宜长时间放置,需要及时送到实验室并及时进行病原体的检查或分离培养。

(4) 妥善保藏:对于不能及时送检的标本需妥善保藏,但保藏的条件需根据待检微生物的性质进行选择与确定。例如,用于分离培养无芽胞厌氧菌的标本,需在厌氧条件下保藏;用于分离培养病毒的标本,需在-20℃以下的低温条件保藏;用于分离培养肠道杆菌的粪便标本,可置30%甘油缓冲盐水内在4℃条件下保藏;用于分离培养淋病奈瑟菌的标本,需立即接种于营养培养基并在37℃条件下保藏。

(5) 根据病原体的分布和排出途径采集标本:在病程的不同时期,病原体可大量存在于宿主不同组织或器官内并通过不同途径排出。存在于宿主组织或器官内的病原体大量生长繁殖,也常常可引起该组织或器官发生明显的病理损害。因此,根据病原体在宿主体内的分布与排出规律,采集病变明显部位的标本,可有助于提高检出率。

(6) 使用抗菌药物之前采集标本:使用抗菌药物后,患者各组织内含有较高浓度的抗菌药物,从而可抑制病原体在培养基内生长繁殖而影响分离培养效果。因此,感染性疾病的标本采集需要在患者使用抗菌药物之前。如果患者已经使用了抗菌药物,则可采用添加

相应拮抗剂或中和剂以及过滤等方法,降低或消除培养物内的抗菌药物活性。

(7) 根据免疫应答规律采集标本:检测抗体或致敏淋巴细胞,需要根据免疫应答的规律分别采集感染初期(急性期)和后期(恢复期)的标本。例如,检测抗体,只有当恢复期特异性抗体效价增高,并且达到急性期抗体效价4倍或以上时,才具有诊断意义。但如果检测血清特异性 IgM 抗体,感染初期(急性期)的抗体效价增高即有助于诊断。

2. 病原体检查　病原体检查是通过微生物学实验室技术方法,检查和鉴定引起感染的病原体种类,为临床进一步诊断、鉴别诊断、治疗和预防提供参考依据。分离鉴定病原体的基本内容和操作程序主要包括:①涂片镜检;②病原体分离;③病原体鉴定;④病原体药物敏感试验。

(1) 涂片镜检:标本可置于载玻片上直接镜检,也可染色后镜检。涂片镜检的意义如下所述。

1) 早期初步诊断:通过对病原体形态、结构及染色性的观察,可在形态学上初步识别病原体的类别,有助于疾病的早期初步诊断。

2) 早期治疗:通过对病原体形态学类别的初步识别,有助于临床根据病原体的类别早期选择和使用抗菌药物对患者进行治疗。

3) 分离培养结果分析:涂片镜检发现病原体,但分离培养没有发现相应病原体或没有检出相应病原体,可考虑厌氧菌感染、培养物含抑制病原体生长的因素或受到其他病原体污染的可能。

4) 治疗效果评估:病原体形态和数量的变化,有助于判断抗菌药物治疗的效果。例如,在结核患者标本涂片抗酸染色镜检中,发现不典型形态的抗酸杆菌及其数量明显减少,可提示抗结核药物治疗有效。在隐球菌患者标本涂片负染色镜检中,发现不典型形态的隐球菌及其数量明显减少,但血清或脑脊液的特异性抗体效价升高,可提示疾病进入恢复期。

(2) 病原体分离培养:病原体分离的方法包括人工培养基分离培养法和动物分离培养法,常用人工培养基分离培养法。人工培养基分离培养法是将标本接种于适当的培养基,并且在适当的温度、气体等条件下进行适当时间的培养。动物分离培养法是将标本接种于易感动物体内,从发病或濒死动物的体内分离病原体。

(3) 病原体鉴定:鉴定病原体的属、种、型或株,常用方法包括以下几种。

1) 生物学方法:常用生化反应的方法,检测病原体的酶及代谢活性。

2) 血清学方法:常用特异性抗血清,通过凝集试验、沉淀试验、补体结合试验、标记抗体试验等方法,检测病原体的相应抗原。

3) 分子生物学方法:常用聚合酶链反应、分子印记、分子杂交等技术方法,检测病原体特异性的核苷酸序列或蛋白质分子。

4) 动物实验方法:将病原体感染实验动物,检测病原体的致病性或毒力。

(4) 药物敏感性试验:通过测试病原体的药物敏感性,检测病原体耐药性相关酶类或耐药性相关基因,分析和判断病原体的药物敏感性。临床常用琼脂纸片扩散法(K-B 法)检测病原体的药物敏感性,用稀释法检测病原体的药物敏感性程度(MIC 与 MBC);用生物化学的技术方法,检测病原体的耐药性相关酶类及其活性;用分子生物学的技术方法,检测病原体的耐药性相关基因或耐药性相关蛋白质分子。

3. 免疫学检查　免疫学诊断的基本原则是检测病原体特异性的或相关的抗原、抗体和(或)致敏淋巴细胞,为临床进一步诊断和鉴别诊断以及治疗与预防提供参考依据。免疫学诊断的基本内容和常用方法包括以下几方面。

（1）抗原检查：用已知特异性抗血清，体外或体内检测病原体的特异性抗原。体外检测病原体抗原的常用方法包括 Ascoli 试验、玻片凝集试验（slide agglutination test）、试管凝集试验（tube agglutination test）、荚膜肿胀试验（capsule swelling test）、补体结合试验（complement fixation test）、ELISA 试验、病毒血凝抑制试验（virus hemagglutination inhibition test）、生长抑制试验（growth inhibition test）、代谢抑制试验（metabolic inhibition test）、免疫荧光试验（immunofluorescence test）、间接血凝试验（indirect hemagglutination test）等。体内检测病原体抗原的常用方法为狄克试验（Dick test）。

（2）抗体检查：用已知的病原体抗原，体内或体外检测病原体抗原的相应抗体。体内检测抗体的常用方法包括锡克试验、速发型皮肤试验；体外检测抗体及其效价的常用方法包括沉淀试验（precipitation test）、肥达试验（widal test）、抗 O 试验（anti-O test）、补体结合试验（complement fixation test）、ELISA 试验、微量免疫荧光试验（microimmunofluorescence test）、间接血凝试验（indirect hemagglutination test）、显微镜凝集试验（microscopic agglutination test）、病毒血凝抑制试验（virus hemagglutination inhibition test）、冷凝集试验（cold agglutination test）、链球菌 MG 凝集试验（*Streptococcus* MG agglutination test）、凝集素吸收试验（agglutinin-absorption test）、华氏反应（wassermann reaction）、康氏反应（Kahn's test）、间接凝集试验（indirect agglutination test）、间接荧光抗体试验（indirect fluorescent antibody test）、外斐试验（Weil-Felix test）等。

（3）致敏淋巴细胞检查：用已知的病原体抗原，体外或体内检测病原体抗原的相应致敏淋巴细胞活性和（或）数量。体内检测致敏淋巴细胞的常用方法包括结核菌素试验、麻风菌素试验、布氏菌素试验；体外检测抗体及其效价的常用方法包括淋巴细胞转化试验（lymphocyte transformation test）、移动抑制试验（migration inhibition test）、细胞毒试验（cytotoxicity test）、T 细胞亚群检测（detection of T-cell subgroups）等。

4. 分子检查 分子诊断的基本原则是从患者或感染者体内检测病原体特异性分枝物质，为临床进一步诊断和鉴别诊断以及治疗与预防提供参考依据。基本内容和常用方法包括以下两方面。

（1）核酸分子检测：体外检测标本内病原体 DNA 分子的特异性核苷酸片段或 RNA 分子。常用方法包括聚合酶链反应（PCR）、核苷酸序列测定（nucleotide sequencing）、基因芯片技术（gene chip technology）、核酸指纹图谱（DNA fingerprinting）、核酸原位杂交（nucleic acid in situ hybridization）、核酸酶切图谱（nuclease digestion patterns）、Southern 印迹杂交（southern blotting）、Northern 印迹杂交（northern blotting）等。

（2）蛋白质分子检测：体外检测标本内病原体的特异性蛋白质或多肽分子。常用方法包括 SDS-聚丙烯酰胺凝胶电泳（SDS-PAGE）、Western 免疫印迹（western blotting）、蛋白质芯片（protein chip）、蛋白质序列测定（protein sequencing）等。

（王 和）

第一篇　细菌学常用实验技术

第一章　常用实验仪器及生物安全实验室简介

第一节　常用实验仪器

微生物学是一门实践性科学，其研究过程中常用的仪器设备主要包括消毒灭菌设备、显微仪器设备、分离培养仪器设备、分析鉴定仪器设备、分子检测仪器设备、菌毒种保藏仪器设备等。

1. 高压蒸汽灭菌器　高压蒸汽灭菌器是利用高压蒸汽所产生的高温对某些物品进行灭菌的设备，具有穿透力强、灭菌速度快、效果可靠等优点。适用于对金属器械、医用敷料、玻璃器皿、基础培养基、生理盐水等耐高温、耐湿热物品进行灭菌处理的设备。

高压蒸汽灭菌器式样很多，根据外形又可分为手提式、卧式、立式等高压蒸汽灭菌器；根据其冷空气排放方式不同可分为外排式与内排式蒸汽灭菌器。实验室常用的外排式高压蒸汽灭菌器有手提式高压蒸汽灭菌器和下排气式高压蒸汽灭菌器（图 1-1），内排式高压蒸汽灭菌器包括预真空和脉动真空高压蒸汽灭菌器。

2. 电热恒温干燥箱　电热恒温干燥箱（图 1-2）又称为干烤箱或烘箱，常用于干燥物品或干热灭菌。电热恒温干燥箱用于灭菌时，适用于玻璃器皿、金属器械（针头、手术器械等锐器例外）等耐高温而且需要干燥物品的灭菌。

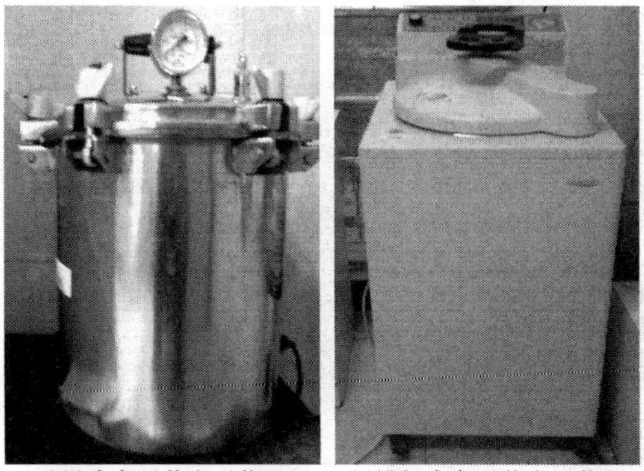

手提式高压蒸汽灭菌器　下排气式高压蒸汽灭菌器

图 1-1　不同类型的高压蒸汽灭菌器

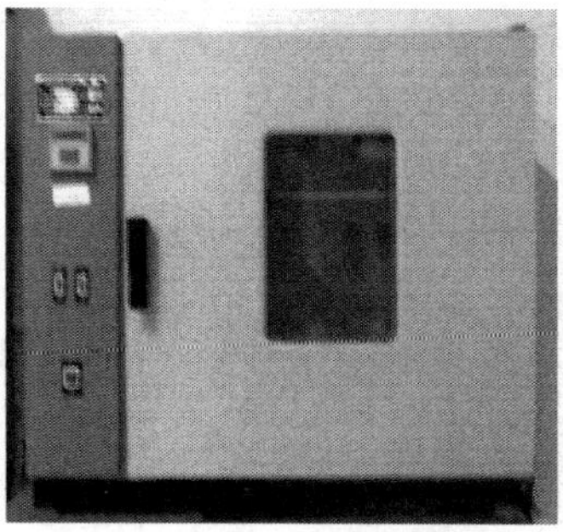

图 1-2　电热恒温干燥箱

3. 普通恒温培养箱　普通恒温培养箱（图 1-3）内空气加热缓慢、均匀，温度恒定，常用于各种微生物的体外人工培养，也可用于生物育种、发酵及其他恒温试验。根据其加热方式可分为隔水式培养箱、电热式培养箱等多种类型。

4. 二氧化碳培养箱　二氧化碳培养箱（图 1-4）是一种可在其箱体内形成类似于生物体内稳定的温度、CO_2 浓度、酸碱度、湿度等环境，以对细胞或组织进行体外人工培养的装置。

其主要是由箱体、CO_2 调节器、温度控制系统以及湿度调节器等部件组成。常应用于细胞组织体外培养以及某些对 CO_2 环境要求较高的微生物,如脑膜炎奈瑟菌、淋病奈瑟菌、布鲁菌的初次分离和传代培养。

5. 恒温水浴箱 恒温水浴箱(图 1-5)一般为金属结构的长方形容器,主要通过电热管加热箱内的蒸馏水达到恒温的目的。水浴箱的温度调节范围通常为 30 ~ 100℃。在微生物学中恒温水浴箱常用于水浴恒温及加热试验,也可用于化学药品或生物制品的干燥、浓缩、蒸馏等。

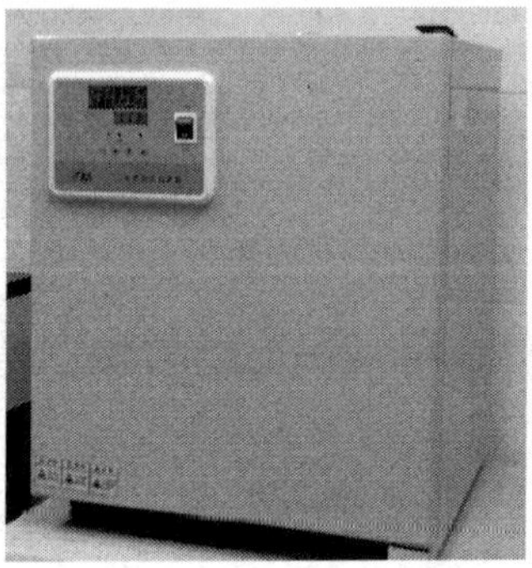

图 1-3 普通恒温培养箱

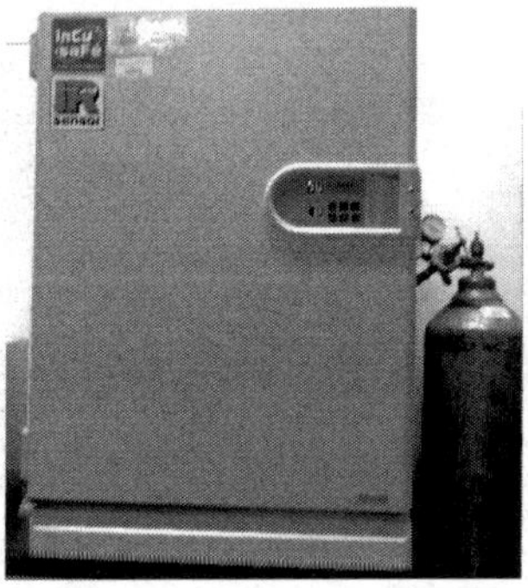

图 1-4 二氧化碳培养箱

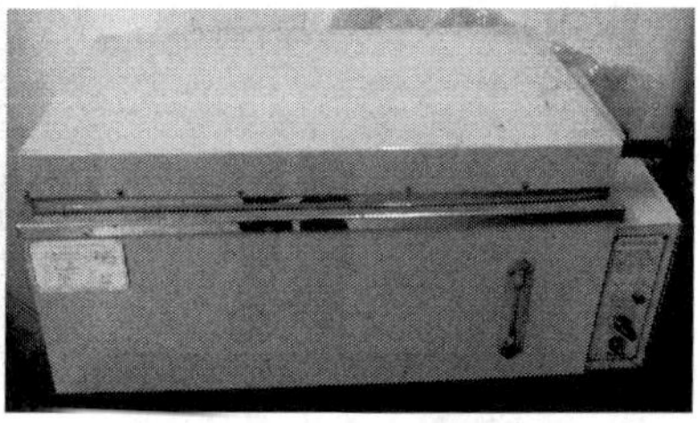

图 1-5 恒温水浴箱

6. 超低温冰箱 超低温冰箱(图 1-6)体积比普通冰箱大,由箱体和制冷系统组成,有效容积一般为 200 ~ 500L 左右。超低温冰箱采用了双层门保温隔离,箱体有高密度保温材料和密封结构,隔热性能良好,能够有效地保持箱内温度,使箱内温度可恒定为 -150 ~ -40℃。内层储物箱分为多层,每层箱门均可独立开关。常应用于各种菌毒种、生物制品的低温保存。

7. 液氮罐 液氮罐(图 1-7)具有良好的隔热性能,可避免液氮在短时间内气化,用于储存液氮。液氮是一种超低温的液体,温度约为 -196℃。液氮的超低温冷冻能力,可使多数细菌、病毒停止代谢但不能杀死,因此常用于组织细胞、微生物及生物制品等的长期保存。

8. 离心机 离心机(图 1-8)是一种根据不同物质在离心力场中沉淀速度的差异,实现样品分离的仪器。常用于液态混合样品的快速分离,也可用于分析及测定分离物的分子量及纯度等。根据离心机转速和离心力场不同,离心机可分为普通转速离心机(转速 <8000 r/min)、

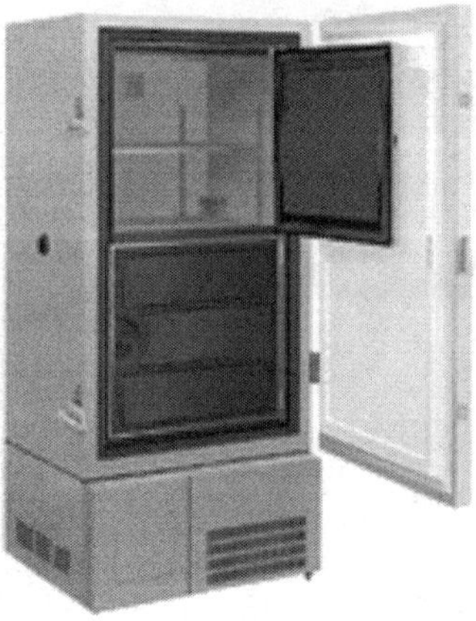

图 1-6 超低温冰箱

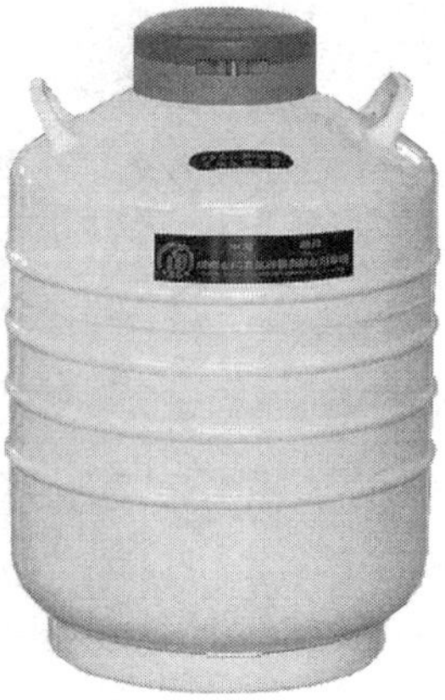

图 1-7 液氮罐

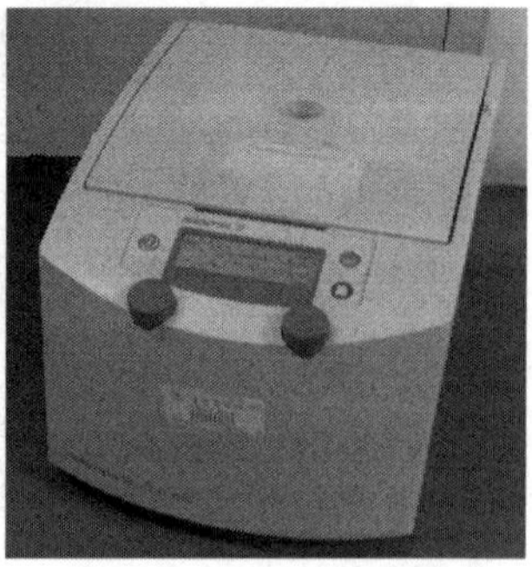

图 1-8 离心机

高速离心机（转速 8000～30 000 r/min）、超速离心机（转速 30 000～80 000 r/min）以及超高速离心机（转速>80 000 r/min）四类；还可根据离心机内部温度的不同分为普通离心机和冷冻离心机。

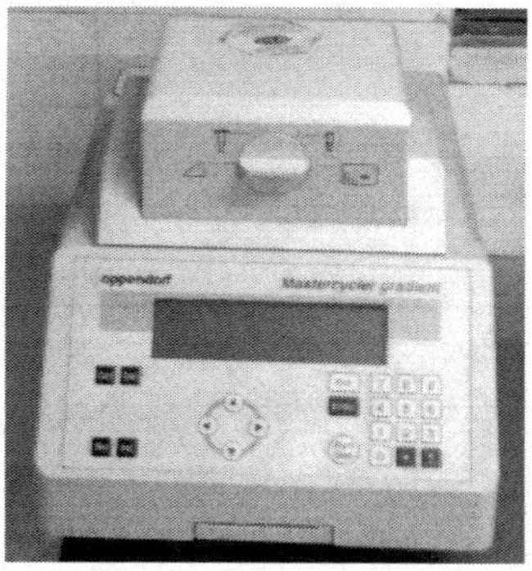

图 1-9　PCR 扩增仪

9. PCR 扩增仪　PCR 扩增仪（图 1-9）又称基因扩增仪或核酸扩增仪，它是利用 PCR 技术对特定基因在体外进行大量合成设备，可用于以检测 DNA 或 RNA 为目的的各种基因分析。PCR 技术的原理是通过人工设计目的核酸片段两端的寡核苷酸引物，经过高温变性、低温退火以及恒温延伸三个变温过程形成一个扩增循环，使待检样品中的核酸拷贝数呈指数级扩大，以致能从样品中检测出微量的核酸成分。从 PCR 反应原理可知，PCR 扩增仪是一个精密的温度控制仪。目前，PCR 扩增仪包括普通 PCR 扩增仪、荧光 PCR 扩增仪、梯度 PCR 扩增仪、原位 PCR 扩增仪等类型。

10. 电泳仪和电泳槽　电泳仪和电泳槽（图 1-10）是对核酸、蛋白质进行电泳分离纯化、检测和分析的仪器，其原理是根据生物大分子在一定的 pH 条件下形成带电荷离子，在有电场的介质中向相反的方向泳动，由于大分子的电荷、质量、二级结构等差异使其在电场中形成不同的迁移速度。经过一定时间，介质中的各类分子被逐渐分开，达到分离的目的。

11. 凝胶图像分析系统　蛋白质、核酸等经凝胶电泳分离后不能直接观察。凝胶图像分析系统（图 1-11）采用摄像头将置于暗箱内的 DNA、RNA、蛋白质电泳凝胶在紫外光或白光照射下所产生的影像输入计算机，并通过相应分析软件对其分子量、样品总量等的进行分析测定。常应用于电泳凝胶图像的分析研究、分子杂交、细胞遗传学中染色体核型分析等技术。

12. 纯水仪　纯水制备仪（图 1-12）是一种通过反渗透等办法，对普通水进行一系列处理后制得高纯度水的装置。在精度要求高的分析实验、分子生物学实验中，常常使用纯水仪获取高质量的纯水作为实验溶剂。

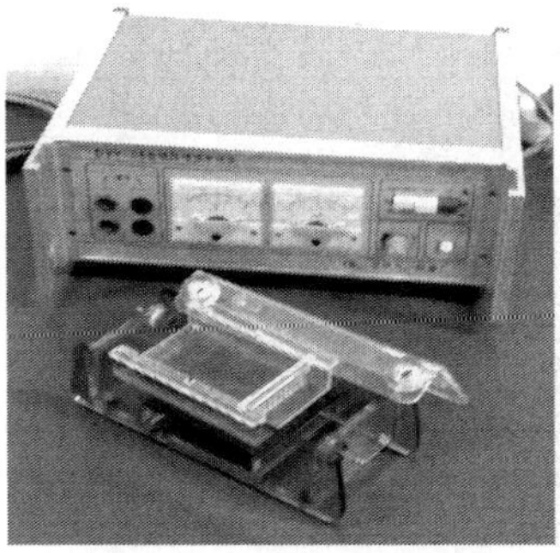

图 1-10　电泳仪和电泳槽

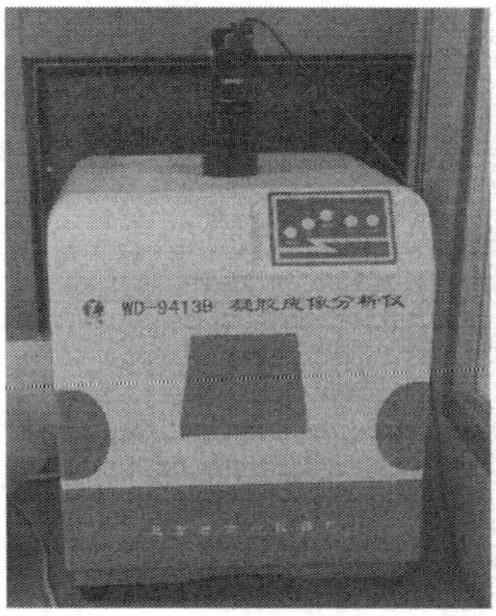

图 1-11　凝胶图像分析系统

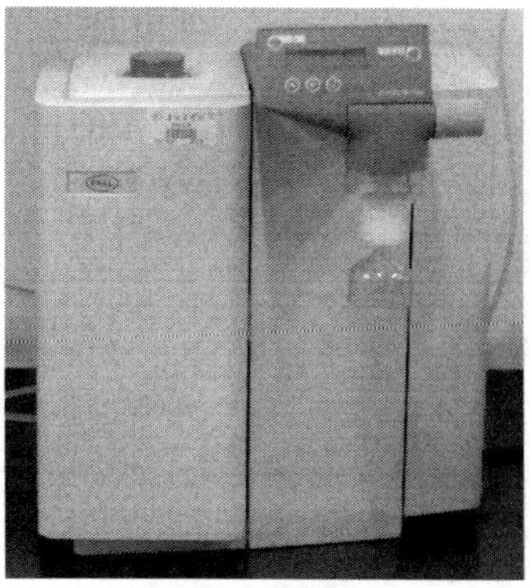

图 1-12　纯水仪

13. 超净工作台　医学用超净工作台（图 1-13）是一种改善局部环境空气洁净度的净化设备，常用于进行无菌操作。它是利用可调风量的风机系统，通过调节风机驱动空气，经过高效过滤器净化后，形成洁净气流，洁净气流以均匀的断面风速流经工作区，形成高洁净的工作环境。

14. 生物安全柜 生物安全柜(图 1-14)是为操作原代培养物、菌毒株以及诊断性标本等具有感染性的实验材料时,用来保护操作者本人、实验室环境以及实验材料,使其避免暴露于上述操作过程中可能产生的感染性气溶胶和溅出物而设计的。在生物安全柜内操作,可以有效减少由于气溶胶暴露所造成的实验室感染以及培养物交叉污染,同时也能保护工作环境。生物安全柜可分为一级、二级和三级三大类。目前,二级生物安全柜是应用最为广泛的。

15. 冷冻真空干燥仪 冷冻真空干燥仪(图 1-15)的工作原理是在高真空状态下,使被处理物中预先冻结的水分直接从固态升华为水蒸气而被除去,从而使被处理物干燥。冷冻真空干燥常用于微生物菌种保藏,该方法可使微生物细胞始终处于干燥、缺氧的条件下而抑制其代谢繁殖,但不会引起微生物细胞死亡,因而它是迄今为止最有效的菌种保藏法之一。此外,冷冻真空干燥是在较低的温度下进行,采用该方法对一些热敏感性的物质(如蛋白质、抗生素等生物制品)进行干燥,不会使其变性或失去活性,因此广泛应用于医药、食品等行业。

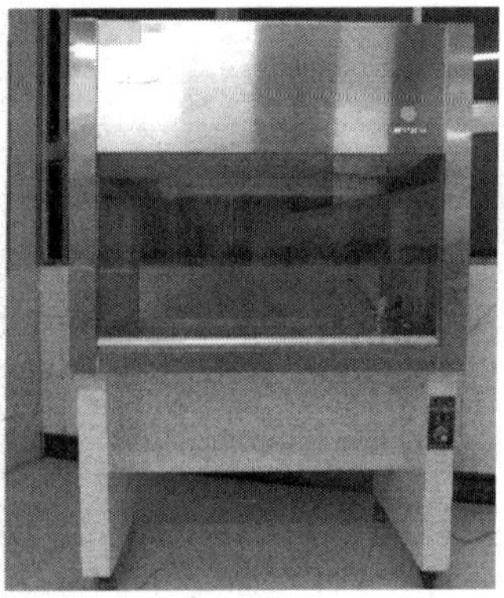

图 1-13 超净工作台

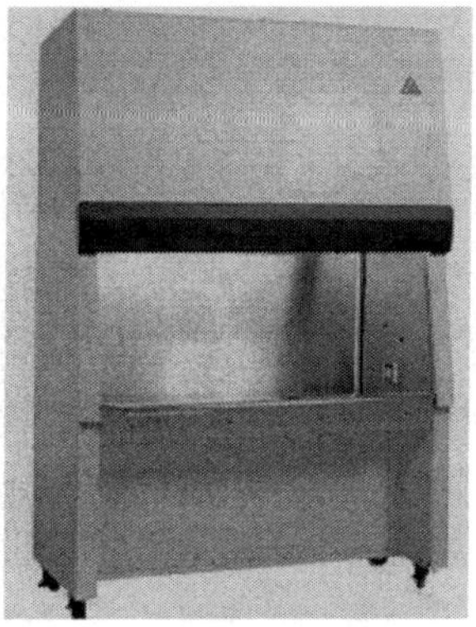

图 1-14 生物安全柜

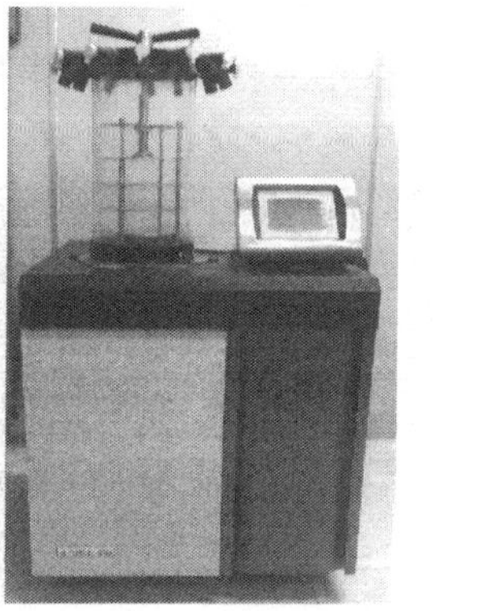

图 1-15 冷冻真空干燥仪

第二节 生物安全实验室

根据病原微生物的传染性、感染后对个体或群体的危害程度,我国《病原微生物实验室生物安全管理条例》将病原微生物分为四类,其中第一类和第二类病原微生物又称为高致病性病原微生物。由于各种病原微生物的危险度等级不同,因此必须在相应等级的生物安全实验室才能开展有关实验活动。

生物安全实验室是具有一定生物安全防护水平的实验室,包括生物安全实验室(biosafety laboratory,BSL)和动物安全实验室(animal biology security laboratory,ABSL)。其生物保护作用主要是通过标准化的建筑、生物安全设备配置、个人防护、详细的操作程序和严格的管理来实现的。

根据 WHO《实验室生物安全手册》和我国卫生部颁布的《微生物和生物医学实验室生物安全通用准则》生物安全实验室共分为四级:一级防护水平最低,四级防护水平最高。以 BSL-1(ABSL-1)、BSL-2(ABSL-2)、BSL-3(ABSL-3)和 BSL-4(ABSL-4)表示实验室的相应生物安全防护水平。医学实验室因可能接触含有致病微生物的标本或样品,通常应达到二级生物安全防护实验室要求。根据《实验室生物安全认可准则》二级生物安全(BSL-2)实验室

(图 1-16)结构设施需符合以下基本条件:

(1) 实验室需具有防止节肢动物和啮齿动物进入的设计,有可开启的窗户,有纱窗,实验室的门应有可视窗,门应带锁并可自动关闭。

(2) 实验室均应设置洗手池,应设置在靠近出口处。

(3) 实验室内墙壁、地面应平整、防滑、易于清洁,不适宜用地毯。

(4) 实验台面应能防水、耐腐蚀、耐热。

(5) 实验室内应保证工作照明,避免反光和强光。有可靠的电力供应和应急照明。

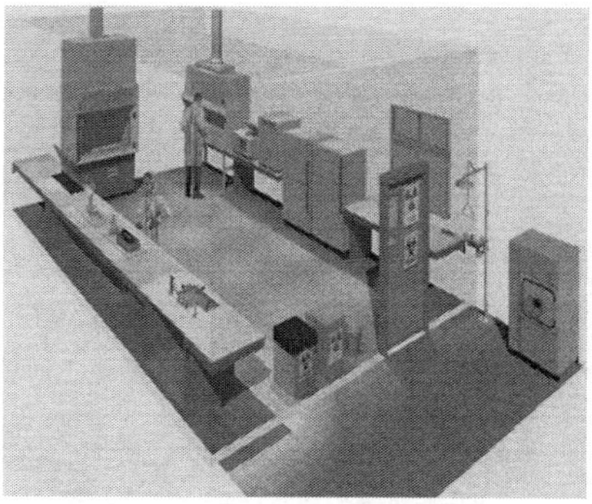

图 1-16　BSL-2 实验室结构图
摘自 WHO《实验室生物安全手册》

(6) 实验室内有适当的消毒设施,如高压蒸汽灭菌器,并设置洗眼装置、应急喷淋装置、急救药箱、灭火器等。

(7) 在实验室内应穿戴隔离衣、帽、手套,必要时戴防护眼镜。实验室应备有生物安全柜。

(8) 在实验室入口处和装有传染性物质的设备表面贴有生物危险标志。

(9) 在实验室出口处设有在黑暗中可明确辨认方向、通道的标识。

(10) 实验室工作区域外有足够的存储空间及摆放个人衣物的设施。

《人间传染的病原微生物名录》已由我国卫生部于 2006 年制定并实施,该文件对不同病原微生物的危害程度及其相关实验活动需要达到的生物安全实验室级别做了详细规定,进行病原微生物相关实验均需参照该标准执行。

(王　涛)

第二章　细菌形态和结构检查法

第一节　细菌涂片的制作

制作细菌涂片是细菌形态学检查的首要步骤，是将细菌培养物或含菌标本涂于玻片等载体上，从而有助于在显微镜下观察和研究。常用涂片法包括干片法与湿片法。本实验着重介绍细菌干片的制作方法。干片法是将细菌标本固定于载体上，经过染色后观察细菌的形态、大小、结构等。

材料

1. 菌种　大肠埃希菌、金黄色葡萄球菌的菌液或营养琼脂培养基 18 ~ 24 h 培养物。

2. 其他　载玻片、接种环、酒精灯、无菌生理盐水等。

方法

1. 涂片　取洁净载玻片一张，无菌操作用接种环取菌液 1 ~ 2 环，均匀涂布于载玻片的中央并分布成直径约 0.5 ~ 1.5 cm 的涂面。

如果取固体培养基上的细菌培养物涂片，首先用接种环取无菌生理盐水 1 ~ 2 环，置于载玻片上。再用接种环取少许培养物，放于生理盐水内研磨均匀，涂成直径约 0.5 ~ 1.5 cm 的涂面，接种环经火焰烧灼灭菌后放回原处。

2. 干燥　涂片放在室温下自然干燥或用电吹风吹干，或将标本放在酒精灯火焰上方约 10 ~ 15 cm 处烘干，以助水分蒸发。

3. 固定　手持载玻片一端，涂菌面朝上，将涂片在酒精灯火焰的外焰处水平往返通过 3 次。

注意事项

（1）涂片所用载玻片需洁净明亮、无油渍或划痕。

（2）用酒精灯加热干燥，应注意涂片与火焰距离不宜过近、温度不宜过高。

（3）应取对数生长期的细菌涂片，以便观察细菌的典型形态和染色性。

第二节　革兰染色法

革兰染色法是最常用的细菌复染色方法，其不仅有助于观察细菌的形态、大小、排列方式，还可将细菌分为革兰阳性与革兰阴性两大类，从而有助于进一步鉴别细菌、了解细菌的致病作用和指导选择抗菌药物。

材料

1. 菌种　大肠埃希菌、金黄色葡萄球菌 16 ~ 18 h 普通营养琼脂斜面培养物。

2. 革兰染色液　结晶紫染液、卢戈碘液、95% 乙醇、稀释石炭酸复红液。

3. 其他　接种环、酒精灯、载玻片、无菌生理盐水。

方法

1. 初染　在制作的细菌涂片上滴加结晶紫染液，室温下静置 1 min，流水冲洗。

2. 媒染 滴加卢戈碘液,室温下静置1 min,流水冲洗。

3. 脱色 滴加95%的乙醇,室温下晃动玻片使乙醇在标本上流动,约0.5 min,流水冲洗。

4. 复染 滴加稀释石炭酸复红液,室温下静置1 min,流水冲洗。

5. 镜检 用吸水纸吸干玻片上的残余水分,依次分别用显微镜的低倍镜、高倍镜初步观察标本,然后滴加香柏油,用显微镜的油镜观察。

注意事项

(1) 冲洗多余染液时,要以柔和流水冲洗,避免流水直接冲击标本。

(2) 掌握染色时间,尤其是乙醇的浓度不宜降低、脱色时间也不宜过长或过短。

(3) 细菌以16~24 h培养物为宜,细菌的陈旧培养物可影响染色结果。

(4) 对液体标本染色时,取1~2环液体标本直接制作涂片后染色。

结果

金黄色葡萄球菌被染成紫色,为革兰阳性菌。大肠埃希菌被染成红色,为革兰阴性菌。

第三节 抗酸染色法

抗酸染色法是用于鉴别分枝杆菌属细菌的染色方法。分枝杆菌菌体脂质含量多不易被着色,在加热条件下,渗入到细胞内的复红不易被盐酸乙醇溶液脱色,使菌体呈红色,称为抗酸性细菌。而非抗酸性细菌不能抵抗盐酸乙醇溶液的脱色作用,菌体被美蓝复染呈蓝色。

材料

1. 标本 结核患者痰、卡介苗菌液、麻风患者鼻分泌物或皮肤刮取物。

2. 抗酸染色液 石炭酸复红原液、3%盐酸乙醇溶液、碱性美蓝染液。

3. 其他 接种环、酒精灯、载玻片、无菌生理盐水。

方法

1. 初染 滴加石炭酸复红原液于细菌涂片,在酒精灯火焰上方加热,至染液有蒸汽冒出,持续5 min,冷却后水洗。

2. 脱色 滴加盐酸乙醇溶液脱色液,室温下晃动玻片使乙醇在标本上流动至无颜色脱出,流水冲洗。

3. 复染 滴加碱性美蓝染液1 min,流水冲洗,待干后镜检。

注意事项

(1) 为提高阳性检出率,痰液可做集菌处理。

(2) 初染过程中要防止染液的沸腾或干涸。

(3) 结核患者痰涂片镜检时,应观察至少5个视野。

(4) 结核患者痰涂片阴性,要连续复查三次方能报告与诊断。

(5) 麻风杆菌较结核杆菌抗酸性弱,故脱色时间可缩短。

结果

分枝杆菌呈红色,其他菌或背景呈蓝色。

第四节 细胞壁染色法

细胞壁是细菌、真菌等微生物的重要结构。用细胞壁染色法染色后,能够在光学显微镜下观察到细胞壁结构。

材料

1. 菌种 金黄色葡萄球菌营养琼脂培养基 6 ~ 8 h 培养物。

2. 染色液 5% 鞣酸溶液、0.5% 结晶紫溶液、0.5% 刚果红溶液。

3. 其他 接种环、酒精灯、载玻片、无菌生理盐水。

方法

(1) 常规制作细菌涂片，室温下自然干燥。滴加 5% 鞣酸染液，室温静置 30 ~ 60 min，流水冲洗。

(2) 滴加 0.5% 结晶紫水溶液，室温静置 2 ~ 3 min，流水冲洗。滴加 0.5% 刚果红水溶液，室温静置 2 min，流水冲洗，待干，油镜观察。

注意事项

涂片在室温下自然干燥，勿加热干燥。

结果

细胞壁完整的菌细胞，细胞壁呈紫色，细胞质无色或淡紫色；细胞壁不完整或缺失者，菌细胞呈紫色。

第五节 荚膜染色法

荚膜是细菌分泌到菌细胞表面的一层黏液性物质，形态规则、边界清晰。荚膜与细菌的致病性有关，并有助于细菌的鉴定。普通培养基传代细菌的荚膜易丢失，荚膜染色可采用动物组织或组织液涂片。常用的荚膜染色方法有 Hiss 染色、Muir 染色以及墨汁负染法。

一、黑斯(Hiss)法——结晶紫-硫酸铜染色法

材料

1. 标本 患者体液(痰液、脓汁、血液或脑脊液)或肺炎链球菌小鼠体内传代 2 ~ 3 次取其腹腔组织液，直接涂片。

2. 染色液 结晶紫染液(配方见附录 1)；20% 硫酸铜水溶液。

方法

(1) 涂片自然干燥固定，滴加结晶紫染液。

(2) 微火加温，使之冒蒸汽为止，直接用 20% 硫酸铜溶液洗去涂片上染液。

(3) 以吸水纸吸干后镜检。

注意事项

不能加热干燥涂片，避免水冲洗玻片，防止荚膜皱缩或脱失。

结果

菌体和背景呈蓝紫色，菌体周围可见一圈染淡紫色或无色的荚膜。

二、密尔(Muir)法——复红-美蓝染色法

材料

1. 标本 同 Hiss 染色法。

2. 染色液 石炭酸复红染液、碱性美蓝染液、特殊媒染液(升汞饱和液 2 份、20% 鞣酸液 2 份、钾明矾饱和液 5 份混合而成)。

方法

(1) 涂片自然干燥固定。滴加石炭酸复红微加热,约 1 min。

(2) 水洗,滴加特殊媒染液,静置 0.5 min,水洗,滴加碱性美蓝染液 0.5 ~ 1 min。

(3) 水洗,待干,镜检。

结果

菌体呈红色,菌体周围荚膜呈蓝色(彩图 2-1)。

三、墨汁负染色法

负染色法可观察自然状态下的细菌形态。负染色指背景着色而被观察物不着色的检查方法。本法常用于新生隐球菌荚膜的观察。

材料

1. 标本 患者的脑脊液、痰、脓液、尿或组织等。若检查脑脊液,要离心取沉淀物检查。

2. 染色液 印度墨汁或国产优质墨汁。

方法与结果

(1) 待检材料放于玻片上,滴加稀释的墨汁 1 滴,覆以盖玻片。

(2) 镜检可见菌体周围有高度折光性的宽大荚膜,菌体位于荚膜中央,大小不等,有时可见新生隐球菌的芽生胞子。

注意事项

镜下观察标本时应将光圈调小背景稍暗,以便观察。

第六节 鞭毛染色法

鞭毛是某些细菌表面细长弯曲的丝状物,是细菌的运动器官和特殊结构。直径 10 ~ 20 nm,一般染色不能看到,故需先用媒染剂增粗鞭毛,再经复染使其着色。

一、石炭酸复红染色法

材料

1. 菌种 普通变形杆菌。

2. 染色液

(1) 甲液:饱和明矾液 2 mL,5% 石炭酸 5 mL,200 g/L 鞣酸液 2 mL,混合备用。

(2) 乙液:碱性复红饱和液。使用前,将甲液 9 份、乙液 1 份混合后过滤,过滤后 3 天使用最佳。

方法

1. 菌种制备 将普通变形杆菌每日在肉汤培养基中移种 1 次,共 7 次。取一支琼脂斜面培养基,加入生理盐水 2 mL。接种一环菌液至琼脂斜面与液体交界部分,再自该部向上划线。37℃孵育 7 ~ 16 h。

2. 涂片制作 以接种环自盐水与菌苔的交界处取出一环菌液，轻放在盛有 3 ~ 4 mL 的蒸馏水的小碟表面，使细菌自由分散，浮在液体表面，静置 4 ~ 5 min。用接种环自上述液面轻取一环菌液，放在洁净载玻片上，自然干燥。

3. 染色 滴加石炭酸复红混合鞭毛染色液数滴覆盖于涂片有菌处，染色 10 min 左右，水洗，干后镜检；或者首先用甲液染 3 ~ 5 min，水洗，再用乙液复染 1 ~ 2 min，水洗，干后镜检。

注意事项

(1) 载玻片及其处理：取新载玻片置 1% 洗衣粉或洗洁精溶液内，煮沸 10 min，清水洗净并浸泡 24 h，蒸馏水冲洗 2 次后，浸于 95% 乙醇溶液内备用。

(2) 制片中切勿研磨或振动，不能高温固定。

结果

菌体及鞭毛呈红色或紫色。

二、镀银染色法

材料

1. 鞭毛染色液

(1) 固定液：无水乙醇 60 mL、氯仿 30 mL、甲醛 10 mL 的混合液。

(2) 媒染剂：5% 氯化高铁、20% 鞣酸，按 1 : 3(*V/V*) 混匀。

(3) 银染液：5% 硝酸银溶液 5 mL，置小三角瓶内，逐渐加入 5% 氨水，至溶液析出的沉淀又复溶解恰变透明为止。

2. 培养基 10% 血琼脂平板、营养肉汤（营养肉汤灭菌后，经 0. 22 μm 孔径滤菌器过滤）。

3. 菌种 普通变形杆菌。

方法

1. 细菌培养 普通变形杆菌点种于 10% 血琼脂平板上，37℃ 培养 18 ~ 24 h。用接种环无菌操作取平板上迁徙生长的培养物接种于 5 mL 营养肉汤内，置温箱内 37℃ 培养 5 ~ 7 h。

2. 涂片制作 用接种环蘸取一环普通变形杆菌营养肉汤培养物，放入无菌蒸馏水内。轻摇混匀并制成约 1 亿个/mL 的菌细胞悬液，室温下静置 3 ~ 5 min。吸取菌悬液 1 ~ 2 滴于载玻片的一端，用一洁净玻棒平行于玻片并轻放在悬液的前缘，接触悬液并将其轻轻地纵向分布至玻片的另一端，使悬液在玻片上形成一薄层，自然干燥。

3. 染色 加固定液于涂片上，室温下静置 3 min 后水洗。加媒染剂处理 5 min 后水洗，加银染液于标本上，置温箱内 42℃ 维持 30 min。

如发现液体边缘形成金属光泽的浮渣，即取出涂片，稍冷后水洗，自然干燥，油镜观察。

注意事项

(1) 载玻片及其处理：方法同石炭酸复红染色法。

(2) 在加温过程中随时添加染料，勿让标本干涸。

结果

菌体呈深褐色，鞭毛粗大呈浅褐色。

第七节 芽胞染色法

细菌芽胞厚而致密的壁使其具有折光性强、通透性低，不易着色，但着色后又难以脱色的特性。采用着色力强的染料,加热促进标本着色,然后使菌体脱色,芽胞上的染料仍保留,复染后的菌体和芽胞呈现不同颜色。

一、复红-美蓝染色法

材料

1. 菌种　破伤风梭菌庖肉培养基48～72 h培养物。

2. 染色液　石炭酸复红液、碱性美蓝液、95%乙醇。

方法

(1) 制作芽胞菌涂片,干后加热固定。加石炭酸复红液于涂片上,用微火加热至染料冒蒸汽维持5 min,玻片冷后水洗。

(2) 用95%乙醇脱色2 min,水洗。

(3) 滴加碱性美蓝液复染2 min,水洗,干后镜检。

注意事项

加热时切勿沸腾,加热过程随时添加染料,勿让标本干涸。

结果

芽胞呈红色,菌体呈蓝色。

二、孔雀绿-沙黄染色

材料

1. 菌种　产芽胞菌的营养琼脂培养基培养物。

2. 染液　甲液:50 g/L孔雀绿水溶液。乙液:5 g/L沙黄水溶液。

方法

1. 初染　加无菌水2～3滴于小试管中,用接种环从培养基斜面上挑取菌苔于试管中,充分混匀,制成浓稠菌液。加入甲液0.3～0.4 mL。于沸水中加热15 min。

2. 制备涂片　取菌液于洁净玻片上,涂成薄膜,待干后,通过火焰3次进行固定。

3. 脱色　水洗多余染料。

4. 复染　加乙液染色1 min,水洗,待干后镜检。

注意事项

(1) 菌液要浓,以保证涂片质量。

(2) 也可先取菌制备涂片,再进行染色,但由于初染过程中要加热玻片,应注意加热温度和时间。

结果

芽胞呈绿色,菌体呈红色。

(吴晓娟)

第三章　细菌的人工培养技术

第一节　常用培养基及其组成

培养基是人工配制的供微生物生长繁殖的营养基质。培养基应具备以下基本条件：①适宜的营养组成；②适宜的 pH；③无菌。

培养基的基本成分包括营养物质(蛋白胨、氨基酸、糖类、盐、各种生长因子和水分)，此外有时还包含凝固物质、指示剂、抑制剂等。

培养基的种类繁多，按用途分为以下四种。

1. 基础培养基　含有蛋白质、糖、无机盐、生长因子与水，适宜绝大多数种类细菌的生长与培养。如普通营养肉汤、营养琼脂。

2. 营养培养基　在基础培养基内添加葡萄糖、血液、血清、鸡蛋等，以满足营养要求较高细菌的生长繁殖。如血琼脂培养基、巧克力色血琼脂培养基、血清肉汤培养基等。

3. 选择培养基　利用细菌对化学药物的敏感性不同，在培养基内加入某种或某些化学药物，可选择分离目标细菌。此类培养基多为固体培养基。如麦康凯培养基。

4. 鉴别培养基　不同细菌对营养物质的分解能力及其产物不同，因此可在基础培养基内加入相应的分解作用物与指示剂，通过指示剂颜色的变化了解细菌代谢活性和鉴别细菌。常用的鉴别培养基如糖发酵培养基、双糖铁培养基等。

培养基种类众多，但制备的基本程序是相似的，即调配、融化、矫正 pH、过滤澄清、分装、灭菌、检定。

培养基的主要用途：繁殖及分离纯种细菌；传代和保存；鉴别细菌的种属；研究细菌的生理生化特性；制备菌苗、疫苗或其他微生物制剂。

常用培养基的制备方法详见附录 1。

第二节　细菌的接种技术

不同细菌具有不同的生物学特性，这利于各种培养基分别研究它们的生物学特性，鉴别细菌种类，帮助疾病诊断或进行其他实验。但一般标本中常含有多种细菌，因此首先要分离获得纯培养物，然后才能做进一步的实验。

一、接 种 工 具

接种环和接种针是最常用的接种工具。

结构

接种环和接种针均由三部分组成：环及针部多由易传热又不易生锈的白金或镍制成，环的直径多在 3 ~ 4 mm，环和针的长度一般为 40 ~ 50 mm，其一端固定于铝制金属杆上，金属杆另一端为手持的绝缘柄(图 3-1A、B)。

使用方法

右手以执笔式持绝缘柄，将接种环或接种针的金属丝部于酒精灯外焰上烧红，斜持接种环或接种针，旋转金属杆缓慢通过外焰3次，待冷却后取标本。用毕，按上述步骤烧灼灭菌后置于架子上，切勿随手乱放。

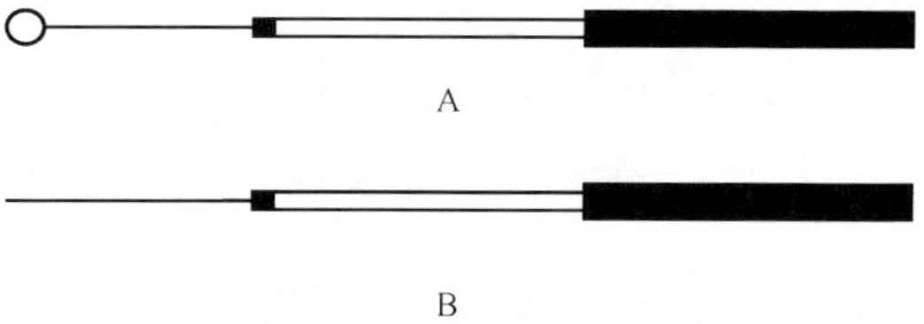

图3-1　接种环(A)和接种针(B)

用途

接种环主要用于划线分离，纯种移种及涂片制备。接种针主要用于穿刺接种及菌落挑取。

二、固体培养基接种法

固体培养基主要用于分离培养和保存细菌。

(一) 平板划线分离培养法

根据划线方式不同，可将平板划线分离培养法分为两种，即分区划线法与连续划线法。分区划线法多用于细菌的纯种分离，连续划线法多用于细菌的移种。

1. 材料

(1) 菌种：混合菌液；纯种细菌培养物。

(2) 其他：接种环、无菌营养琼脂平板、酒精灯等。

2. 方法

(1) 分区划线法。

1) 取营养琼脂平板一个，在平皿底部玻璃上标明待接种细菌的名称（如金黄色葡萄球菌、大肠埃希菌，或标本名称）、接种日期、操作者姓名、实验室编号等。

2) 点燃酒精灯，右手以执笔式持接种环，按前文介绍的接种环使用方法灭菌，杀灭其表面的微生物。

3) 取菌：以右手掌小鱼际肌部与小手指夹持菌种管的棉塞，左手旋转试管使棉塞松脱后将棉塞拔出，并将管口通过酒精灯外焰烧灼灭菌。用冷却后的接种环挑取混合菌液一环，将菌种管的管口再次通过酒精灯外焰轻微烧灼后，塞上棉塞并放回试管架。

4) 左手握琼脂平板，用拇指顶开和固定平皿盖。用右手将蘸有菌种的接种环在琼脂平板上端进行局部涂布接种后，接种环与平板面形成30°～40°角，以指力在平板表面作"Z"字形划线，注意勿划破琼脂培养基，此划线区域为A区。

5) 烧灼接种环，杀灭环上的细菌。冷却后将接种环通过A区1～3次，作"Z"字形划线，此划线区域为B区。

6) 以同样方法继续划线2次，分别为C区、D区（图3-2）。

7) 划线完毕，烧灼接种环灭菌后放回试管架上。

8) 将培养基平皿的底面朝上，置温箱内37℃培养18～24 h。

(2) 连续划线法。

1) 取菌操作同分区划线法。

2) 左手握琼脂平板，开启平皿盖，右手持蘸有菌种的接种环在琼脂平板边缘局部涂布后，以指力在平板表面作"Z"字形划线，逐渐向下延伸直至划满整个平板（图3-3）。

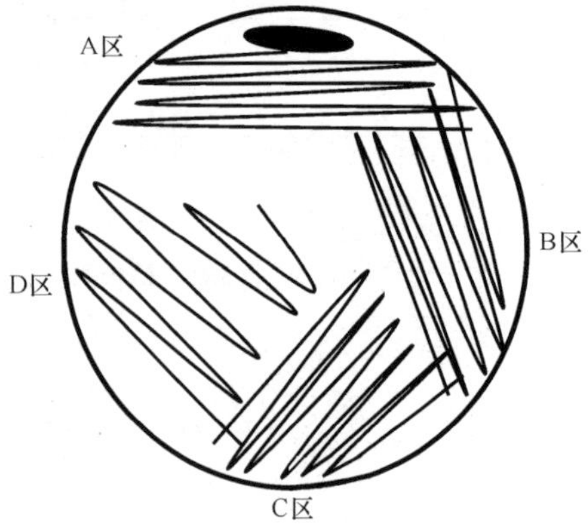

图 3-2　平板分区划线法

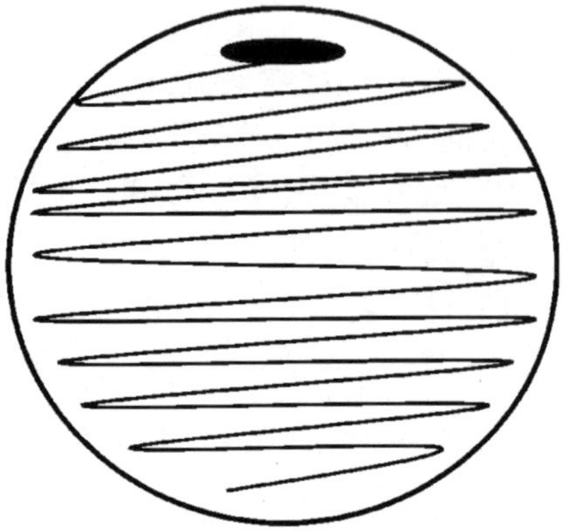
图 3-3　平板连续划线法

3）划线完毕，将接种环烧灼灭菌后放回试管架上。将培养皿底面朝上，置 37℃ 温箱内培养 18 ~ 24 h。

3. 注意事项　分区划线时，同一区的划线应适当平行，由密至疏，但须防止交叉重复。每一区的划线与上区交叉接触 1 ~ 3 次，每区划线间应有一定距离。划线时注意勿划破琼脂培养基。

4. 结果

（1）分区划线法：根据混合菌液菌种的不同，在 C 区和 D 区平板上可见相应性状的单个菌落。

（2）连续划线法：沿接种线可见符合接种细菌性状的菌苔及菌落生长。

（二）琼脂斜面接种法

1. 方法

（1）取琼脂斜面，在试管外壁上标记接种细菌名称（如金黄色葡萄球菌、大肠埃希菌）、接种日期、操作者姓名、实验室编号等。

（2）取菌操作同平板划线分离培养法中取菌方法。

（3）左手持斜面培养基试管，右手掌小鱼际肌部与小指夹持试管口棉塞，左手旋转试管，右手将棉塞拔出，并将管口迅速通过酒精灯外焰烧灼灭菌。将蘸菌接种环自斜面底部向上蜿蜒划线（图 3-4）。接种完毕，管口烧灼灭菌，塞回棉塞，接种环烧灼灭菌后放回试管架上。

（4）将斜面培养基放入 37℃ 温箱内，培养 18 ~ 24 h。

2. 注意事项　勿划破培养基表面，取出接种环时勿接触试管壁。

3. 结果　沿接种线可见符合接种细菌性状的菌苔生长。其主要用于细菌的转种和保存。

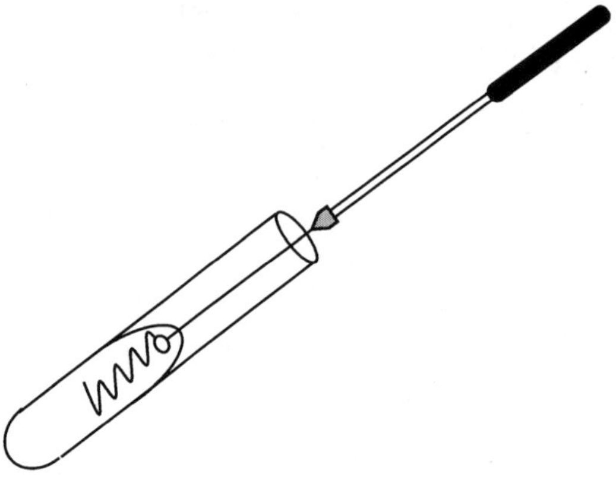
图 3-4　琼脂斜面接种法

三、半固体培养基接种法

1. 方法

(1) 取半固体琼脂培养基,在试管外壁上标记待接种细菌名称(如金黄色葡萄球菌、大肠埃希菌)、接种日期、操作者姓名、实验室编号等。

(2) 取菌操作同平板划线分离培养法中的取菌方法。

(3) 左手握持琼脂培养基试管,右手掌小鱼际肌部与小指夹持并拔取试管口棉塞,管口烧灼灭菌。用接种针蘸菌后,垂直刺入半固体培养基的中心(图 3-5)至距管底约 0.5 cm 处,随即沿穿刺线退出,管口灭菌后塞好棉塞,接种针烧灼灭菌后放回试管架上。

(4) 将接种物置于 37℃温箱内,培养 18 ~24 h。

2. 注意事项　接种针应垂直刺入半固体培养基内,并沿穿刺线原路退出。操作过程中,接种针勿接触试管壁。

3. 结果　半固体培养基主要用于细菌动力观察,有动力细菌除沿接种线处有生长,还在穿刺线周围浑浊如瓶刷状的扩散生长;无动力细菌仅沿穿刺线上原位生长,周围透明。

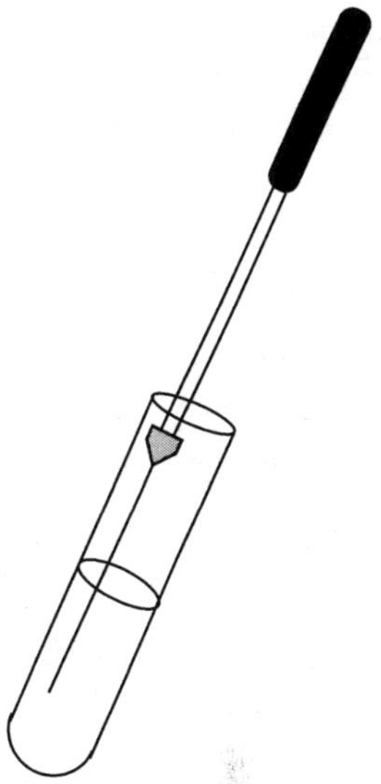

图 3-5　半固体培养基接种法

四、液体培养基接种法

1. 方法

(1) 取营养肉汤管,在试管外壁上标记接种物名称(如枯草芽胞杆菌、大肠埃希菌、乙型溶血性链球菌)、接种日期、操作者姓名、实验室编号等。

(2) 取菌操作同平板划线分离培养法中的取菌方法。

(3) 左手握持营养肉汤培养基试管,以右手掌小鱼际肌部与小指夹持并拔取试管口棉塞,将管口烧灼灭菌。斜持液体培养基试管,将蘸菌接种环放在液体培养基表面与试管内壁交界处的玻璃面上,上下移动接种环并轻轻研磨使细菌团充分分散,然后将培养基直立,使细菌均匀混入培养基中,注意不要用力搅动(图 3-6)。接种毕,将管口通过火焰灭菌,塞回棉塞,接种环烧灼灭菌后放回试管架上。

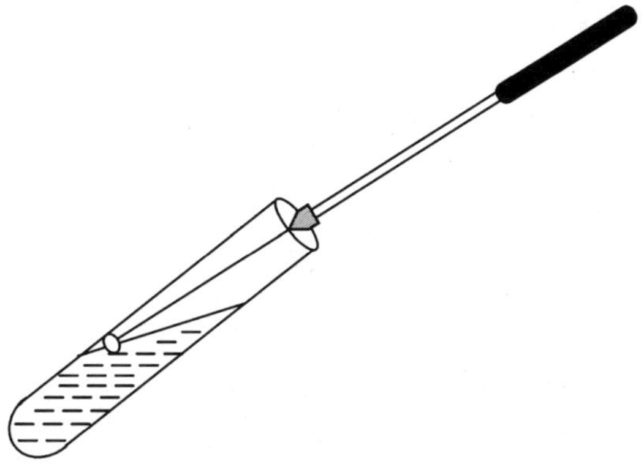

图 3-6　液体培养基接种法

(4) 将接种物置于 37℃温箱内培养 18 ~24 h。

2. 注意事项　接种环挑取细菌后,不宜直接放入液体培养基中,应在接近液面的管壁上反复研磨使细菌分散。细菌如果接种于特殊的液体培养基(如单糖发酵管)还可观察除生长方式以外的生物性状。

3. 结果　根据细菌的动力、细菌排列方式以及对氧需求的不同 ,各种细菌在液体培养基中生长现象不同。大多数细菌在液体培养基中培养后,原来澄清的培养基呈均匀浑浊;有的细菌如乙型链球菌呈沉淀生长,细菌沉于管底培养基不浑浊;有的细菌如枯草芽胞杆菌等在液体表面生长形成菌膜,培养基澄清。液体培养基主要用于增菌、生化试验等。

第三节　细菌的培养方法

由于细菌种类的不同,培养条件也不同。细菌对培养条件的要求包括温度、气体和湿度等。医学上大多细菌所需温度为 28 ~42℃。根据细菌对气体的需求不同,可将细菌培养分为需氧培养、二氧化碳培养、厌氧培养。

1. 普通空气培养法　又称需氧培养,适于需氧菌和兼性厌氧菌的培养。将接种好标本的培养基置于 37℃普通温箱中培养 18 ~24 h,一般细菌即可见生长。但一些菌量很少和生长缓慢的细菌需培养 3 ~7 天至 1 月才可生长。

2. 二氧化碳培养法　某些细菌(如脑膜炎奈瑟菌、淋病奈瑟菌、布鲁菌)需在含 5%~10% 的 CO_2 空气环境中才能生长。常用制备 CO_2 环境的方法有以下三种。

(1) 烛缸法:将已接种标本的培养基置于一定体积的磨口干燥缸内,在缸盖缸口均匀涂上少量凡士林(用于隔绝空气),缸内放入点燃的蜡烛,逐渐盖密缸盖,由于缺氧蜡烛自行熄灭,缸内 CO_2 含量为 5%~10% 。连同容器一并置于 37℃温箱中培养。此法培养时,平皿盖上会有水汽凝结,因此在培养之前可在平皿盖内放一灭菌滤纸片,其角正好为平板边缘所固定。

(2) 化学产气法:按每升体积加入 $NaHCO_3$ 0.4g 与浓盐酸 0.35mL 的比例,分别将两药置于容器内,连同容器置于干燥缸内,盖紧缸盖后倾斜容器,使两药接触,即产生 CO_2。

(3) 二氧化碳培养箱法:CO_2 培养箱除了同一般培养箱能够调节温度外,还能调节箱中的湿度和 CO_2 含量,其 CO_2 供应靠与培养箱连接的 CO_2 钢瓶,瓶中定期充有 99.99% 的 CO_2,钢瓶上的真空表可指示 CO_2 的输出并指示补充气体时间。

3. 厌氧培养法　培养厌氧菌时,由于其对氧的敏感,需将培养环境或培养基中的 O_2 去除,或将氧化型物质还原,以营造一个低氧化还原电势的厌氧环境。

(1) 庖肉培养基法:此培养基中肉渣含有不饱和脂肪酸及麸氨基硫等强还原性物质,能吸收培养基中的氧,使氧化还原电势降低,同时在液体表面覆盖一层无菌凡士林,以隔绝空气中的游离氧继续进入培养基。接种时,先将培养基表面凡士林融化,斜持试管片刻,使凡士林黏附于管壁一侧,接种标本,使与肉渣充分混合,再加热融化凡士林,使之附于培养基表面,置于培养箱中培养。且可借助于凡士林上移与否,指示该菌能否产气。

(2) 碱性焦性没食子酸法:焦性没食子酸的碱性溶液,能迅速吸收 O_2,造成适宜厌氧菌生长的环境。方法是将厌氧菌划线接种于血琼脂平板上,取无菌的玻板一块,中央放焦性没食子酸 1.0g,覆盖上一小块纱布(中央夹薄层的脱脂棉)在其上滴加 NaOH 1.0mL,迅速去除平板盖,将平板倒置在玻板上,周围以石蜡或胶泥密封。将玻板连同平板放入 37℃温箱中培养 24 ~48 h,观察结果。

(3) 厌氧产气袋法:厌氧产气袋是一种特制的不透气的塑料袋,袋中放有气体发生小管,催化剂小管(内放钯粒)和厌氧环境指示剂(美蓝)小管。接种好的平板放入袋中,用弹簧夹夹紧袋口,拆断气体发生小管中的安瓿,发生反应产生 CO_2、H_2,在催化剂作用下,H_2 与

袋中剩余的 O_2 生成 H_2O，使袋内无氧。经 30 min，再折断美蓝液安瓿，若指示剂不变蓝，表示袋内已无氧，此时即可放入培养箱中培养。

(4) 厌氧培养箱法：适用于严格厌氧的细菌，上述方法还不能满足其厌氧需要的。厌氧培养箱通过附带的橡皮手套，所有操作都在箱内进行，箱内充满 N_2、H_2、CO_2 的混合气体，箱内的 O_2 在催化剂钯的作用下与 H_2 反应。培养箱价格昂贵，一般供专业实验室使用。

（吴晓娟）

第四章　常用细菌生化反应

各种细菌具有不同的酶系统，对营养物质的分解能力各不相同。用生物化学方法检测细菌对营养物质的利用能力及其中间代谢产物与终末代谢产物以鉴别细菌的试验，称为细菌的生化试验或生化反应。目前已有多种微量、快速、定量和自动化的生化反应试剂盒和细菌鉴定系统广泛应用于临床。常用的细菌生化鉴定法包括糖发酵试验、氨基酸和蛋白质分解试验、有机酸盐和铵盐利用试验、细菌酶的检测等。

第一节　碳水化合物分解试验

一、糖发酵试验

将某种糖定量加入含有酸碱指示剂的蛋白胨水培养基内，接种细菌并进行培养。通过培养基中指示剂颜色变化以及是否有气泡产生，可检测细菌对糖类的分解能力以鉴别细菌。

材料

1. 菌种　大肠埃希菌、伤寒沙门菌营养琼脂斜面 18～24 h 培养物。

2. 培养基　葡萄糖、乳糖发酵管（含集气管与溴甲酚紫）。

3. 器材　接种环、酒精灯、记号笔、恒温培养箱。

方法

（1）取葡萄糖、乳糖发酵管各 2 支，分别标记为大肠埃希菌、伤寒沙门菌字样。

（2）按液体培养基接种法用接种环无菌操作，分别接种大肠埃希菌、伤寒沙门菌至相应标记的糖发酵管内。

（3）将各管置温箱内 37℃培养 18～24 h 后观察结果。

注意事项

（1）观察结果时，首先确定细菌是否生长，细菌生长可使培养基变混浊。

（2）糖发酵试验中，除葡萄糖、甘露醇、肌醇、水杨苷、卫茅醇和侧金盏花醇等可在培养基常规灭菌前加入外，其他可配成 10%～20% 浓度的水溶液，经滤过除菌或 115℃、15 min（阿拉伯糖、木糖 110℃）灭菌后，以无菌操作加入以防高热将糖成分破坏。

结果

细菌分解相应糖类产酸，培养基（溴甲酚紫）由紫色变为黄色，用“+”号表示；若分解糖类产酸又产气，可使培养基由紫色变为黄色且集气管内形成气泡，用“⊕”表示；细菌不能分解相应糖类，培养基颜色不改变，集气管内无气泡，用“−”表示。本试验结果为大肠埃希菌葡萄糖发酵试验“⊕”，乳糖发酵试验“⊕”；伤寒沙门菌葡萄糖发酵试验“+”，乳糖发酵试验“−”。

二、V-P（Voges-Proskauer）试验

某些细菌在葡萄糖蛋白胨水培养基内能分解葡萄糖产生丙酮酸，丙酮酸缩合、脱羧生

成乙酰甲基甲醇。乙酰甲基甲醇在碱性条件下,暴露在空气中可被氧气氧化成二乙酰。二乙酰与培养基内含胍基化合物(如精氨酸)的胍基结合,生成红色化合物,此反应称为 V-P 试验阳性。在培养基内加入 6% α-萘酚乙醇溶液,可加速反应。本试验主要用于肠杆菌科细菌的鉴别。

材料

1. 菌种　大肠埃希菌、产气杆菌营养琼脂斜面 18 ~ 24 h 培养物。

2. 培养基　葡萄糖蛋白胨水。

3. 试剂　40% 氢氧化钾溶液、6% α-萘酚乙醇溶液。

4. 器材　接种环、酒精灯、记号笔、恒温培养箱。

方法

(1) 取葡萄糖蛋白胨水培养基 2 支,分别标记大肠埃希菌、产气杆菌字样。

(2) 无菌操作法用接种环分别取大肠埃希菌、产气杆菌菌种,按液体培养基接种法将各菌接种于相应标记的葡萄糖蛋白胨水培养基内。

(3) 将各管置温箱内 37℃ 培养 48 h 后,在各管内加入 1 mL 40% 氢氧化钾溶液。混匀后加入 4 ~ 6 滴 6% α-萘酚乙醇溶液,轻轻摇动后,静置观察结果。

结果

(1) 观察结果时,首先确定细菌是否生长,细菌生长可使培养基变混浊。

(2) 产气杆菌 V-P 试验结果为阳性。大肠埃希菌 V-P 试验结果为阴性。

三、甲基红试验

某些细菌可分解葡萄糖产生丙酮酸,丙酮酸进一步分解生成乳酸、甲酸、乙酸等酸类,使培养基的 pH 达到 4.5 以下,加入甲基红试剂后可显红色,为甲基红试验阳性;某些细菌虽能分解葡萄糖产生丙酮酸,但丙酮酸脱羧生成中性的乙酰甲基甲醇,使培养基 pH 处于 5.4 以上,加入甲基红试剂后显黄色,为甲基红试验阴性。

材料

1. 菌种　大肠埃希菌、产气杆菌营养琼脂斜面 18 ~ 24 h 培养物。

2. 培养基　葡萄糖蛋白胨水。

3. 试剂　甲基红试剂。

4. 器材　接种环、酒精灯、记号笔、恒温培养箱。

方法

(1) 取葡萄糖蛋白胨水培养基 2 支,分别标记大肠埃希菌或产气杆菌字样。

(2) 无菌操作法用接种环分别取大肠埃希菌、产气杆菌的菌种,按液体培养基接种法将各菌种接种于相应标记的葡萄糖蛋白胨水培养基内。

(3) 将各管置 37℃ 温箱内培养 48 h 后观察结果。

(4) 取出上述培养基,在各管内加入 4 ~ 6 滴甲基红试剂。轻轻摇动后,静置观察结果。

结果

(1) 大肠埃希菌甲基红试验结果为阳性,产气杆菌甲基红试验结果为阴性。

(2) 观察结果时,首先确定细菌是否生长,细菌生长可使培养基变混浊。

四、β-半乳糖苷酶试验(ONPG 试验)

细菌分解乳糖必须有两种酶,一种是半乳糖苷渗透酶,它可将乳糖通过细菌的细胞壁送到细胞内。另一种是β-半乳糖苷酶,存在于细菌的细胞内,它可将进入菌细胞的乳糖分解为葡萄糖和半乳糖。迅速分解乳糖的细菌具有上述两种酶,故可迅速分解乳糖。迟缓分解乳糖的细菌只有β-半乳糖苷酶,缺乏半乳糖苷渗透酶或其活性很低,不能将乳糖很快运送到菌细胞内,所以通常需要几天时间才能观察到乳糖被分解的结果。邻-硝基苯-β-*D*-半乳糖苷(ONPG)为无色物质,与乳糖的分子相似,且分子较小,不需半乳糖苷渗透酶的运送就能进入细胞内,由细胞内的β-半乳糖苷酶分解ONPG生成黄色的邻-硝基酚。采用ONPG试验,可将迟缓发酵乳糖的细菌迅速取得阳性结果。因此,本试验可作为迟缓发酵乳糖细菌的快速鉴定方法。迅速及迟缓发酵乳糖的细菌ONPG试验阳性,而不发酵乳糖的细菌均为阴性。

材料

1. 菌种 大肠埃希菌、变形杆菌营养脂斜面18~24 h培养物。

2. 缓冲液 $NaH_2PO_4 \cdot H_2O$ 6.9 g溶于45 mL蒸馏水中,用30%氢氧化钠调整pH为7.0,再加水至50 mL,4℃保存备用。

3. 试剂 0.75mol/L ONPG溶液(ONPG 80 mg溶于15 mL蒸馏水中,再加入缓冲液5 mL,4℃保存备用);甲苯;无菌生理盐水。

4. 器材 接种环、酒精灯、记号笔、恒温水浴箱。

方法

(1) 取无菌试管2支,分别加入无菌生理盐水0.25 mL,标记大肠埃希菌、变形杆菌字样。

(2) 无菌操作法用接种环分别取大肠埃希菌、变形杆菌菌种,加入0.25 mL相应标记的无菌生理盐水试管内制成浓厚菌悬液。

(3) 分别于两支试管中加入1滴甲苯溶液,充分振摇使酶释放,置37℃水浴箱内孵育20 min、3 h、18 h和24 h,观察结果。

注意事项

(1) 本试验需使用大量细菌培养物以获得高浓度的酶和提高阳性反应速度。

(2) 缓冲液在使用前如有结晶可加温溶解。

(3) ONPG溶液应为无色,如出现黄色则不能再用。

(4) 产生黄色色素的细菌不宜进行本试验,如必须进行时可离心后判断结果。

结果

大肠埃希菌ONPG试验阳性,变形杆菌ONPG试验阴性。

第二节 氨基酸和蛋白质分解试验

不同细菌具有不同的酶系统,其对各种氨基酸或蛋白质的分解能力不同,形成的代谢产物也不完全相同。可用生化试验的方法检查细菌对氨基酸和蛋白质的分解能力及生成的中间代谢产物或终末产物以鉴别细菌。

一、吲哚试验(靛基质试验)

某些细菌可产生色氨酸酶,能够分解培养基内的色氨酸,产生吲哚(靛基质)。吲哚无色,不能直接观察到。可在培养基中加入吲哚试剂,使吲哚与试剂中的对二甲基氨基苯甲醛结合生成红色的玫瑰吲哚,为吲哚试验阳性。反之,若细菌不能分解培养基中的色氨酸产生吲哚,加入吲哚试剂后也不能形成红色的玫瑰吲哚而呈黄色,为吲哚试验阴性。该试验常用于肠杆菌科细菌鉴别。

材料

1. 菌种　大肠埃希菌、产气杆菌营养琼脂斜面 18 ~ 24 h 培养物。

2. 培养基　蛋白胨水。

3. 试剂　吲哚试剂(对二甲基氨基苯甲醛 1 g 溶于 95 mL 无水乙醇中,缓慢加入浓盐酸 20 mL、室温避光保存)。

4. 器材　接种环、酒精灯、记号笔、恒温培养箱。

方法

(1) 取蛋白胨水培养基 2 支,分别标记大肠埃希菌或产气杆菌字样。

(2) 无菌操作法用接种环分别取大肠埃希菌、产气杆菌菌种,按液体培养基接种法接种至相应标记的蛋白胨水培养基内。

(3) 将各管置温箱内 37℃培养 48 h 后观察结果。

(4) 取出上述培养基,在各管内沿管壁缓慢加入 4 ~ 6 滴吲哚试剂,使试剂浮于培养物表面,静置观察结果。

结果

(1) 大肠埃希菌吲哚试验阳性,产气杆菌吲哚试验阴性。

(2) 注意观察培养基内加入吲哚试剂后,两液面交界处液体颜色变化。

二、硫化氢试验

某些细菌能分解培养基内的含硫氨基酸(胱氨酸、半胱氨酸),产生硫化氢。硫化氢与培养基内的醋酸铅或硫酸亚铁反应,生成黑色的硫化铅或硫化亚铁沉淀物,为硫化氢试验阳性。反之,若细菌不能分解含硫氨基酸,不能生成黑色化合物为硫化氢试验阴性。该试验常用于肠杆菌科细菌鉴别。

材料

1. 菌种　大肠埃希菌、变形杆菌营养琼脂斜面 18 ~ 24 h 培养物。

2. 培养基　三糖铁培养基(蛋白胨 20 g,牛肉 5 g,硫酸亚铁胺 0.2 g,硫代硫酸钠 0.2 g,乳糖 10 g,蔗糖 10 g,琼脂 12 g,NaCl 5 g,葡萄糖 1 g,酚红 0.025 g,蒸馏水 1000 mL。将除琼脂和酚红以外的成分加热溶解于蒸馏水中,调整 pH 至 7.4,加入琼脂后煮沸溶解之。再加入 0.2% 酚红水溶液 12.5 mL,摇匀后分装试管,115℃、15 min 高压蒸汽灭菌)。

3. 器材　接种针、酒精灯、记号笔、恒温培养箱。

方法

(1) 取三糖铁培养基 2 支,分别标记大肠埃希菌或变形杆菌字样。

(2) 无菌操作法用接种针分别取大肠埃希菌、变形杆菌菌种，穿刺接种于相应标记的双糖铁培养基中。

(3) 将各管置温箱内37℃培养48 h后观察结果。

结果

大肠埃希菌硫化氢试验阴性，变形杆菌硫化氢试验阳性。

三、氨基酸脱羧酶试验

某些细菌具有氨基酸脱羧酶，可使氨基酸脱羧，生成胺和CO_2，胺可使培养基pH升高，使溴甲酚紫由黄色变为紫色。常用的氨基酸有三种：赖氨酸、精氨酸和鸟氨酸。本试验主要用于肠杆菌科细菌的鉴定。

材料

1. 菌种 猪霍乱沙门菌、鸡沙门菌营养琼脂斜面18～24 h培养物。

2. 培养基

(1) 氨基酸脱羧酶培养基：蛋白胨5 g，酵母浸膏3 g，葡萄糖1 g，1.6%溴甲酚紫乙醇溶液1 mL，蒸馏水100 mL，调pH至6.5，按0.5%比例加入赖氨酸（也可用精氨酸或鸟氨酸），分装试管。

(2) 氨基酸对照培养基：上述培养基中不加入氨基酸成分即为氨基酸对照培养基。

(3) 器材：接种环、酒精灯、记号笔、恒温培养箱。

方法

(1) 取赖氨酸脱羧酶培养基和氨基酸对照培养基各2支，分别标记猪霍乱沙门菌或鸡沙门菌字样。

(2) 无菌操作法用接种环分别取猪霍乱沙门菌、鸡沙门菌菌种，接种于相应标记的赖氨酸脱羧酶培养基和氨基酸对照培养基内。

(3) 将各管置温箱内35℃培养1～4天后观察结果。

结果

猪霍乱沙门菌赖氨酸脱羧酶试验阳性，鸡沙门菌赖氨酸脱羧酶试验阴性。两对照管细菌氨基酸脱羧酶试验均为阴性。

四、苯丙氨酸脱氨酶试验

某些细菌产生苯丙氨酸脱氨酶，使苯丙氨酸脱去氨基，形成苯丙酮酸，加$FeCl_3$试剂与苯丙酮酸螯合后出现绿色产物。主要用于肠杆菌科细菌的鉴定。

材料

1. 菌种 变形杆菌、大肠埃希菌营养琼脂斜面18～24 h培养物。

2. 培养基 苯丙氨酸脱氨酶培养基（氯化钠0.5 g，琼脂1.2 g，*DL*-苯丙氨酸0.2 g，无水磷酸二氢钠0.1 g，酵母浸膏0.3 g，蒸馏水100 mL，加热溶解调pH至7.4后，用纱布过滤，分装试管，115℃、15 min，趁热制成斜面，4℃保存备用）。

3. 试剂 100 g/L $FeCl_3$试剂。

4. 器材 接种环、酒精灯、记号笔、恒温培养箱。

方法

(1) 取苯丙氨酸脱氨酶培养基2支,分别标记变形杆菌或大肠埃希菌字样。

(2) 无菌操作法用接种环分别取变形杆菌或大肠埃希菌菌种,浓厚接种于相应标记的苯丙氨酸脱氨酶培养基内。

(3) 将各管置温箱内35℃培养18~24 h,滴加100 g/L $FeCl_3$ 试剂数滴于斜面上,自上而下观察结果。

结果

(1) 在加入100 g/L $FeCl_3$ 试剂5 min内作出判断,出现绿色为阳性,随后绿色可褪去。

(2) 变形杆菌苯丙氨酸脱氨酶试验阳性,大肠埃希菌苯丙氨酸脱氨酶试验阴性。

五、明胶液化试验

某些细菌产生明胶酶,能将明胶水解为多肽,又进一步水解为氨基酸,失去凝胶性质而液化。本试验可用于肠杆菌科细菌的鉴别,如沙雷菌、普通变形杆菌、奇异变形杆菌、阴沟杆菌等可液化明胶,而其他细菌很少液化明胶。有些厌氧菌如产气荚膜梭菌、脆弱类杆菌、多数假单胞菌也能液化明胶。

材料

1. 菌种 变形杆菌、大肠埃希菌营养琼脂斜面18~24 h培养物。

2. 培养基 明胶培养基(明胶120 g,蛋白胨5 g,牛肉膏3 g,蒸馏水100 mL,加热溶解调pH至7.0后,用纱布过滤,分装试管,115℃高压蒸汽灭菌、15 min,制成明胶高层培养基,4℃保存备用)。

3. 器材 接种环、酒精灯、记号笔、恒温培养箱。

方法

(1) 取明胶培养基3支,分别标记变形杆菌、大肠埃希菌、对照管字样。

(2) 无菌操作法用接种针分别取变形杆菌或大肠埃希菌菌种,以较大量穿刺接种于明胶高层约2/3深度。对照管不接种细菌。

(3) 将各管置温箱内20℃培养5~7天,观察结果。

注意事项

(1) 如有的菌在20℃不生长则在30℃培养生长后,观察时放冰箱或冷水中降温,待对照管凝固后再记录。

(2) 灭菌温度过高或过低易影响结果,一般用115℃蒸汽灭菌15 min较为合适。

结果

变形杆菌明胶液化试验阳性,大肠埃希菌明胶液化试验阴性。对照管阴性。

六、尿素酶试验

有些细菌能产生尿素酶,将尿素分解、产生2个分子的氨,使培养基变为碱性,使酚红指示剂从黄色变为红色。本试验常用于肠杆菌科细菌的鉴定。

材料

1. 菌种 变形杆菌、大肠埃希菌营养琼脂斜面18~24 h培养物。

2. 培养基 尿素琼脂(蛋白胨 1 g,葡萄糖 1 g,氯化钠 5 g,KH_2PO_4 2 g,琼脂 20 g,蒸馏水加至1000 mL,混合加热溶解后调整 pH 至7.2,加入0.4%酚红指示剂3 mL,混匀过滤,分装每瓶49 mL,115℃、15 min 高压蒸汽灭菌后,以无菌操作每瓶加入过滤除菌的20%尿素溶液10 mL,混匀后分装无菌试管制成斜面,每管约2 mL,4℃保存备用)。

3. 器材 接种针、酒精灯、记号笔、恒温培养箱。

方法

(1) 取尿素琼脂培养基2支,分别标记变形杆菌、大肠埃希菌字样。

(2) 无菌操作法用接种针分别取变形杆菌、大肠埃希菌菌种,同时作划线及穿刺接种于相应标记的尿素琼脂培养基中。

(3) 将各管置温箱内35℃培养18~24 h,观察结果。

注意事项

需生长因子的细菌,可加入酵母浸膏0.1%。

结果

(1) 变形杆菌尿素酶试验阳性,大肠埃希菌尿素酶试验阴性。

(2) 阴性结果应继续观察4天,若培养基仍为黄色,则判定为阴性。

第三节　有机酸盐利用试验

一、枸橼酸盐利用试验

在枸橼酸盐培养基中,枸橼酸盐为唯一碳源、磷酸二氢铵为唯一氮源。某些细菌能分解利用枸橼酸盐,在此培养基上可以生长形成菌落,代谢产生碱性的碳酸盐,使培养基中的溴麝香草酚蓝指示剂由绿色变为深蓝色,为枸橼酸盐利用试验阳性。本试验常用于肠杆菌科细菌的鉴定。

材料

1. 菌种 大肠埃希菌、产气杆菌营养琼脂斜面18~24 h培养物。

2. 培养基 枸橼酸盐琼脂斜面培养基。

3. 器材 接种环、酒精灯、记号笔、恒温培养箱。

方法

(1) 取枸橼酸盐琼脂斜面培养基2支,分别标记大肠埃希菌或产气杆菌字样。

(2) 用无菌操作法接种环分别取大肠埃希菌、产气杆菌菌种,划线接种于有相应标记的枸橼酸盐琼脂斜面培养基上。

(3) 将上述枸橼酸盐琼脂斜面培养基置温箱内37℃培养24 h,观察结果。

结果

产气杆菌枸橼酸盐利用试验阳性,大肠埃希菌枸橼酸盐利用试验阴性。

二、丙二酸盐利用试验

有的细菌可利用丙二酸盐作为唯一碳源,将丙二酸盐分解生成碳酸钠,培养基变碱,使溴麝香草酚蓝指示剂由绿色变为蓝色,为本试验阳性。本试验常用于肠杆菌科细菌的鉴定。

材料

1. 菌种　大肠埃希菌、肺炎克雷伯菌营养琼脂斜面 18～24 h 培养物。

2. 培养基　丙二酸钠培养基(酵母浸膏 1 g,硫酸铵 2 g,K_2HPO_4 5 g,KH_2PO_4 0.4 g,氯化钠 2 g,丙二酸钠 3 g,0.2% 溴麝香草酚蓝 12 mL,蒸馏水加至 1000 mL,先将酵母浸膏和盐类混合加热溶解后调整 pH 至 6.8,再加入指示剂,分装试管,121℃、15 min 高压蒸汽灭菌)。

3. 器材　接种环、酒精灯、记号笔、恒温培养箱。

方法

(1) 取丙二酸钠培养基 2 支,分别标记大肠埃希菌、肺炎克雷伯菌字样。

(2) 用接种环无菌操作法分别取大肠埃希菌、肺炎克雷伯菌菌种,液体培养基接种法接种于有相应标记的丙二酸钠培养基中。

(3) 将上述丙二酸钠培养基置温箱内 37℃培养 24 h,观察结果。

结果

肺炎克雷伯菌丙二酸盐利用试验阳性,大肠埃希菌丙二酸盐利用试验阴性。

三、醋酸盐利用试验

有的细菌可利用铵盐作为唯一氮源,同时利用醋酸盐作为唯一碳源时,可在醋酸盐培养基上生长,分解醋酸钠生成二氧化碳和水,二氧化碳与培养基中的钠离子结合生成的碳酸钠可使培养基变成碱性,溴麝香草酚蓝指示剂由绿色变为蓝色,为本试验阳性。本试验常用于肠杆菌科细菌的鉴定。

材料

1. 菌种　大肠埃希菌、痢疾志贺菌营养琼脂斜面 18～24 h 培养物。

2. 培养基　醋酸盐利用琼脂(氯化钠 5 g,醋酸钠 2.5 g,$MgSO_4 \cdot 7H_2O$ 0.2 g,琼脂 13 g,磷酸二氢铵 1 g,1% 溴麝香草酚蓝乙醇溶液 10 mL,KH_2PO_4 1 g,蒸馏水 1000 mL,先将除溴麝香草酚蓝外的成分加热溶解于水中,调整 pH 至 6.8,再加入溴麝香草酚蓝,混匀后分装试管,115℃、15 min 高压蒸汽灭菌,制成斜面)。

3. 器材　接种针、酒精灯、记号笔、恒温培养箱。

方法

(1) 取丙二酸钠培养基 2 支,分别标记大肠埃希菌、痢疾志贺菌字样。

(2) 用无菌操作法分别取大肠埃希菌、痢疾志贺菌的菌种,穿刺接种于有相应标记的醋酸盐利用琼脂培养基中。

(3) 将上述醋酸盐利用琼脂培养基置温箱内 37℃培养 24 h,观察结果。

结果

大肠埃希菌醋酸盐利用试验阳性,痢疾志贺菌醋酸盐利用试验阴性。

四、马尿酸钠水解试验

(一) 三氯化铁法

某些细菌具有马尿酸水解酶,可使马尿酸水解为苯甲酸和甘氨酸,苯甲酸与三氯化铁试剂结合,形成苯甲酸铁沉淀。本试验常用于 B 群链球菌的鉴定。

1. 材料

(1) 菌种:酿脓链球菌、无乳链球菌血琼脂斜面 18 ~ 24 h 培养物。

(2) 培养基:马尿酸钠培养基(马尿酸钠 1 g 溶于 100 mL 肉浸液中,分装于小试管内,121℃、20 min 高压蒸汽灭菌)。

(3) 试剂:$FeCl_3$ 溶液($FeCl_3 \cdot 6H_2O$ 12 g 溶于 2% 盐酸 100 mL)。

(4) 器材:接种环、酒精灯、吸管、记号笔、恒温培养箱。

2. 方法

(1) 取马尿酸钠培养基 2 支,分别标记酿脓链球菌、无乳链球菌字样。

(2) 用接种环无菌操作法分别取酿脓链球菌、无乳链球菌菌种,液体培养基接种法接种于有相应标记的马尿酸钠培养基中。

(3) 将上述马尿酸钠培养基置温箱内 35℃培养 48 h,离心沉淀,取上清液 0. 8 mL 加入 $FeCl_3$ 溶液 0. 2 mL,立即混合均匀,经 10 ~ 15 min 观察结果。

3. 结果

(1) 无乳链球菌马尿酸钠水解试验阳性,酿脓链球菌马尿酸钠水解试验阴性。

(2) 出现稳定的沉淀物为阳性结果,若轻摇后沉淀物溶解记为阴性结果。

(二) 茚三酮法

某些细菌具有马尿酸水解酶,可使马尿酸水解为苯甲酸和甘氨酸,甘氨酸在茚三酮的作用下,经氧化脱氨基反应生成氨、二氧化碳和相应的醛,而茚三酮则被还原为还原型茚三酮。其中,氨与还原型茚三酮及残留的茚三酮反应形成紫色化合物。本试验常用于 B 群链球菌的鉴定。

1. 材料

(1) 菌种:酿脓链球菌、无乳链球菌血清肉汤 18 ~ 24 h 培养物。

(2) 试剂:1% 马尿酸钠水溶液,茚三酮试剂(茚三酮 3. 5 g 溶于 100 mL 按 1 ∶ 1 比例混合的丙酮和丁酮混合液中,室温保存,半年内使用)。

(3) 器材:无菌吸管、酒精灯、记号笔、恒温培养箱。

2. 方法

(1) 取无菌试管 2 支,分别加入 0. 4 mL 1% 马尿酸钠水溶液并标记酿脓链球菌、无乳链球菌字样。

(2) 用无菌吸管分别取酿脓链球菌、无乳链球菌菌液 0. 4mL,加入有相应标记试管中。

(3) 将上述各管置 35℃培养 2 h,加入 0. 2 mL 茚三酮试剂,混匀后观察结果。

3. 结果 无乳链球菌马尿酸钠水解试验阳性,酿脓链球菌马尿酸钠水解试验阴性。

第四节 细菌酶的检测

一、脂 肪 酶

维多利亚蓝可与培养基中的脂肪结合生成无色或粉红色化合物。某些细菌能产生脂肪酶,可分解脂肪生成游离脂肪酸,从而使培养基内与脂肪结合的维多利亚蓝释放出来,显示深蓝色。该试验主要用于厌氧菌的鉴别。

材料

1. 菌种 脆弱拟杆菌、破伤风梭菌血平板24～48 h培养物。

2. 培养基 含维多利亚蓝的脂酶培养基平板。

3. 器材 接种环、酒精灯、记号笔、恒温培养箱。

方法

(1) 取脂酶培养基平板2个，分别标记脆弱拟杆菌、破伤风梭菌字样。

(2) 用接种环以无菌操作法分别取脆弱类杆菌、破伤风梭菌菌种，划线接种法将各菌接种至有相应标记的脂酶培养基上。

(3) 将上述培养基置温箱内37℃厌氧培养24 h，观察结果。

结果

(1) 培养基蓝色为脂肪酶试验阳性，粉红色或无色为试验阴性。

(2) 破伤风梭菌脂肪酶试验阳性，脆弱拟杆菌脂肪酶试验阴性。

二、卵磷脂酶试验

某些细菌能产生卵磷脂酶，在Ca^{2+}存在时可迅速分解卵黄培养基内的卵磷脂，生成甘油酯和水溶性磷酸胆碱。从而使菌落周围的培养基显示不透明的乳白色混浊环。本试验主要用于厌氧菌的鉴别。

材料

1. 菌种 破伤风梭菌、产气荚膜梭菌的血平板24～48 h培养物。

2. 培养基 1%卵黄琼脂培养基。

3. 器材 接种环、酒精灯、记号笔、恒温培养箱。

方法

(1) 取1%卵黄琼脂培养基平板2个，分别标记产气荚膜梭菌、破伤风梭菌字样。

(2) 无菌操作法用接种环分别取产气荚膜梭菌、破伤风梭菌菌种，划线接种法将各菌接种至有相应标记的1%卵黄琼脂平板上。

(3) 将上述培养基置温箱内35℃厌氧培养18～24 h，观察结果。

结果

(1) 菌落周围若出现乳白色混浊环，为试验阳性；无乳白色混浊环，试验为阴性。随着培养时间延长，混浊环可逐步扩展。

(2) 产气荚膜梭菌卵磷脂酶试验阳性，破伤风梭菌卵磷脂酶试验阴性。

三、淀粉酶试验

又称为淀粉水解试验。某些细菌可产生分解淀粉的酶，把淀粉水解为麦芽糖或葡萄糖，可用碘试剂检测淀粉是否被分解。菌苔或菌落周围出现无色透明环，而培养基无菌生长部位仍呈蓝色，为淀粉酶试验阳性；若菌苔或菌落周围无透明环出现，而培养基呈蓝色，为淀粉酶试验阴性。

材料

1. 菌种 枯草芽胞杆菌、短小芽胞杆菌 24 h 肉汤培养物。

2. 培养基 0.2% 淀粉琼脂平板。

3. 试剂 卢戈氏碘液。

4. 器材 无菌棉签、酒精灯、记号笔、恒温培养箱。

方法

(1) 取 1% 淀粉琼脂平板 2 个,分别标记枯草芽胞杆菌、短小芽胞杆菌字样。

(2) 无菌棉签蘸取菌液,于 0.2% 淀粉琼脂平板上呈一直线接种。

(3) 将上述培养基置温箱内 37℃孵育 48 h。

(4) 滴加碘液数滴于培养物的菌落上,3 ~ 5 min 后观察结果。

注意事项

(1) 淀粉水解系逐步进行的过程,因此试验结果可受到菌种产生淀粉酶的能力、培养时间、培养基淀粉含量、pH 等因素的影响。培养基以 pH 7.2 最佳。

(2) 淀粉琼脂平板不宜保存于冰箱,以临用时制备为妥。

(3) 因枯草芽胞杆菌有扩散生长趋向,故平板于使用前应置 37℃温箱内,使平板表面干燥,接种菌量宜少。

结果

枯草芽胞杆菌淀粉酶试验阳性,短小芽胞杆菌淀粉酶试验阴性。

四、触酶试验

触酶试验又称为过氧化氢酶试验。产生过氧化氢酶的细菌,能催化过氧化氢生成水和新生态氧,继而形成分子氧并形成气泡。

材料

1. 菌种 金黄色葡萄球菌、大肠埃希菌普通营养琼脂斜面 18 ~ 24 h 培养物。

2. 试剂 3% 过氧化氢溶液。

3. 器材 接种环、载玻片、酒精灯。

方法

(1) 用接种环分别取金黄色葡萄球菌、大肠埃希菌的菌种,点种于载玻片上。

(2) 滴加 3% 过氧化氢溶液于载玻片上的菌种处,立即观察结果。

结果

(1) 若有大量气泡产生,为触酶试验阳性;没有气泡产生,为触酶试验阴性。

(2) 金黄色葡萄球菌触酶试验阳性,大肠埃希菌触酶试验阴性。

五、硝酸盐还原试验

某些细菌具有硝酸盐还原酶,能将培养基中的硝酸盐还原为亚硝酸盐、氨和氮气等。如果培养基中的硝酸盐被还原为亚硝酸盐,亚硝酸盐与醋酸作用,生成亚硝酸,在培养基中加入格利斯亚硝酸试剂后,与试剂中的对氨基苯磺酸作用生成重氮基苯磺酸,后者与 α-萘胺结合生成 N-α 萘胺偶苯磺酸,使培养基变为粉红色或红色,为阳性反应。肠杆菌科细菌

（光杆状菌属除外）均能还原硝酸盐。

材料

1. 菌种 大肠埃希菌、产气杆菌营养琼脂斜面 18～24 h 培养物。

2. 培养基 硝酸盐还原培养基（硝酸钾 0.2 g，蛋白胨 5 g，蒸馏水 1000 mL）将各成分加热溶解后，调整 pH 至 7.4，分装试管，121℃、15 min 高压蒸汽灭菌。

3. 试剂 格利斯亚硝酸试剂Ⅰ（对氨基苯磺酸 0.8 g+5 mol/L 醋酸 100 mL）、格利斯亚硝酸试剂 Ⅱ（α-奈胺 0.5 g + 5 mol/L 醋酸 100 mL），锌粉。

4. 器材 接种环、酒精灯、记号笔、恒温培养箱。

方法

（1）取硝酸盐还原培养基 2 支，分别标记大肠埃希菌、对照管字样。

（2）无菌操作法用接种环取大肠埃希菌菌种，按液体接种法接种于相应标记的硝酸盐还原培养基中。对照管不接种细菌。

（3）将上述硝酸盐还原培养基置温箱内 37℃培养 48 h，观察结果。

（4）无菌操作将对照管和各试验管溶液分别分成两管，其中一管取 0.1 mL 格利斯亚硝酸试剂Ⅰ、Ⅱ等量混合液加入培养基内；另一管先加入少量锌粉，加热，再加入格利斯亚硝酸试剂Ⅰ、Ⅱ等量混合液 0.1 mL，立即或于 10 min 内观察培养基颜色变化情况。

注意事项

（1）进行试验时必须有未种菌的培养基管作为阴性对照。

（2）用 α-萘胺进行试验时，加入后应立即判定结果（因阳性红色消退得很快）；α-萘胺具有致癌性，故使用时应加注意。

（3）本试验观察结果时不出现红色反应，应考虑以下两种情况：①细菌不能还原硝酸盐，未生成亚硝酸盐，此为阴性反应；②细菌还原硝酸盐生成亚硝酸盐，且亚硝酸盐进一步被细菌还原生成氨和氮气，故培养基中也无亚硝酸盐存在，此为假阴性反应。可采用如下方法检查是否为假阴性反应：在培养液中加入锌粉并加热（其作用是将硝酸盐还原为亚硝酸盐），再加入格利斯亚硝酸试剂，若不出现红色，则说明原培养液中所含硝酸盐已被细菌所还原，不能被所加的锌粉还原为亚硝酸盐，可确认为阳性反应；如果在培养液中加入锌粉及格利斯亚硝酸试剂后，溶液呈红色，则说明原培养液中的硝酸盐未被细菌还原，而被所加的锌粉还原为亚硝酸盐，确认为阴性反应。

结果

1. 对照管 在未接种细菌的硝酸盐还原培养基中（即对照管）加入格利斯亚硝酸试剂后，未出现红色反应，为硝酸盐还原试验阴性。加入锌粉和格利斯亚硝酸试剂后，出现红色反应，确认为阴性反应。

2. 试验管 接种大肠埃希菌的硝酸盐还原培养基中，加入格利斯亚硝酸试剂后，出现红色反应，为硝酸盐还原试验阳性。

（綦廷娜）

第五章　细菌学常用血清学试验

血清学试验指用已知抗体(或抗原)检测相应抗原(或抗体)的体外试验,它是感染性疾病病原学诊断和病原菌鉴定的重要手段之一。细菌的某些化学组分具有良好的免疫原性及抗原性,因此可用细菌的这些化学组分免疫动物制备已知抗体,用于检测或鉴定未知细菌或细菌抗原,称为血清学鉴定;也可用细菌的特异性化学组分制成已知抗原,用于检测待检血清中的相应抗体及其效价的动态变化,作为某些感染性疾病的辅助诊断,称为血清学诊断。常用细菌血清学实验主要包括凝集试验、沉淀试验等。

第一节　凝集试验

在适宜的电解质条件下,颗粒性抗原与其相应抗体结合,形成的肉眼可见的凝集现象,称为凝集反应。

一、玻片凝集实验

材料

1. 待检菌株　肠热症患者粪便中分离的可疑伤寒沙门菌 18 ~24 h 营养琼脂斜面培养物。

2. 试剂与器材　伤寒沙门菌诊断血清、灭菌生理盐水、载玻片、接种环。

方法

(1) 取洁净载玻片一张,用记号笔划分两格并标记。无菌操作下,用接种环取伤寒沙门菌诊断血清 1 ~2 环加于第 1 格内,取 1 ~2 环生理盐水加于第 2 格作为对照。

(2) 无菌操作下,用接种环取少许细菌培养物,分别与第 1 格及第 2 格中的血清或盐水混合均匀呈乳浊液。

(3) 轻轻摇动玻片,经 1 ~2 min 后肉眼观察。

结果

(1) 出现乳白色凝集块者,即为阳性反应;仍为乳浊液者,即为阴性反应。

(2) 若对照组及实验组均出现凝集块则为自凝。

二、试管凝集实验

材料

1. 标本　1∶10 稀释的肠热症患者血清。

2. 试剂与器材　伤寒沙门菌 O 抗原、H 抗原,甲型副伤寒沙门菌 H 抗原,肖氏沙门菌 H 抗原,生理盐水,试管,刻度吸管。

方法

(1) 于试管架上放 4 排小试管,每排 8 支,依次编号。

（2）用吸管吸取生理盐水至各试管内，每管 0.5 mL。

（3）用吸管在每一排第 1 管内各加入 0.5 mL 患者血清，吹吸混匀，吸取 0.5 mL 加入到第一排第 2 管。同样方法作对倍稀释，依次稀释至第 7 管，并弃去 0.5 mL，第 8 管不加血清，作为对照。

（4）从第 8 管开始，由后向前加入诊断抗原菌液。第 1 排各管中加入 0.5 mL 伤寒沙门菌 H 菌液；在第 2 排各管加入 0.5 mL 伤寒沙门菌 O 菌液；在第 3 排各管中加入 0.5 mL 甲型副伤寒沙门菌 H 菌液；在第 4 排各管中加入 0.5 mL 乙型副伤寒沙门菌 H 菌液，操作方法步骤见表 5-1。

表 5-1　试管凝集试验操作方法　　（单位：mL）

试管	1	2	3	4	5	6	7	8
生理盐水	0.5	0.5	0.5	0.5	0.5	0.5	0.5	0.5
1/10 患者血清	0.5	0.5	0.5	0.5	0.5	0.5	0.5	弃 0.5
菌液	0.5	0.5	0.5	0.5	0.5	0.5	0.5	0.5
血清最终稀释度	1 : 40	1 : 80	1 : 1600	1 : 320	1 : 640	1 : 1280	1 : 2560	—

（5）加完菌液后，振荡试管架，使之混匀，再置于 52℃ 水浴箱 2 ~ 4 h，取出置于室温过夜，次日观察结果。

结果

（1）对照管无凝集现象，管内液体仍呈乳浊状。但如放置时间较长，抗原颗粒沉淀于管底呈点状，为阴性反应。

（2）试验管与对照管相比可见管底有不同大小的圆片状边缘不整齐的凝集物，上清则澄清透明或不同程度混浊。凝集的强弱可用“+”号表示如下。

1）“++++”为最强，可见管内液体完全澄清，凝集块完全沉于管底。

2）“+++”为强，可见管内液体轻度混浊，大部分凝集块沉于管底。

3）“++”为中等强度，可见液体半澄清，部分凝集块沉于管底。

4）“+”为弱，可见管内液体混浊，少量凝集块沉于管底。

5）“-”不凝集，可见管内液体和对照管一样乳浊状，无凝集块。

（3）通常以能产生明显凝集（++）的血清最大稀释度作为该血清的凝集效价。

三、SPA 协同凝集实验

大多数金黄色葡萄球菌表面都具有葡萄球菌 A 蛋白（staphylococcal protein A，SPA），SPA 能与人及多种哺乳动物的 IgG Fc 段非特异性结合，结合后的 IgG 分子 Fab 段能与相应抗原特异性结合而产生特异性凝集反应，这种以金黄色葡萄球菌作为 IgG 载体进行的凝集试验称为协同凝集试验。

材料

1. 菌株　待检菌株、脑膜炎奈瑟菌纯培养物。

2. 试剂与器材　A 群脑膜炎奈瑟菌诊断血清、市售冻干 SPA 菌、PBS（0.01 mol/L、pH 7.4）、灭菌蒸馏水、洁净玻片。

方法

(1) SPA 菌悬液制备:取冻干 SPA 一份溶于 1 mL 灭菌蒸馏水内,加入少量 PBS,并于 3000 r/min 离心洗涤 30 min,弃上清;SPA 菌体沉淀物中加入 PBS 制成浓度为 10% 的菌悬液。

(2) SPA 菌诊断液制备:将 A 群脑膜炎奈瑟菌诊断血清 0.2 mL 加入 1 mL 10% SPA 菌悬液中,置 37℃水浴中作用 30 min,此间应不断振摇;取出后加入适量 PBS 于 3000 r/min 离心洗涤 30 min,连续洗涤 3 次,弃上清,沉淀重悬于 1 mL 含 0.1% 叠氮钠的 PBS 中。

(3) 用记号笔将载玻片分成 3 格,分别编号为 1、2、3,于第 1、3 格分别加 1 滴 SPA 菌诊断液,第 2 格加 1 滴 SPA 菌悬液(阴性对照)。

(4) 第 1、2 格分别加待检菌株少许,第 3 格加标准菌株少许(阳性对照),分别用牙签混匀,2 min 内观察结果。

结果

根据凝集与否对待检菌株作出判断。

第二节 沉淀实验

Ascoli 试验

材料

1. 标本 待检动物的皮毛、内脏等样品。

2. 试剂与器材 炭疽芽胞杆菌高效价免疫血清、牛血清、环状试验小管、毛细吸管、灭菌生理盐水、水浴箱。

方法

(1) 标本前处理:无菌操作下将待检样品剪碎放入灭菌试管内并加入 10 mL 灭菌生理盐水。置水溶箱内隔水加热煮沸 15 min,离心后,取上清液作备用。

(2) 取环状试验管 3 支,分别标记 1、2、3,用毛细吸管于 1、2 管中分别各加入 0.2 mL 炭疽芽胞杆菌高效价免疫血清,于第 3 管中加入牛血清 0.2 mL。

(3) 用毛细吸管吸取待检样品上清液,沿试管壁缓缓加在 1、3 试验管血清上,各 0.2 mL,第 2 管加灭菌生理盐水作为阴性对照。

(4) 室温静置 15 min,观察结果。

结果

观察上清液与炭疽芽胞杆菌高效价免疫血清交界面,若出现白色环状沉淀线为阳性反应。

第三节 荚膜肿胀实验

肺炎链球菌荚膜肿胀试验

材料

1. 菌株 待检菌株。

2. 试剂与器材　肺炎链球菌Ⅲ型、肺炎链球菌Ⅲ型抗血清、结晶紫染液、洁净玻片。

方法

（1）用记号笔将洁净玻片分为1、2两个区域。

（2）无菌操作下，取1～2环待检菌株加入1号区域内，取1～2环肺炎链球菌Ⅲ型加入2号区域内作为阳性对照。

（3）无菌操作下，分别取1～2环Ⅲ型肺炎链球菌抗血清与待检菌株或肺炎链球菌Ⅲ型混合均匀。

（4）在两区域内各加入1环结晶紫染液，混匀后加盖玻片，室温下静置5 min后镜检。

结果

如待检菌株和阳性对照一样，镜下可见紫色菌体周围有界限清晰、较宽厚无色环状带即为阳性反应；若待检菌株未能像阳性对照一样出现肿胀的荚膜，则为阴性反应。

（王　涛）

第六章　细菌毒素检查法

许多病原性细菌在生长繁殖过程中可合成与分泌外毒素(exotoxin),外毒素抗原性强、毒性强烈,对宿主的组织器官具有选择毒性作用,因此可引起宿主发生特殊的临床表现。革兰阴性菌在其菌体死亡裂解后可释放出内毒素(endotoxin),可使机体产生发热、白细胞数量改变、出血倾向、DIC、休克等毒性反应。细菌毒素检查可分为体内法和体外法两类。

第一节　外毒素感染及其检测

一、破伤风痉挛毒素的检测(体内法)

材料

1. 菌种　破伤风梭菌庖肉培养基培养物上清液。

2. 试剂与器材　清洁级小鼠 4 只、2.5% 碘酒、75% 乙醇、无菌注射器、无菌棉签。

方法

(1) 取 1 只小鼠,常规皮肤消毒后,于腹腔内注射破伤风抗毒素 1000 U,30 min 后于另一侧后腿肌内注射 1∶10 稀释的破伤风梭菌庖肉培养基培养物滤过液 0.1 mL,做好标记。

(2) 取 3 只小鼠,常规消毒皮肤后,分别于一侧后腿肌内注射 1∶10、1∶50、1∶100 稀释的破伤风梭菌庖肉培养基培养物滤过液 0.1 mL,做好标记。

(3) 将小鼠放入笼中喂养并逐日观察。

结果

有抗毒素保护的小鼠不发病,无抗毒素保护的小鼠可出现后肢、尾部痉挛,肌肉强直,角弓反张等症状。

二、Elek 平板毒力试验(体外法)

材料

1. 菌株　待检菌株及白喉棒状杆菌产毒株吕氏血清斜面 18～24 h 培养物。

2. 试剂与器材　Elek 琼脂培养基、浸有白喉抗毒素(1000U/mL)的滤纸条、镊子、接种环、生物安全柜、恒温培养箱。

方法

(1) 将 Elek 培养基加热熔化,冷却至 50℃左右,加入无菌(兔或牛)血清(20 mL/100 mL)混匀后,倾注平板。

(2) 在琼脂未凝固前,用灭菌镊子将浸有白喉抗毒素(1000 U/mL)的滤纸条贴于平板中央,待琼脂凝固后将平板置 37℃温箱内 1～2 h,使培养基略干燥。

(3) 在生物安全柜内,将待检菌株和产毒白喉棒状杆菌以与滤纸条垂直方向平行划线接种于 Elek 平板上,置培养箱内 37℃培养 24～72 h。

结果

观察生长菌与滤纸之间的乳白色沉淀线，有沉淀者为白喉棒状杆菌毒力试验阳性，该菌株产生白喉外毒素；若 72 h 仍未出现沉淀线则为阴性。

第二节 内毒素感染及其检测

一、家兔发热法(体内法)

材料

1. **待检样品** 注射液、注射用水和生物制品等。
2. **实验动物** 健康成年家兔，体重 1.7～3.0 kg。
3. **试剂与器材** 灭菌注射器、75% 乙醇、无菌棉签、肛用体温表。

方法

(1) 取家兔 3 只，勿使家兔躁动，分别测量肛温(正常范围 38.5～39.6℃)。

(2) 测温后 15 min 内，由家兔耳静脉注射预温至 38℃的待检样品(1 mL/kg)。

(3) 每隔 30 min 测肛温 1 次，连续 6 次。取最高 1 次肛温减去正常体温，即为该兔的体温升高值。

(4) 初试 3 只家兔中仅有 1 只体温升高≥0.6℃，或 3 只家兔升温均<0.6℃，但升温的总数≥1.4℃，应另取 5 只家兔复试，检查方法同上。

结果

具有下列条件之一者即可判为阳性。

(1) 初试 3 只家兔中，体温升高≥0.6℃的家兔数超过 1 只，可判断为阳性。

(2) 复试的 5 只家兔中，体温升高≥0.6℃以上的家兔数超过 1 只，可判断为阳性。

(3) 初、复试合并 8 只家兔的升温总数超过 3.5℃，可判断为阳性。

二、鲎试验法(体外法)

材料

1. **待检样品** 药物、生物制品等。
2. **试剂与器材** 市售鲎试剂、内毒素标准品、内毒素检查用水、无菌吸管、水浴箱。

方法

(1) 取 3 支鲎试剂，分别加 0.1 mL 内毒素检查用水溶解。

(2) 分别向 3 支试剂瓶中加入待测样品、内毒素检查用水(阴性对照)、标准内毒素(阳性对照)各 0.1 mL。

(3) 轻轻摇匀，垂直放入 37℃温箱中孵育 1 h，观察结果。

结果

(1) ++：形成牢固凝胶，倒置试剂瓶凝胶不流动。

(2) +：形成凝胶，不牢固，倒置试剂瓶能流动。

(3) -：不形成凝胶。

(王 涛)

第七章　细菌变异现象与变异菌株检测

遗传性和变异性是细菌等微生物的基本特性之一。细菌的形态结构、代谢活性、抗原性、毒力、致病性和药物敏感性等性状常常可由于细菌遗传物质的改变或环境因素的影响而发生变异，医学上重要的常见变异现象包括形态与结构的变异、培养特性与代谢变异、毒力变异、耐药性变异、L型变异等。

第一节　细菌变异现象的观察

一、细菌S-R变异现象的观察

材料

1. 菌种　光滑型(S)、粗糙型(R)大肠埃希菌18～24 h营养琼脂培养物。

2. 试剂与器材　普通营养琼脂平板、接种环、酒精灯、恒温培养箱。

方法

(1) 将光滑型和粗糙型大肠埃希菌，以平板划线分离法分别接种于两个营养琼脂培养基平板上。

(2) 置37℃温箱内培养18～24 h后，观察两型菌落的特点。

结果

S型菌落表面光滑、湿润、边缘整齐；R型菌落表面粗糙、菌落干燥、边沿不整齐。

二、细菌鞭毛变异(H-O变异)

材料

1. 菌种　普通变形杆菌18～24 h琼脂斜面培养物。

2. 试剂与器材　普通营养琼脂平板、0.1%石炭酸营养琼脂平板，接种环、酒精灯、恒温培养箱。

方法

无菌操作下，用接种环取普通变形杆菌培养物，分别点种于营养琼脂平板和0.1%石炭酸琼脂平板的边缘处，将平板置温箱内37℃培养18～24 h。

结果

(1) 在石炭酸营养琼脂平板上，变形杆菌只在点种处生长。

(2) 在普通营养琼脂平板上，变形杆菌呈迁徙生长。

三、细菌毒力变异

材料

1. 菌种　Ⅲ型肺炎链球菌的有荚膜菌株与无荚膜菌株的18～24 h血清肉汤培养物。

2. 试剂与器材　小白鼠 2 只、2.5% 碘酒、75% 乙醇、注射器、脱脂棉。

方法

(1) 用注射器分别吸取两株肺炎链球菌的菌种各 0.5 mL，分别注入两只小白鼠的腹腔内，标记为无荚膜组与有荚膜组。

(2) 将小鼠分别放入鼠缸内饲养，于 24 h 观察小鼠是否发病。

结果

注射有荚膜Ⅲ型肺炎链球菌小鼠发病或死亡，注射无荚膜Ⅲ型肺炎链球菌小鼠不发病。

第二节　细菌突变株的检查

一、影印培养试验(replica plating test)

材料

1. 菌株　大肠埃希菌 K12。

2. 试剂与器材　普通营养琼脂平板、含链霉素营养琼脂平板、L 形涂布棒、灭菌绒布、恒温培养箱。

方法

(1) 将大肠埃希菌 K12 接种于肉汤培养基内，至 37℃恒温摇床内培养 18 ~ 24 h。

(2) 取 0.1 mL 菌液于普通营养琼脂平板表面，并用灭菌的 L 形涂布棒将菌液均匀涂布于平板表面，平板置温箱内 37℃培养 18 ~ 24 h 后观察菌落生长情况(菌落控制在 50 ~ 300 个)。

(3) 将灭菌的丝绒固定在直径较平板略小的圆柱形物体上，构成"印章"，然后把长有菌落的普通营养琼脂平板倒置在丝绒的印章上，轻轻印一下；再把此"印章"在含链霉素营养琼脂平板上轻轻印一下(菌落影印的位置应与普通营养琼脂平板上的菌落位置相对应)，平板置温箱内 37℃培养 18 ~ 24 h 后观察菌落生长情况。

结果

比较影印平板与母平板上菌落生长情况，即可从不含链霉素营养琼脂平板上的相应位置筛选出耐药突变型菌落。

二、彷徨试验(fluctuation test)

材料

1. 菌株　大肠埃希菌噬菌体敏感株、T4 噬菌体。

2. 试剂与器材　普通营养琼脂平板、肉汤培养基、恒温培养箱。

方法

(1) 取 T4 噬菌体敏感的大肠埃希菌悬液(10^3/mL)分别装入甲、乙 2 支试管内，每管 10 mL。

(2) 甲管中的菌液再分装 50 支灭菌小试管中，每管 0.2 mL，置 37℃培养 24 ~ 36 h，把各小试管的菌液分别倒在涂有噬菌体的平板上，培养 18 ~ 24 h 后，计数各平板上出现的抗噬菌体的菌落。

(3) 乙管中的菌液不分装,置37℃培养24~36 h后,将其分成50份,加到同样涂有噬菌体的平板上,培养后分别对各平板上出现的抗性菌落计数。

结果

比较甲管与乙管菌落生长情况,来自甲管的50个平板中,各平板间菌落数相差甚大;乙管的菌落数则基本相同。这表明大肠杆菌对噬菌体的抗性来自基因突变,这种突变发生在大肠杆菌接触相应的噬菌体之前,由细胞在分裂过程中自发地、随机地产生。来自甲管的许多平板上不出现抗性菌落,是由于在接触噬菌体前没有发生过突变;在有的平板上可能出现几百个菌落,那是由于突变发生得较早,同时也说明某一性状的突变与环境因素不相对应。此试验亦用于证明抗药性突变的出现与接触药物无关。

(王 涛)

第三节 细菌L型变异的诱导及其检测

细菌L型(L-form of bacteria)是细菌的细胞壁缺陷变异型,可在某些抗生素、胆汁等诱导剂的作用下形成,也可在细菌生长繁殖过程中自发形成。细菌L型的形态、代谢活性、抗原性、药物敏感性、致病性等特性均发生改变,其在宿主体内成为潜在病原体,与感染性疾病的慢性过程和反复发作有关。细菌L型可用软琼脂高渗透压培养基分离培养,也可用非高渗透压培养基分离培养。

一、细菌L型的高渗培养与诱导法

在具有高渗透压的软琼脂培养基诱导细菌发生细胞壁缺陷和形成L型,称为细菌L型的高渗透压培养基诱导和培养方法,简称细菌L型的高渗培养与诱导法。高渗透压培养基仅适用于耐受高渗透压环境条件的细菌的培养及其L型的诱导研究和分离。

材料

1. 培养基 LEM平板。

2. 菌种 金黄色葡萄球菌肉汤8~12 h培养物、大肠埃希菌肉汤8~12 h培养物。

3. 诱导剂 青霉素G(0.5、1.0、2.0 mg/mL)、氨苄青霉素(0.5、1.0、2.0 mg/mL)。

4. 试剂与器材 灭菌滤纸片、灭菌棉签、革兰染色液、细胞壁染色液、95%乙醇溶液、3% NaCl液、灭菌吸管、记号笔、注射针头、烛缸或CO_2培养箱、载玻片。

方法

(1) 用记号笔在2个LEM平板背面的玻璃上分别标记金黄色葡萄球菌、大肠埃希菌字样,分为3个区域。

(2) 用灭菌棉签沾取金黄色葡萄球菌、大肠埃希菌的菌液,分别涂布接种于有相应标记的LEM上。

(3) 用镊子取灭菌滤纸片,分别沾取不同浓度青霉素,放置在接种金黄色葡萄球菌的LEM上相应诱导剂浓度区域;另取灭菌滤纸片,分别沾取不同浓度氨苄青霉素,放置在接种大肠埃希菌的LEM上相应诱导剂浓度区域。

（4）将各 LEM 放置于烛缸或 CO_2 培养箱内，37℃培养 24 h 后，逐日以肉眼观察抗生素纸片周围的抑菌圈，在显微镜低倍镜下观察抑菌圈内 L 型生长现象。

（5）L 型菌落形成后，用注射针头割取富含 L 型菌落的琼脂块，分别放于 2 张载玻片上。

（6）加 1～2 滴 3% NaCl 液并与琼脂块制成混悬物，置室温或 37℃温箱内干燥后分别进行革兰染色、细胞壁染色，显微镜油镜下观察。

（7）另取富含 L 型菌落的琼脂块，分别涂布接种于 LEM 和普通琼脂平板，置烛缸或 CO_2 培养箱内 37℃培养 24 h 后，逐日观察 L 型及其返祖菌的生长情况。

结果

（1）显微镜低倍镜下可见 L 型生长现象，包括荷包蛋样、颗粒样、丝状菌落或非菌落生长现象（图 7-1，图 7-2）。

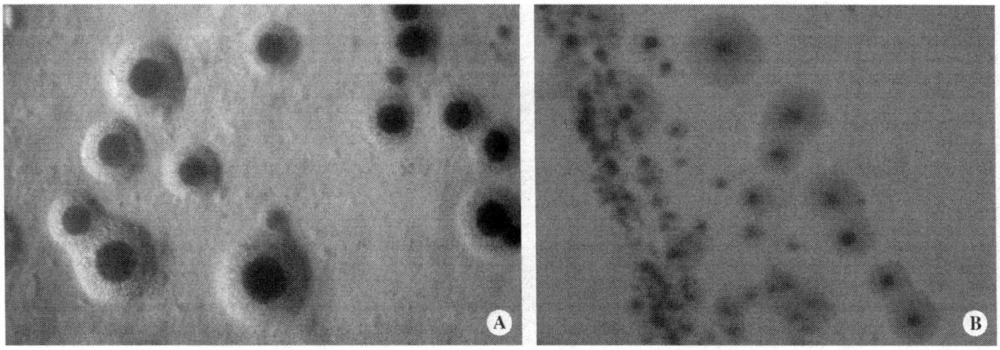

图 7-1　细菌 L 型在高渗培养基上的荷包蛋样菌落

A. 金黄色葡萄球菌 L 型；B. 大肠埃希菌 L 型

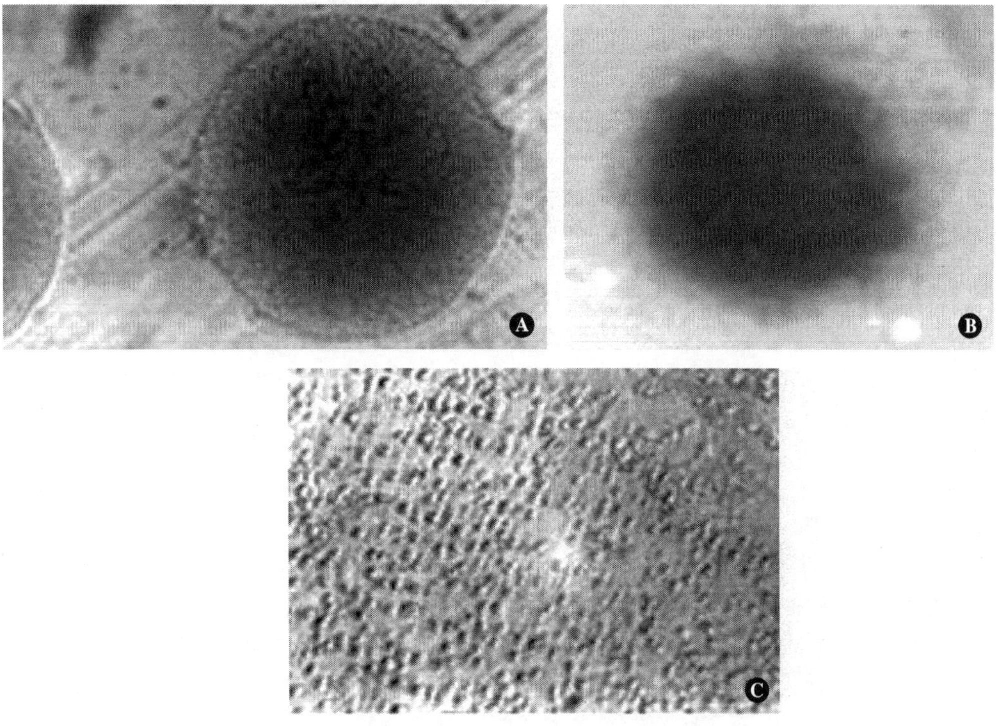

图 7-2　细菌 L 型颗粒样（A）、丝状（B）菌落及非菌落生长形式（C）

(2) 显微镜油镜下可见革兰阴性、缺失细胞壁的不规则形态 L 型细胞(图 7-3)。

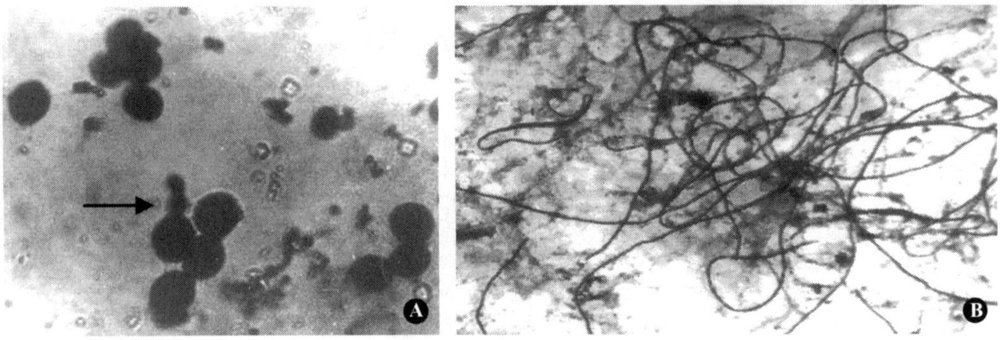

图 7-3　细菌 L 型的高渗培养物染色形态

A. 圆球体;B. 丝形体

二、细菌 L 型的非高渗培养与诱导法

用非高渗透压液体培养基进行细菌 L 型的分离培养和鉴定,称为细菌 L 型的非高渗透压分离培养法(non-high osmotic isolation technique),也简称细菌 L 型的非高渗培养与诱导法。非高渗透压培养基可适用于各种细菌的培养及其 L 型的诱导研究和分离。

材料

1. 培养基　PG 液。

2. 菌种　金黄色葡萄球菌肉汤 8 ~ 12 h 培养物、大肠埃希菌肉汤 8 ~ 12 h 培养物。

3. 诱导剂　青霉素 G(0.5、1.0、2.0 mg /mL)、氨苄青霉素(0.5、1.0、2.0 mg / mL)。

4. 培养基　PG 液。

5. 试剂与器材　革兰染色液、细胞壁染色液、滤菌器(孔径< 0.45μm)、注射器(规格 10 mL)、细胞培养瓶、普通恒温培养箱、倒置光学显微镜、普通光学显微镜、载玻片、刻度吸管。

方法

(1) 取 3 个细胞培养瓶,用记号笔在瓶壁上分别标记金黄色葡萄球菌及不同浓度青霉素。另取 3 个细胞培养瓶,分别标记大肠埃希菌及不同浓度氨苄青霉素。

(2) 在各细胞培养瓶内加入 5 m LPG 液以及相应种类与浓度的诱导剂,分别接种 1 ~ 2 滴相应菌液,盖紧瓶盖,置普通恒温培养箱内 37℃培养 24 h 后,逐日在倒置显微镜下观察 L 型细胞的生长情况。

(3) 细菌 L 型生长后,用滤菌器过滤培养物后,接种 0.1 ~ 0.5 mL 于含 5 mL PG 液的细胞培养瓶内,置普通恒温温箱内 37℃培养,逐日在倒置显微镜下观察 L 型细胞的生长现象。

结果

倒置显微镜下可见 L 型细胞形成沉于瓶底生长,不运动,不黏附瓶壁的生长现象,形态常见为圆球体与丝形体,也可见各种不规则形态的 L 型细胞(图 7-4)。

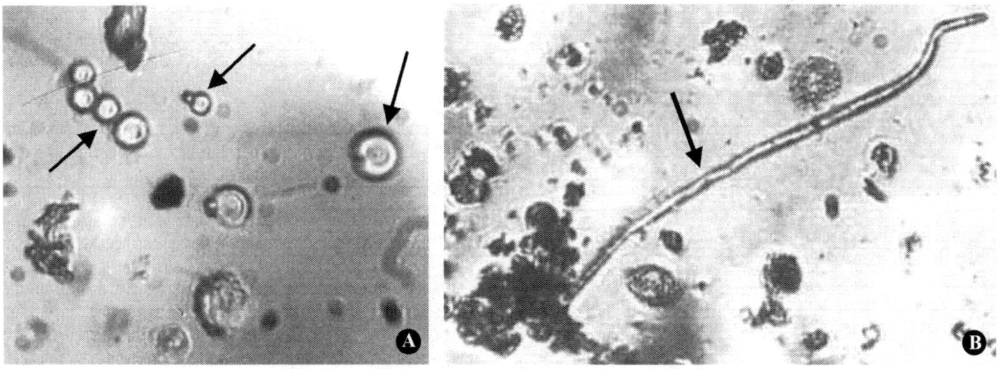

图 7-4　细菌 L 型的非高渗培养物生长现象
A. 圆球体；B. 丝形体

（王　和）

第八章　细菌质粒指纹图谱分析法

质粒指纹图谱分析(plasmid fingerprinting)主要用于细菌的流行病学调查,具有特异性高、操作简单、结果稳定等优点。该技术采用质粒的提取、限制性内切酶处理及琼脂糖凝胶电泳对质粒DNA进行同源性分析。

第一节　细菌质粒分离、提取与琼脂糖凝胶电泳

质粒DNA提取与分离的基本方法包括碱裂解法、SDS裂解法、煮沸法等。本实验采用碱裂解法提取与分离质粒DNA,原理是通过细菌染色体DNA与质粒DNA在碱性环境下变性与复性的差异,采用离心技术将细菌染色体、残留菌体、蛋白质等结构与质粒DNA分离,以提取质粒DNA。质粒DNA可通过PCR扩增、凝胶电泳技术、电子显微镜观察、转化试验等方法予以检测和鉴定。

材料

1. 菌种　大肠埃希菌(含质粒pBR322)16~24 h培养物(LB液体培养基)。

2. 培养基　LB液体培养基。

3. 试剂

(1) STE液:0.1 mol/L NaCl,10 mmol/L Tris-Cl(pH 8.0),1 mmol/L EDTA。

(2) 溶液Ⅰ:50 mmol/L 葡萄糖,10 mmol/L EDTA,25 mmol/L Tris-Cl(pH 8.0)。

(3) 溶液Ⅱ:0.2mol/L NaOH,1% SDS(*W/V*),临用时新鲜配制。

(4) 3 mol/L NaAc:称取24.6 g无水乙酸钠,加50 mL双蒸水加热溶解,用冰乙酸调pH至4.8,双蒸水定容至100 mL。

(5) TE缓冲液:10 mmol/L Tris-Cl(pH 8.0),1 mmol/L EDTA。

(6) 其他试剂:10 mg/L核糖核酸酶A(Rnase A)、无水乙醇、琼脂糖、溴化乙锭(EB)或其替代物(如SYBR Green)、DNA上样缓冲液(6×)、DNA Marker、质粒pBR322阳性对照。

4. 器材　培养皿、无菌吸管、1.5 mL Eppendorf管、微量移液器、100和200 μL Tip头、冰浴盒、试管架、高速离心机、恒温摇床、调速混匀器、凝胶成像仪。

方法

1. 收集菌体　取大肠埃希菌培养物3~5 mL加入Eppendorf管中,4℃ 12 000 *g*离心30 s,弃上清,加入1 mL STE液悬浮菌体沉淀,离心后弃上清。重复洗涤2次后,离心收集菌体。

2. 裂解菌体　①在Eppendorf管中加入100 μL冰预冷的溶液Ⅰ混悬菌体,震荡混匀后加入200 μL溶液Ⅱ,温和混匀离心管溶液后,置冰浴5 min至溶液变黏稠。②加入150 μL冰预冷的3 mol/L NaAc液,温和震荡10 s混匀溶液,置冰浴3~5 min,至溶液内出现沉淀。

3. 收集质粒DNA　将Eppendorf管以12 000 *g* 4℃离心5 min,收集上清液于另一Eppendorf管中。

4. 质粒 DNA 的纯化　在获取的上清液内加入 1/10 体积的 3 mol/L NaAc 液及 2 体积的无水乙醇,温和震荡混匀,置室温 2 min 后,4℃下 12 000 *g* 离心 1 min,用 70% 冷乙醇震荡漂洗沉淀,弃上清,倒置于无菌滤纸上吸取管内残留乙醇,置室温 10 ~ 15 min 以蒸发残余乙醇。

5. 质粒 DNA 鉴定　加入 47 μL TE 缓冲液及 5 μL Rnase A 于离心管内,温和震荡溶解 DNA,37℃温育 30 min。取 2 μL DNA 样品经 0. 8% 琼脂糖凝胶电泳,同时以 DNA Marker 和质粒 pBR322 为对照,电泳结束后以凝胶成像仪检测。

注意事项

(1) 实验中的试剂需用双蒸水或去离子水配制,并放置 4℃保存。试剂器皿以及器材要严格清洗,Eppendorf 管和 Tip 头要经过灭菌处理,防止其他杂质或酶对 DNA 的降解。

(2) 使用 STE 液洗涤细菌,目的是去除细菌生长过程中产生的代谢产物以及培养基杂质。可反复离心洗涤 2 ~3 次,以提高质粒 DNA 的纯度。

(3) 在裂解菌体时,要求裂解液与菌液充分混匀。震荡时用力温和适当,颠倒混匀,以达到充分中和的目的。

(4) 在紫外线检测仪下观察凝胶电泳条带时,要注意保护皮肤和眼睛免受紫外线的伤害。

结果

观察并记录质粒 DNA 的琼脂凝胶电泳结果。

第二节　质粒的限制性内切酶分析

限制性内切酶(restriction endonucleases,RE)是一类能识别双链 DNA 分子中特异性核苷酸序列的 DNA 水解酶,现已报道有三种类型的 RE,其中Ⅱ型 RE 可在识别部位切断 DNA,为基因工程的工具酶。以不同的 RE 水解质粒 DNA,经电泳得到质粒图谱,可对细菌进行同源性分析。常用的内切酶有 *Eco*RⅠ、*Hind*Ⅲ、*Bam*HⅠ、*Pst*Ⅰ等,这几种酶的特异性识别位点见表 8-1。

材料

1. 试剂　纯化的质粒 DNA、限制性内切酶、10×限制性内切酶缓冲液、琼脂糖、电泳缓冲液(同第一节),EB 或 SYBR Green。

2. 器材　1. 5 mL Eppendorf 管、微量移液器、100 和 200 μL Tip 头、电泳仪、凝胶成像仪。

方法

(1) 加样:小量质粒 DNA 酶切反应体系一般为 20 μL。依次将 12 μL ddH2O、2 μL 10×限制酶缓冲液和 1 μL 限制内切酶(1 ~5 U)和 5 μL 质粒 DNA 加入一支灭菌 Eppendorf 管,混合均匀后,经离心机快速离心 2 s,以集中样品。

表 8-1　常用限制性核酸内切酶特异性识别位点

RE	特异性水解位点
EcoR Ⅰ	5′…G↓AATTC…3′
	3′…C TTAA↑G…5′
Hind Ⅲ	5′…A↓AGCT T…3′
	3′…T TCGA↑A…5′
BamH Ⅰ	5′…G↓GATC C…3′
	3′…C CTAG↑G…5′
Pst Ⅰ	5′…C↓TGCA G…3′
	3′…G ACGT↑C…5′

注:A. 腺嘌呤;C. 胞嘧啶;G. 鸟嘌呤;T. 胸腺嘧啶

(2) 酶切条件:37℃水浴 1 ~ 1.5 h。

(3) 终止反应:65℃水浴 10 ~ 15 min 终止酶切反应,将样品进行琼脂糖凝胶电泳或置 4℃冰箱备用。电泳时以 DNA Marker 为对照。

(4) 电泳结束后以凝胶成像仪检测。

注意事项

不同酶的酶切反应所需缓冲液的离子强度不同,一般商品化的内切酶均有配套的缓冲液及成分说明。需用两种限制性内切酶水解时,若缓冲液条件相同或相近,可以同时加入这两种酶进行反应,但需稍增大反应体积,以免甘油浓度过大,影响酶活性。若缓冲液的条件不同,则以低离子强度的限制性内切酶先反应,酶切完毕后,补加 NaCl 及其他相差的化学成分,并调节 pH 至所需的另一种酶的缓冲体系,加入第二种酶继续酶切;或者使用生产厂家推荐的双酶切反应体系。若两种酶的酶切反应只存在反应温度的差别,则先加一种酶进行酶切,调整温度后,再加另一种酶进行酶切。

结果

观察并记录琼脂凝胶电泳结果。

(陈峥宏)

第九章 PCR 技 术

聚合酶链反应(polymerase chain reaction,PCR)目前已广泛应用于分子生物学基础研究,临床医学中疾病的诊断以及法医学中罪证的证明。本章分别以幽门螺杆菌和乙型肝炎病毒的 PCR 检测以及丙型肝炎病毒的 RT-PCR 检测为例,介绍苛养菌以及病毒感染的 PCR 快速诊断。

第一节 幽门螺杆菌的 PCR 检测

幽门螺杆菌与慢性胃炎、消化性溃疡及胃癌等多种消化道疾病密切相关,其感染的诊断"金标准"是分离培养出病原体,然而该菌是微需氧菌,营养要求高,培养耗时长,且培养阳性率不高,因此 PCR 检测胃黏膜活检组织中幽门螺杆菌特异性核酸具有快速诊断的价值。

材料

1. 样本 胃镜下采集的病变胃黏膜组织。

2. 阳性对照 以幽门螺杆菌 SS1 或 NCTC11637 菌株的培养物为阳性对照。

3. 试剂

(1) 引物(10 pmol/L):为 Hp 菌种特异性 16SrRNA 基因引物,上游引物 5′-CTT-GCTAGAGTGCTGATTA-3′,下游引物 5′-TCCCACACTCTAGAATAGT-3′。

(2) PCR 反应液(含 Taq 酶):2×Taq PCR Master Mix。

(3) 其他试剂:DNA Marker、琼脂糖、DNA 上样缓冲液(同第八章)、EB 或 SYBR Green。

4. 器材 1.5 mL 和 0.2 mL Eppendorf 管、微量移液器、10 和 100 μL Tip 头、PCR 仪、电泳仪、凝胶成像仪。

方法

1. PCR 模板的制备 取大小 0.1 mm×0.1 mm 的胃黏膜组织置于装有 0.15 mL 蒸馏水的 Eppendorf 管中研碎,将研碎的组织液于 100 ℃水浴 15 min,以 Eppendorf 离心机 12 000 r/min 离心 5 min,取上清液作为 DNA 模板,-20℃保存备用。

2. 质控菌株 DNA 的提取 无菌操作取哥伦比亚血琼脂平板上 NCTC11637 菌落于 0.2 mL 蒸馏水中,以 Eppendorf 离心机 5000 r/min 离心 10 min,去上清,加入 0.2 mL 蒸馏水重悬菌体,100℃水浴 15 min,以 Eppendorf 离心机 12 000 r/min 离心 5 min,取上清作为 DNA 模板,-20℃保存备用。

3. 16srDNA 片段的 PCR 扩增 分别以临床标本和质控菌株的 DNA 为模板,采用 2×Taq Master Mix 和 Hp 菌种特异性 16SrDNA 基因引物进行 PCR 扩增。反应条件为 94℃预变性 5 min,94℃变性 30 s,55℃退火 30 s,72℃延伸 30 s,35 个循环后,经 72℃终延伸 5 min。

4. 琼脂糖凝胶电泳 扩增产物以 1% 琼脂糖凝胶进行电泳,以阳性菌株的 PCR 产物为对照,以 DNA Marker 为分子量参考,电泳结束后以凝胶成像仪检测。

结果

经琼脂糖凝胶电泳，样本若出现与阳性对照分子量（约 550bp）一致的 DNA 条带，则为阳性；若阳性对照有目的条带，而样本未检测到相应分子量的 DNA，则为阴性。

第二节　PCR 法检测乙型肝炎病毒

材料

1. 乙型肝炎病毒（hepatitis B virus，HBV）**DNA 阳性血清、HBV-DNA 阴性血清**

2. 待检血清

3. 试剂

（1）引物（25pmol/L）：上游引物 5′-TTGCCTTCTGACTTCTTTCC-3′，下游引物 5′-CGAGGGAGTTCTTCTTCTAG-3′。

（2）HBV 裂解液：醋酸钠 1.7 g，EDTA 钠盐 4.65 g，2.5 mL 蛋白酶 K（20 mg/mL），10 mL SDS（100 g/L），以 DEPC 三蒸水溶解至 50 mL。

（3）PCR 反应液（含 Taq 酶）：2×Taq PCR Master Mix。

（4）其他试剂：3 mol/L 醋酸钠缓冲液（pH 5.2）、酚/氯仿/异戊醇混合液（25：24：1）、无水乙醇、70% 乙醇、琼脂糖、DNA 上样缓冲液（6×）、EB 或 SYBR Green。

4. 器材　PCR 扩增仪、电泳仪、水平式电泳槽、凝胶成像仪、微量加样器、Eppendorf 管，吸头等。

方法

1. HBV DNA 的提取

（1）取待检血清 200 μL、HBV 裂解液 20 μL 于 Eppendorf 管中，60℃水浴 1 h，同时以阳性血清和阴性血清为对照。

（2）加 200μL 酚/氯仿/异戊醇混合液，反复翻转 Eppendorf 管混匀，14 000 r/min 离心 4 min，吸上清液于另一新的 Eppendof 管中。

（3）加 1/10 体积的 3 mol/L 醋酸钠缓冲液（pH 5.2）及 2 倍体积的无水乙醇，-20℃过夜。14 000 r/min 离心 15 min，弃上清液。

（4）加 70% 乙醇至 Eppendorf 管约 1 mL 刻度处，混匀，洗涤沉淀。14 000 r/min 离心 15 min，弃上清液，置室温约 10 min 使乙醇挥发。

2. PCR 扩增　分别以待检血清和对照血清提取的 DNA 为模板，采用 2×Taq Master Mix 和乙肝病毒特异性引物进行 PCR 扩增。反应条件为：94℃预变性 5 min；94℃变性 1 min、55℃退火 90 s、72℃延伸 2 min，30 个循环；72℃终延伸 10 min。

3. 琼脂糖凝胶电泳　取扩增产物 10 μL 与 2 μL 上样缓冲液混合后于 1.5%～2.0% 琼脂糖凝胶中电泳，同时加 DNA Marker 为分子量参考，至电泳指示剂泳至近胶尾处，结束电泳，以凝胶成像仪检测。

结果

若样本出现与阳性对照分子量一致的扩增条带（约 450bp），则 HBV DNA 为阳性。

第三节　RT-PCR 技术检测丙型肝炎病毒

丙型肝炎病毒(*hepatitis C virus*,HCV)是 RNA 病毒,检测血液中 HCV 病毒核酸首先需用反转录酶将 RNA 反转录成 cDNA,然后经 PCR 扩增出 cDNA,经琼脂糖电泳检测。

材料

1. 试剂

(1) HCV RNA 阳性及阴性血清。

(2) 待测血清。

(3) HCV 裂解液:异硫氰酸胍 47.28 g 加水定容至 100 mL;柠檬酸钠 · H_2O 0.375 g,加 0.72 mL β-巯基乙醇;十二烷基肌酸钠 0.5 g;混匀后,以 0.22 μm 滤菌器过滤后分装,-20℃保存。

(4) 反转录反应混合液(20 μL 反应体系,需现配):50 mmol/L KCl,10 mmol/L Tris-Cl (pH 8.3),1.5 mmol/L $MgCl_2$,0.1 g/L 明胶,0.2 mmol/L dNTPs;25 pmol/L 与 HCV RNA 序列互补的外引物:外正向引物 5′-GGCGACACTCCACCATAGATC-3′,外反向引物 5′—GGTG-CACGGTCTACGAGACCT-3′;鼠白血病病毒反转录酶 200 U。

(5) 第一次 PCR 反应混合液(50 μL 反应体系):50 mmol/L KCl,10 mmol/L Tris-Cl(pH 8.3),1.5 mmol/L $MgCl_2$,0.1 g/L 明胶,0.2 mmol/L dNTPs,各 25 pmol/L 与 HCV 的 RNA 序列互补的外引物,反转录产物 10 μL,Taq DNA 聚合酶 2 U。

(6) 第二次 PCR 反应混合液(50 μL 反应体系):50 mmol/L KCl,100 mmol/L Tris-Cl (pH 8.3),1.5 mmol/L $MgCl_2$,0.1 g/L 明胶,0.2 mmol/L dNTPs;各 50 pmol/L 的一对内引物:内正向引物 5′-CTGTGAGGAACTACTGTCTTC-3′,内反向引物 5′-CCCTATCAGGCAGTAC-CACAA-3′;第一次 PCR 扩增产物 5 μL,Taq DNA 聚合酶 2U。

(7) 其他试剂:2 mol/L pH 4.0 醋酸钠缓冲液、水饱和酚、氯仿/异戊醇(49 : 1)、无水乙醇、70% 乙醇、含 RNAsin 1 U/μL 的 DEPC 双蒸馏水。

2. 器材　PCR 扩增仪、电泳仪、水平式电泳槽、凝胶成像仪、微量加样器、吸头、Eppendorf 管。

方法

1. HCV RNA 提取

(1) 取待测血清 50 μL、HCV 的裂解液 80 μL 于 Eppendorf 管中,65℃水浴 40 min,以 HCV RNA 阳性及阴性血清为对照同时进行操作。

(2) 加 2 mol/L 醋酸钠缓冲液(pH 4.0)70 μL、水饱和酚 200 μL、氯仿/异戊醇(49 : 1) 50 μL,上下颠倒混匀,14 000 r/min 离心 6 min,吸上清液于另一新的 Eppendorf 管中,加 2 倍体积的无水乙醇,充分混匀,-20℃过夜,以 Eppendorf 离心机 14 000 r/min 离心 15 min,弃上清液。

(3) 加 70% 乙醇至 Eppendorf 管 1 mL 刻度处,混匀,14 000 r/min 离心 15 min,弃上清液。

2. 反转录　按实验材料中试剂(4)配制反转录反应混合液 20 μl,37℃水浴 40 min。

3. 第一次 PCR　取 10 μl 反转录反应产物置 Eppendorf 管中,加 40 μL 第一次 PCR 反应液,30 μL 液体石蜡封盖,置 PCR 扩增仪中,94℃变性 4 min,然后 94℃ 60 s,55℃ 90 s,

72℃ 120 s，循环 30 次。

4. 第二次 PCR 取第一次 PCR 扩增产物 5 μL 与第二次 PCR 反应液 45 μL 于另一新的 Eppendorf 管中，加 30 μL 液体石蜡封盖，按 94℃ 60 s、55℃ 90 s、72℃ 120 s，循环 30 次。

5. 琼脂糖凝胶电泳 取第二次 PCR 扩增产物 10 μL 与上样缓冲液混匀后于 1.5% ~ 2.0% 琼脂糖凝胶中电泳，电泳结束用凝胶成像仪检测。

结果

若待检标本出现与阳性对照分子量一致的 DNA 扩增条带，则 HCV RNA 为阳性。

（陈峥宏）

第十章　细菌自动化鉴定和药敏分析系统

1985 年第一台自动化细菌分析仪器 Vitek-AMS(automated microbic system)进入中国并成功使用,目前已有多种微生物自动鉴定及药敏测试系统问世,这些自动化系统具有先进的微机系统,广泛的鉴定功能,适用于细菌鉴定、细菌药物敏感性试验及最低抑菌浓度的测定等。

第一节　Vitek-AMS 全自动细菌鉴定和药敏分析系统

细菌对各项生化反应结果(阴性或阳性)的判定是根据比色法的原理,将菌种接种到鉴定板后进行培养,由于细菌各自的酶系统不同,新陈代谢的产物也有所不同,而这些产物又具有不同的生化特性,因此各生化反应的颜色变化各不相同。仪器自动每隔 1 h 测定每一生化反应孔的透光度,当生长对照孔的透光度达到终点阈值时,指示已完成反应。Vitek-AMS 全自动细菌鉴定系统由光电技术、计算机技术和细菌八进位制数码鉴定相结合,系统根据生化反应结果自动计算生物数码,与菌种资料库标准菌生物模型相比较,得到鉴定结果。

全自动药敏分析系统采用药敏测试板(卡)进行药物敏感性测试,其实质是微型化的肉汤稀释试验。应用光电比浊原理,经 6 h 孵育后,每隔一定时间自动测定小孔中细菌生长状况,即可得到待测菌在含各浓度药物的培养基内的生长率。将待检菌与阳性对照孔生长率进行比较,系统自动计算和经回归分析得到最低抑菌浓度(minimal inhibitory concentration, MIC),并根据 NCCLLS(美国国家临床实验室标准化委员会)标准获得相应的敏感(susceptible, S)、中度敏感(intermediate, I)和耐药(resistant, R)结果。药敏报告含 MIC 值、敏感度、药物一次剂量和在该剂量下的血清和尿液内最高药物浓度。

材料

1. 菌悬液　将分离纯化的细菌培养物以灭菌生理盐水配制菌悬液,革兰阳性菌配制相当 0.5 麦氏管菌悬液,革兰阴性菌配制相当 1 麦氏管菌悬液、酵母菌配制相当 2 麦氏管菌悬液,厌氧菌配制相当大于 2 麦氏管菌悬液。

2. 鉴定试卡　包括 GNI 卡(革兰阴性杆菌):可鉴定肠道菌和非发酵菌 117 种;GPI 卡(革兰阳性球菌):可鉴定葡萄球菌、链球菌及其他细菌 49 种;YBC 卡(酵母菌):可鉴定酵母样真菌 36 种;BAC 卡(需养芽胞杆菌):可鉴定芽胞杆菌 12 种;ANI 卡(厌氧菌):可鉴定 87 种;NIH 卡(奈瑟菌、嗜血杆菌):可鉴定奈瑟菌、嗜血杆菌和其他苛氧菌 30 种;NFC 卡(非发酵型革兰阴性细菌):可鉴定非发酵型革兰阴性细菌;GNI+卡:快速革兰阴性菌鉴定卡;UID-3 卡:尿道感染专用鉴定和药敏卡;ESP-3 卡:肠道病原菌。根据样本来源、分离培养和染色镜检结果等选择。

3. 药敏试卡　革兰阴性杆菌药敏试卡,革兰阳性球菌药敏试卡,尿道分离菌药敏试卡,超广谱 β 内酰胺酶试卡。

方法

1. 菌种鉴定 将菌液接种至鉴定卡,封闭鉴定卡,装入读数器/孵箱,输入患者人口统计学资料后开始孵育,至孵育结束,仪器自动打印实验室和患者报告。

2. 药敏试验 接种、封闭和孵育同菌种鉴定,最快2~4 h,可出药敏结果。可根据用户需要,打印出流行病学和统计报告,包括菌种发生率报告、抗生素敏感率统计报告、细菌对抗生素累积敏感率报告、细菌对抗生素累积MIC报告、每月细菌发生率报告、每月细菌敏感率报告、工作量报告、生物模式统计报告等。

注意事项

(1) 试验前需调验好光电比色计0点和100%点。

(2) 细菌一定要纯,菌落不纯必须分纯后再进行仪器鉴定。

(3) 仪器报警一定要及时处理。

第二节 VITEK® MS 全自动快速微生物质谱检测系统

VITEK® MS全自动快速微生物质谱检测系统利用创新的质谱技术MALDI-TOF(基质辅助激光解吸电离-飞行时间)进行微生物的鉴定。该技术直接检测来自完整细菌、真菌的蛋白质构成。将待测样本与基质混合,均匀涂布在样品板上,放入MS仪器。基质吸收来自激光的能量,与样本一起蒸发,与此同时将样本电离。带电样本通过电场进入飞行时间检测器,离子依质荷比不同而分离,最终可以在飞行管的末端检测到每个离子的丰度。

该系统可同机检测4个标本板,一个标本板含有48个孔位,每次检测最大通量可达192个样本。利用该系统进行菌种鉴定,操作简便,无需革兰染色、配制菌液和挑选板卡等,可在数分钟内提供鉴定结果。

材料

(1) 微生物纯培养物。

(2) 基质。

方法

(1) 直接将细菌或真菌涂布在标本板上,然后加上基质。

(2) 将标本板放入VITEK MS仪器,启动仪器,几分钟内显示鉴定结果。

(陈峥宏)

第十一章　气相色谱技术分析细菌代谢产物

利用气相色谱技术可进行细菌细胞组分和代谢产物分析、细菌分类鉴定以及传染病快速诊断等。气相色谱是一种以气体为流动相,采用冲洗法并与适当鉴定手段相结合的一种色谱分离分析技术。当被分析的混合物随载气通过色谱柱时,由于各组份分配系数的差异,各组份按顺序流出。若操作条件不变,同一物质通过色谱柱的流出时间(即保留时间)相同。因此,可根据保留时间检测未知的流出组份,并且依据输出信号的大小测出该组份的含量。气相色谱具有很高的选择性、分离效率和灵敏度,可检测微量的微生物细胞成分及培养物中的代谢产物。经特定培养基中培养一定的时间后,微生物形成的醇类、脂肪酸等代谢产物,可用有机溶剂如氯仿、乙醚、苯等从培养基中提取,用气相色谱仪进行分析。

材料

1. 标本　待检细菌的培养物。

2. 试剂　甲醇、氯仿、蒸馏水等。

3. 器材和仪器　气相色谱仪、色谱柱、柱加热炉、微量进样器等。

方法

(1) 取培养物1 mL于小试管中,加入50%甲醇0.2 mL,塞紧管口,于55℃水浴30 min。

(2) 加蒸馏水1 mL和氯仿0.5 mL,塞紧管口,振摇50次,以Eppendorf离心机1000 r/min离心数分钟,使氯仿与液相分开。

(3) 用微量进样器吸取试管内的氯仿层,以清洁的脱脂棉拭去针头外的液体,注入色谱柱。用热导池检测器时注入14 μL,用氢焰检测器时注入1 μL。

结果

依据流出组份的保留时间及输出信号的大小与已知保留时间的流出组份相比较,可得被测组份的性质及含量,进而推断出该细菌所含有的酶类,达到鉴定细菌的目的。

(陈峥宏)

第十二章　高效液相色谱技术检测细菌 G+C 摩尔百分比

高效液相色谱(high performance liquid chromatography,HPLC)与常规色谱法相比,具有分辨率高、分析速度快、对操作者技巧的依赖程度小、可多次使用无需再生以及易于自动化操作的优点。目前已应用于细菌的分类鉴定、菌体蛋白成分的分析以及细菌感染的检测等方面。本章简介以 HPLC 技术检测细菌核酸碱基比(G+C mol%)进行细菌分类鉴定的实验方法。

材料

1. 标本　待检细菌的 DNA。

2. 仪器　Waters 系统高效色谱仪、高效液相色谱柱。

3. 试剂　移动相为 20% 甲醇、80% 20 mmol/L PBS 缓冲液(pH 5.6),用前需均匀混合,经 G_6 漏斗抽滤;其他试剂为 70%~72% 高氯酸、碱基标准品等。

方法

1. 高氯酸法水解 DNA 样品　取待检菌 DNA 溶液 0.1~0.2 mL(约 1 mg/mL DNA),经灭菌蒸馏水透析过夜,置于安瓿瓶内于冻干机上冻干,加 70%~72% 高氯酸 1 mL,密封瓶口,置沸水中加热水解 1 h。

2. 上柱层析　向安瓿瓶内加入 200 μL 色谱分离用的移动相,移入小型离心管,经 Eppendorf 离心机 10 000 r/min 离心 2~3 min,取上清液约 5 μL 上柱层析。

3. 设立标准对照　取碱基标准品适量溶于移动相中,每次进样各种碱基 0.625 nmol/L,测定每种碱基的保留时间。

结果

以每种标准碱基的保留时间作为谱峰自动识别的依据,经光测定或光吸收比法等进行色谱峰的定性分析,也可用内标准法或非标准法进行定量分析,检测波长为 254 nm,计算出该菌核酸组成的碱基比(G+C mol%)。

(陈峥宏)

第十三章　水中细菌的检查

河水、湖水、井水等都含有许多细菌,这些细菌主要来自表层土壤、空气尘埃和动植物体。居民区附近的水源含菌较多,粪便等处理不当,河水等有被肠胃道病原菌污染的可能,因而有造成伤寒、痢疾或霍乱等肠道传染病流行的危险。

水的微生物学的检验,特别是肠道细菌的检验,在保证饮水安全和控制传染病上有着重要意义,同时也是评价水质状况的重要指标。国家饮用水标准规定(GB5749-2006),每升饮水中不得检出大肠菌群,饮用水的细菌总数 1 mL 不超过 100 个。

本章主要介绍水中细菌总数的检测。所谓细菌总数是指 1 mL 或 1g 检样中所含细菌菌落的总数,所用的方法是稀释平板计数法,由于计算的是平板上形成的菌落数(colony-forming unit,CFU),故其单位应是 cfu/g(mL)。它反映的是检样中活菌的数量。

材料

1. 培养基　营养琼脂。

2. 检样与试剂　自来水、纯净水、池水等,无菌生理盐水。

3. 器材　灭菌带塞三角瓶、直径 9cm 的灭菌平皿、灭菌吸管、灭菌试管、橡皮吸头、记号笔、恒温培养箱。

方法

(1) 自来水的取样:先将自来水龙头用酒精棉球擦拭消毒,再用酒精灯火焰灭菌,打开龙头放水 1 ~ 2 min,用无菌三角瓶接取水样 200 mL。

(2) 纯净水取样:用消毒酒精棉球擦拭消毒纯水机出口后,先放走部分水,再用无菌三角瓶接取水样 200 mL。

(3) 池水、河水或湖水应取距水面 10 ~ 15 cm 的深层水样,先将灭菌的带玻璃塞瓶,瓶口向下浸入水中,然后翻转过来,除去玻璃塞,水即流入瓶中,盛满后,将瓶塞盖好,再从水中取出。如果不能在 2 h 内检测的,需放入冰箱中保存。

(4) 按无菌操作法,将水样作 10 倍系列稀释。

(5) 根据对水样污染情况的估计,选择 2 ~ 3 个适宜稀释度(饮用水如自来水、深井水等,一般选择 1、1 : 10 两种浓度;水源水如河水等,比较清洁的可选择 1 : 10、1 : 100、1 : 1000 三种稀释度;污染水选择 1 : 100、1 : 1000、1 : 10 000 三种稀释度),吸取 1 mL 稀释液于灭菌平皿内,每个稀释度作 2 个重复。

(6) 将融化后保温度 45℃的营养琼脂培养基倒入平皿,每皿约 15 mL,并趁热平稳摇动平皿混合均匀。

(7) 待琼脂凝固后,将平皿倒置于 37℃培养箱内培养 24±1 h 后取出,计算平皿内菌落数目,乘以稀释倍数,即得 1 mL 水样中所含的细菌菌落总数。

注意事项

(1) 平皿直径不宜小于 9cm。

（2）整个过程应注意无菌操作。

结果

1. 计算方法 作平板计数时，可用肉眼观察，必要时用放大镜检查，以防遗漏。在记下各平板的菌落数后，求出同稀释度的各平板平均菌落数。

2. 计数的报告

（1）平板菌落数的选择：选取菌落数在 30～300 的平板作为菌落总数测定标准。一个稀释度使用两个重复时，应选取两个平板的平均数。如果一个平板有较大片状菌落生长时，则不宜采用，而应以无片状菌落生长的平板计数作为该稀释度的菌数。若片状菌落不到平板的一半，而其余一半中菌落分布又很均匀，可计算半个平板后乘 2 以代表整个平板的菌落数。

（2）稀释度的选择。

1）应选择平均菌落数在 30～300 的稀释度，乘以该稀释倍数报告之。

2）若有两个稀释度，其生长的菌落数均为 30～300，则视两者之比如何来决定。若其比值小于 2，应报告其平均数；若比值大于 2，则报告其中较小的数字。

3）若所有稀释度的平均菌落均大于 300，则应按稀释倍数最低的平均菌落数乘以稀释倍数报告之。

4）若所有稀释度的平均菌落数均小于 30，则应按稀释倍数最低的平均菌落数乘以稀释倍数报告之。

5）若所有稀释度均无菌落生长，则以小于 1 乘以最低稀释倍数报告之。

6）若所有稀释度的平均菌落数均不在 30～300，则以最接近 30 或 300 的平均菌落数乘以该稀释倍数报告之。

（王梅竹）

第十四章 空气中细菌的检查

自然界空气缺乏细菌生长繁殖所需的营养等条件，因此细菌在空气中不能长久存在。土壤内的细菌可以随尘土飞扬到空气中，寄居于人与动物呼吸道，口腔的细菌也可随咳嗽、喷嚏所产生的飞沫散布于空气中。空气中细菌的检测方法很多，如沉降法、滤过法、气流撞击法等，以沉降法最为常用。沉降法是利用含有细菌的尘粒或液滴因重力自然下降，以致可在培养基表面形成菌落生长的原理进行检查。根据《室内空气质量标准》GB/T 18883-2002 规定细菌总数小于 2500cfu/m^3。

材料

1. 培养基 直径 9cm 的营养琼脂平板。

2. 器材 记号笔、恒温培养箱。

方法

(1) 营养琼脂平板 6 个，用记号笔分别在平板底部玻璃上作好 1～6 字样的标记。

(2) 打开平板 1、2、3、4 的皿盖，将培养基置于室内四角；打开平板 5 的皿盖，将其置于室中央；离地高度为 1.2～1.5 m。

(3) 使培养基暴露于空气中，15 min 后盖好皿盖。

(4) 平板 6 置于桌面，不开启，作为阴性对照。

(5) 将以上 6 个平板置于温箱内 37℃培养，18～24 h 后观察结果。

注意事项

(1) 平皿直径不宜小于 9cm。

(2) 选择采样点时应尽量避开空调、门窗等气流变化较大之处，离墙壁距离应大于 0.5 m，整个过程应注意无菌操作。

(3) 采样中打开皿盖时可将皿盖扣置于皿底之下，皿盖不可向上暴露于空气中，以免影响采样结果。采样结束时，应按开启皿盖的顺序盖上皿盖。

(4) 采样点的数量根据监测室内面积大小和现场情况而确定。原则上小于 50 m^2 的房间应设 1～3 个点；50～100 m^2设 3～5 个点；100 m^2 以上至少设 5 个点。在对角线上或梅花式均匀分布。

结果

(1) 计数每块平板上的菌落数。将 5 个平板所测菌落数相加后除以 5，得到平板上菌落的平均数。按以下公式计算出 100 cm^2 培养基上的菌落数：100 cm^2 培养基的菌落数＝(5 个平板的菌落平均数÷单个平板面积 cm^2)×100。

(2) 根据奥梅良斯基计算法，推算出每 100 cm^2 培养基在空气中暴露 5 min，其表面接受自然沉降的细菌相当于 10 L 空气所含细菌数。本次试验暴露时间是 15 min，所以计算出的 100 cm^2 培养基上菌落数相当于 30 L 空气的细菌数，1 m^3 空气的细菌数即相当于 1000 L 空气的细菌数。将 100 cm^2 培养基上的菌落数带入以下公式，即可换算出每立方米空气中的细菌总数：每立方米空气中活菌数＝(100 cm^2 培养基的菌落数÷30)× 1000。

(王梅竹)

第十五章　土壤中细菌的检查

土壤能为细菌的生长繁殖提供丰富的碳源、氮源、无机盐等营养物质与条件，因此细菌可在土壤内长期存在，主要存在于离地面 10 ~ 20 cm 深的土层。土壤中大多为非致病性细菌，与自然界中的物质循环有很大关系。但土壤有时可被人或动物肠道致病菌随粪便排出而受到污染，这些菌可在土中生存几十天。肠道中破伤风梭菌、产气荚膜梭菌等病原菌的芽胞对外环境抵抗力强，在土壤中可存活数年。由采集土壤样品接种于培养基内，培养后观察细菌的生长现象，可以反映土壤内细菌的种类及数量。

材料

1. 培养基　营养肉汤(5 mL/管)。

2. 检样与试剂　土壤样本、无菌生理盐水管(10 mL/管)。

3. 器材　无菌吸管、橡皮吸头、记号笔、恒温培养箱。

方法

(1) 取距地表 10 cm 深处的土壤 1 g，置于 10 mL 无菌生理盐水管内，振荡摇匀，静置 10 ~ 15 min 使大颗粒沉淀。

(2) 用无菌吸管取静置后的澄清液 1 mL，加入 5 mL 营养肉汤管，标记为试验管。

(3) 另取 1 支营养肉汤管不加样，标记为对照管。

(4) 将两支培养物置于温箱内 37℃培养，18 ~ 24 h 后观察结果。

注意事项

(1) 土壤标本需于无菌生理盐水中静置 10 ~ 15 min。

(2) 接种标本时需取静置后澄清的上层液，不可取到土壤颗粒，如晃动导致浑浊后，需重新静置方可再取。

结果

(1) 小心拿取培养物，不可摇动。

(2) 与对照管比较，观察试验管细菌的生长现象。

(3) 根据细菌的生长现象，判断是否有菌生长，结果参照表 15-1。

表 15-1　土壤中细菌检查的结果

	试验管	对照管
生长现象	表面生长 均匀浑浊生长 沉淀生长	澄清透明

（王梅竹）

第十六章　物体表面细菌的检查

暴露于自然界的不同物体，可由于空气流动及人体接触等而受到细菌污染。采集物体表面标本进行分离培养，可观察到细菌的存在。

材料

1. 培养基　营养琼脂培养基平板。

2. 试剂与器材　无菌生理盐水、无菌棉签、记号笔、恒温培养箱。

方法

（1）取营养琼脂培养基平板1块，用记号笔在平板底部玻璃上划分为4区，标分别记为1、2、3、4。

（2）用无菌棉签蘸无菌生理盐水后，分别在物体（如书包、桌面、钱币等）表面涂擦数次，将各棉签分别在琼脂培养基平板上不同标记区域划线接种。

（3）另取一块营养琼脂培养基平板不接种样品，标记为阴性对照。

（4）将各平板置温箱内37℃培养，18～24 h后观察结果。

注意事项

用棉签划线接种时不可用力过大，以免擦破培养基。

结果

观察在琼脂培养基平板不同区域的细菌生长现象，计数每个区域的菌落数，结果参照表16-1记录菌落的种类和数量。

表16-1　物体表面细菌检查的结果

物体名称	菌落种类	菌落数量（个）
桌面	直径、颜色、形态、边缘、表面光滑或粗糙、透明度	

（王梅竹）

第十七章　正常人体细菌的检查

人体的细菌来自于环境,在正常人的体表及与外界相通腔道内寄居有不同种类和数量的微生物,正常生理情况下不引起宿主疾病,属于人体的正常菌群。根据正常菌群寄居部位不同,以不同方法采集不同部位的标本进行分离培养,可了解相应部位微生物的存在情况。

第一节　皮肤上细菌的检查

材料

1. 培养基　营养琼脂平板。

2. 试剂与器材　无菌生理盐水、无菌棉签、记号笔、恒温培养箱。

方法

(1) 取普通营养琼脂平板 2 个,标记 1 和 2。其中"1"为对照,不接种标本。

(2) 用无菌棉签蘸取无菌生理盐水后,涂擦手指皮肤数次,采集皮肤拭子标本。

(3) 将拭子标本以划线法接种于普通琼脂平板"2"表面。

(4) 将 2 个平板置于普通温箱内 37℃培养 18 ~24 h 后,观察结果。

注意事项

(1) 用棉签划线接种时不可用力过大,以免擦破琼脂。

(2) 棉签取标本面与接种面必须相同,以保证接种成功。

结果

(1) 与对照平板比较,观察接种标本的平板上是否有细菌生长。

(2) 计数平板上的菌落数,将菌落的特征和数量,结果参照表 17-1。

表 17-1　皮肤上的细菌检查结果

菌落特征	菌落数量(个)
直径、颜色、形态、边缘、表面光滑或粗糙、透明度	

第二节　牙垢中细菌的检查

材料

1. 试剂与器材　无菌生理盐水、消毒牙签、清洁载玻片。

2. 染色液　革兰染液。

方法

(1) 用接种环取一环无菌生理盐水,置于清洁载玻片中央。

(2) 用一支消毒牙签剔取磨牙齿缝中牙垢少许,将其与载玻片上生理盐水混合并研磨均匀,制得牙垢涂片。

(3) 置室温自然干燥后,于酒精灯外焰处来回通过3次以固定,革兰染色后在显微镜油镜下观察。

注意事项

挑取牙垢时避免表面的食物残渣,必要时可以先剔除表面的食物残渣,再取齿缝内的牙垢。

结果

观察细菌的染色性和形态,判断细菌的种类,记录结果。

第三节 咽喉部细菌的检查

材料

1. 培养基 血琼脂平板。

2. 试剂与器材 无菌生理盐水、无菌棉签、恒温培养箱。

方法

1. 拭子法 取无菌棉签1支,蘸取少许无菌生理盐水以湿润之,于咽部拭取分泌物,以划线法接种于血琼脂平板,置37℃温箱中培养,18～24 h后观察结果。

2. 咳喋法 打开血琼脂平板盖,将平板面对口腔,置于距口腔10 cm处,对准平板用力咳嗽4～5声,盖好平板盖,置于37℃温箱中培养,18～24 h后观察结果。

注意事项

注意取标本过程中要严格无菌操作,咳嗽时不要将唾液喷于培养基上。

结果

观察血琼脂平板上有无细菌生长,并记录菌落的特征及数量。

(王梅竹)

第十八章　理化及生物因素对细菌的影响

各种因素如温度、紫外线、某些化学药品及抗生素等对微生物的生长繁殖、生理生化特性产生影响，甚至抑制微生物的生长繁殖或导致微生物死亡。

第一节　物理因素对细菌的影响

对细菌生长繁殖有影响的物理因素颇多，有温度、干燥、声波、过滤、辐射等。常用来杀灭细菌的是高温，其中尤以高压蒸汽灭菌法使用较简便、灭菌效果最可靠，在微生物学工作及医院中经常使用。

一、高温对细菌生长的影响

高温对细菌有明显的致死作用，主要机制是造成菌体蛋白质与核酸变性或凝固，酶活性丧失。常用的热力杀菌法主要包括煮沸法、高压蒸汽灭菌法、焚烧法、烧灼法、干烤法等。

材料

1. 菌种　枯草芽胞杆菌 24 ~ 48 h 肉汤培养物、大肠埃希菌 18 ~ 24 h 肉汤培养物。

2. 培养基　营养肉汤培养基管(5 mL/支)。

3. 器材　电炉、高压蒸汽灭菌器、烧杯、无菌吸管、标签纸。

(一) 煮沸杀菌法

1. 方法

(1) 取 4 支营养肉汤培养基管，在标签纸上作标记。2 支标记枯草芽胞杆菌，2 支标记大肠埃希菌。

(2) 用无菌吸管取枯草芽胞杆菌肉汤培养物 0. 1 mL，接种于相应标记的 2 支肉汤培养基。同样方法取大肠埃希菌，接种于另 2 支相应标记的肉汤培养基。

(3) 分别取接种了枯草芽胞杆菌、大肠埃希菌的肉汤管各 1 支，标记“煮沸”字样，置于沸水浴中 5 min。

(4) 另取接种了枯草芽胞杆菌、大肠埃希菌的肉汤管各 1 支，做好标记但不加热作为对照组。

(5) 将 4 支肉汤管置温箱内 37℃ 培养 18 ~ 24 h，观察结果。

2. 注意事项

(1) 严格无菌操作，作好标记。

(2) 沸水浴时的水面应超过管内液面。

3. 结果　观察沸水浴 5 min 组和对照组肉汤管内的细菌生长现象，结果参照表 18-1。

表 18-1　煮沸对细菌的影响

菌株	对照组	沸水浴 5 min 组
枯草芽胞杆菌	生长现象，菌量	生长现象，菌量
大肠埃希菌	生长现象，菌量	生长现象

（二）高压蒸汽灭菌法

1. 方法

（1）取 4 支营养肉汤管，在标签纸上作标记。2 支标记枯草芽胞杆菌，2 支标记大肠埃希菌。

（2）用无菌吸管取枯草芽胞杆菌肉汤培养物 0. 1 mL，接种于相应标记的 2 支肉汤培养基。同样方法取大肠埃希菌，接种于另 2 支相应标记的肉汤培养基。

（3）分别取接种了枯草芽胞杆菌、大肠埃希菌的肉汤管各 1 支，标记“103. 4 kPa”字样，进行高压蒸汽灭菌 15 min。

（4）另取接种了枯草芽胞杆菌、大肠埃希菌的肉汤管各 1 支，作好标记但不加热作为对照组。

（5）将 4 支肉汤管置温箱内 37℃培养 18 ~ 24 h，观察结果。

2. 注意事项　高压蒸汽灭菌升温过程中要注意观察温度指示，达到要求的温度后，立即转为维持状态，以免高压锅内压力持续升高而发生爆炸等危险。

3. 结果　观察高压蒸汽灭菌 15 min 组和对照组各肉汤管内的细菌生长现象，结果参照表 18-2。

表 18-2　高压蒸汽灭菌对细菌的影响

菌株	对照组	103. 4 kPa 15 min
枯草芽胞杆菌	生长现象，菌量	生长现象
大肠埃希菌	生长现象，菌量	生长现象

二、滤过除菌法

液体或气体通过含有微细小孔的滤菌器，细菌等大于滤膜孔径的颗粒不能通过，据此可以达到除菌目的。滤过除菌法主要用于一些不耐热液体（如血清、毒素、抗生素、药液等）和空气的除菌，但不能除去病毒、支原体和细菌 L 型。滤菌器的种类很多，常用包括薄膜滤菌器、石棉滤菌器、素陶瓷滤菌器等。

材料

1. 培养基　营养肉汤管（5 mL/支）。

2. 标本　自然界水样 10 mL（河水、井水、池塘水或其他）。

3. 滤菌器　无菌针头式滤菌器（滤膜孔径 0. 22 μm）。

4. 试剂与器材　无菌吸管、无菌注射器（10 mL 规格）、记号笔、无菌生理盐水、无菌试管。

方法

（1）取 3 支营养肉汤管，分别标记 1、2、3。

（2）用注射器取自然水的样品 5 ~ 10 mL，无菌操作将注射器与滤菌器入口端连接，推动注射器将水样过滤于无菌试管内。

(3) 用无菌吸管取 0.5 mL 滤过的水样,加入 1 号营养肉汤管。

(4) 用无菌吸管取 0.5 mL 未经过滤的自然水样加入 2 号营养肉汤管,作为阳性对照;3 号营养肉汤管不加水样,作为阴性对照。

(5) 将 3 支营养肉汤管置于温箱内 37℃培养 24 h,观察结果。

注意事项

(1) 确保滤菌器闭合及其与注射器连接紧密,避免水样从滤器外流出,影响试验结果。

(2) 严格无菌操作。

结果

观察接种滤过水样、阳性对照及阴性对照营养肉汤管内细菌的生长现象并记录结果。

三、紫外线的杀菌作用

波长 200 ~ 300 nm 的紫外线具有杀菌作用,其中 265 ~ 266 nm 与 DNA 的吸收光谱范围一致,因此杀菌作用最强。紫外线照射可使 DNA 链上相邻的两个胸腺嘧啶共价结合形成二聚体而干扰 DNA 的复制与转录,也可通过破坏蛋白质的氢键与二硫键,从而导致细菌死亡。

紫外线穿透力较弱,普通玻璃、纸张、水蒸汽等均可阻挡紫外线。所以紫外线只能用于物体表面及小范围空气的消毒,如手术室、无菌实验室、无菌操作台等。紫外线对 DNA 与蛋白质的作用没有生物特异性,杀菌波长的紫外线对人体的皮肤、眼睛也有损伤作用,使用时应注意防护。

材料

1. 菌种 大肠埃希菌 18 ~ 24 h 肉汤培养物。

2. 培养基 营养琼脂培养基平板。

3. 器材 紫外线灯、无菌棉签、灭菌的半圆形滤纸片(面积略大于 7 cm 直径平皿的一半)、镊子。

方法

(1) 取 2 块琼脂培养基平板,用无菌棉签蘸取大肠埃希菌 18 ~ 24 h 肉汤培养物均匀涂布于 2 块平板上。

(2) 将一块平板打开,无菌操作用镊子将灭菌的半圆形滤纸片遮盖 1/2 平板,置于紫外线灯下约 30 cm 处。

(3) 将另一块平板打开,用平皿盖遮盖 1/2 平板,置于紫外线灯下约 30 cm 处。

(4) 开启紫外线灯照射 30 min。

(5) 关闭紫外线灯,无菌操作取出滤纸片,盖好 2 个平板,置于温箱内 37℃培养 18 ~ 24 h,观察结果。

注意事项

(1) 棉签涂抹的菌液要均匀,用力适度,避免擦破培养基。

(2) 开启紫外线灯后,人不可暴露于紫外线灯下。

结果

观察2块琼脂平板上的细菌生长现象并记录结果。

第二节　化学因素对细菌的影响

化学因素主要是指化学消毒剂和化学治疗剂,具有抑制或杀灭细菌的作用。化学消毒剂的种类很多,杀菌机制各不相同,主要通过影响细菌的细胞膜、蛋白质与核酸、代谢酶活性的机制发挥防腐、消毒甚至灭菌的作用。

一、消毒剂的杀菌作用

材料

1. 菌种　金黄色葡萄球菌、大肠埃希菌的18～24 h肉汤培养物。

2. 培养基　营养琼脂培养基平板。

3. 消毒剂　0.1%苯扎溴铵(新洁而灭),2%甲酚皂溶液(来苏儿),5%石炭酸,2.5%碘酒。

4. 器材　无菌棉签、无菌滤纸片、眼科镊、直尺、恒温培养箱。

方法

(1) 取2个营养琼脂培养基平板,在平板底面玻璃上分别标记金黄色葡萄球菌、大肠埃希菌。

(2) 分别用无菌棉签蘸取金黄色葡萄球和大肠埃希菌的菌液,均匀涂布接种于相应标记的琼脂平板培养基表面。

(3) 用眼科镊以无菌操作法夹取无菌滤纸片,浸于0.1%苯扎溴铵、2%甲酚皂溶液、5%石炭酸、2.5%碘酒消毒剂内,分别制成含不同消毒剂的纸片。

(4) 取出纸片时,在容器壁上稍作停留,去除多余的消毒剂。分别贴纸片于接种细菌的培养基表面,作好消毒剂名称的标记。两纸片间距不小于20 mm,纸片中心距平皿边缘不小于10 mm。

(5) 将贴有纸片的平板置普通温箱内,37℃培养18～24 h。

影响因素

纸片上消毒剂的含量、培养基厚度、接种菌量及均匀程度等因素,均可影响抑菌圈的大小。

结果

观察各纸片周围的抑菌圈及其大小,用直尺测量抑菌圈直径并记录结果。

二、碘酒与乙醇的杀菌作用

材料

1. 培养基　营养琼脂培养基平板。

2. 消毒剂　2.5%碘酒、75%乙醇。

3. 试剂与器材　无菌棉签、无菌生理盐水、记号笔、恒温培养箱。

方法

(1) 取营养琼脂平板一个,用记号笔在其玻璃皿底面分为三个区域,并标记①、②、③。

(2) 用无菌棉签蘸取无菌生理盐水涂湿食指的指端腹侧皮肤,将该指皮肤直接在营养琼脂培养基平板①区域以S形涂布。

(3) 用无菌棉签蘸取75%乙醇消毒中指的指端腹侧皮肤,待乙醇挥发后,将该指皮肤直接在营养琼脂培养基平板②区域以S形涂布。

(4) 用无菌棉签蘸取2.5%碘酒消毒无名指的指端腹侧皮肤,再用另一无菌棉签蘸取75%乙醇脱碘,待乙醇挥发后,用该指皮肤直接在营养琼脂培养基平板③区域以S形涂布。

(5) 将各营养琼脂培养基平板置温箱内37℃培养18~24 h。

注意事项

对手指皮肤进行盐水与消毒剂的处理,需在教师指导下按照皮肤消毒方法的进行规范操作。

结果

观察平板上的细菌生长现象并记录结果。

第三节　生物因素对细菌的影响

在微生物与微生物之间、微生物与宿主之间,不同程度地存在着“共生”与“拮抗”现象,即某种微生物的生长繁殖可受到另一种微生物的促进或抑制。细菌的生长繁殖也可受到其他细菌或微生物的某些代谢产物影响,对细菌产生促进或抑制作用。

一、抗生素抑菌试验

抗生素是某些微生物代谢过程中产生的极微量就能抑制或杀死某些其他微生物或肿瘤细胞的化学物质。抗生素是临床治疗感染性疾病常用的药物,其抗菌活性可通过抑菌试验来检测。

材料

1. 菌种　金黄色葡萄球菌、大肠埃希菌的18~24 h肉汤培养物。

2. 培养基　营养琼脂培养基平板。

3. 抗生素纸片　分别含青霉素G、链霉素、庆大霉素的药敏纸片。

4. 试剂与器材　无菌棉签、眼科镊、95%乙醇、直尺、恒温培养箱。

方法

(1) 取营养琼脂培养基平板2个,在平皿底面的玻璃上分别标记金黄色葡萄球菌、大肠埃希菌。

(2) 分别用无菌棉签蘸取金黄色葡萄球菌、大肠埃希菌的菌液,均匀涂布接种于相应标记的营养琼脂平板培养基表面。

(3) 用眼科镊蘸95%乙醇,点燃后待其自然熄灭,反复3次烧灼灭菌。

(4) 用灭菌眼科镊分别夹取药敏纸片,平放于涂菌的营养琼脂培养基表面。两纸片的间距不少于20 mm,纸片中心距平皿边缘不少于10 mm,并分别作好标记。

(5) 将贴有药敏纸片的平板置普通温箱内,37℃培养18~24 h。

注意事项

纸片所含药物的浓度、接种菌量及均匀程度、培养条件、细菌的药物敏感性等因素均能影响抑菌圈的形成及大小。

结果

观察各药敏纸片周围的抑菌圈及其大小,抑菌圈的边缘以肉眼见不到细菌明显生长为限。分别测量各抑菌圈直径并记录结果。

二、噬菌体的分离

噬菌体是感染细菌、真菌、放线菌或螺旋体等微生物的病毒。噬菌体的分布极为广泛,凡有细菌的场所就可能有相应噬菌体存在。噬菌体感染细菌具有高度特异性,因此分离某种噬菌体时,需取其相应细菌可能存在的标本,如肠道细菌噬菌体需取人或动物的粪便或污水分离,化脓性细菌噬菌体需取脓汁分离。常用的噬菌体分离法有滤过法和加热法,本实验用滤过法分离大肠埃希菌噬菌体。

材料

1. 检样 粪池水或其他污水。

2. 菌种 大肠埃希菌 6 h 肉汤培养物。

3. 培养基 营养肉汤管(10 mL/支)。

4. 器材 无菌针头式滤菌器、无菌注射器(10 mL 规格)、无菌吸管与吸头、无菌烧瓶(50 mL 或 100 mL 规格)、恒温培养箱。

方法

(1) 取污水 20 mL,静置 10 min 后,取上清液 5 mL 加于 10 mL 营养肉汤中,再加大肠埃希菌的菌液 5 mL,普通温箱内 37℃培养 10 ~ 24 h。

(2) 取上述培养物离心 30 min(离心力 582 g),取上清液以孔径 0.22 μm 滤菌器过滤。

(3) 在 8 mL 营养肉汤内,分别加入上述滤液 1 mL 和大肠埃希菌菌液 1 mL。同时另做阴性对照管(营养肉汤 9 mL 内加大肠埃希菌的菌液 1 mL),置普通温箱内 37℃培养 10 ~ 24 h 观察结果。

(4) 如发现阴性对照管培养基混浊而加滤过液的培养基仍澄清时,再次用滤菌器过滤,收集滤液 4℃保存。

注意事项

噬菌体分离过程中,需密切注意培养基性状的改变。发现阴性对照培养基混浊而加滤过液的培养基仍澄清时,应及时过滤分离噬菌体的培养物。经多次滤过与传代培养,可提高噬菌体的效价。

结果

滤过液内含大肠埃希菌的噬菌体,可通过噬菌斑试验检测。

三、噬菌体溶菌现象及其特异性

噬菌体感染细菌具有高度特异性及寄生性,在噬菌体的溶菌周期可产生许多子代噬菌体并最终裂解细菌。用液体培养基进行噬菌体溶菌试验,可观察到培养基由混浊变澄清的溶菌现象;用固体培养基进行噬菌体溶菌试验,可观察到噬菌斑的形成。

材料

1. 菌种 大肠埃希菌、痢疾志贺菌的 8～12 h 肉汤培养物。

2. 噬菌体 大肠埃希菌噬菌体滤液。

3. 培养基 营养肉汤、营养琼脂平板。

4. 器材 无菌棉签、无菌吸管、无菌试管(15mm×150mm)、恒温培养箱。

方法

1. 液体培养基中的噬菌体溶菌现象

(1) 取 4 支试管,分别加入营养肉汤 5 mL,依次编号为 1、2、3、4。1 和 2 号试管接种大肠埃希菌,3、4 号接种痢疾志贺菌。

(2) 上述 1 号及 3 号肉汤管,分别加入大肠埃希菌噬菌体滤液 0.2 mL。

(3) 上述 4 支营养肉汤管,置温箱内 37℃培养 6～18 h,观察结果。

2. 固体培养基上的噬菌体溶菌现象

(1) 取营养琼脂培养基平板 1 个,在平皿底部玻璃上分 3 个区域,分别标记为①、②、③。

(2) 用无菌棉签以涂布法在①、②区域接种大肠埃希菌,在③区域接种痢疾志贺菌。

(3) 待菌液干燥后,用接种环取大肠埃希菌噬菌体滤液,分别点种于②、③区域的中央,在①区域的中央处点种肉汤作为阴性对照。

(4) 各平板置 37℃培养 12～18 h,观察结果。

注意事项

固体培养基上的噬菌体溶菌现象试验中,须待接菌液干后再点种噬菌体。

结果

(1) 观察液体培养基中的噬菌体溶菌现象并记录结果。

(2) 观察固体培养基上的噬菌体溶菌现象并记录结果。

四、噬菌体效价的测定

在营养琼脂平板上,一个噬菌体感染宿主菌并增殖后,可扩散和形成一个噬菌斑。根据噬菌斑的形态和数量,可鉴定噬菌体和计算噬菌体的效价。噬菌体的效价是指 1 mL 液体所含感染性噬菌体的数量。噬菌体效价的测定方法包括试管法和双层琼脂平板法。

材料

1. 菌种 大肠埃希菌营养肉汤 6 h 培养物。

2. 噬菌体 大肠埃希菌噬菌体滤液。

3. 培养基 营养肉汤、营养琼脂。

4. 器材 无菌平皿(直径 9 cm)、无菌吸管、无菌小试管、恒温培养箱。

(一) 试管法

1. 方法

(1) 取无菌小试管 10 支,列于试管架上,分别编号为 1～10。

(2) 按表 18-3 所示,依次加入营养肉汤,每管 0.9 mL。

(3) 按表 18-3 所示,加大肠埃希菌噬菌体滤液 0.1 mL 于第 1 管和第 10 管。充分混匀后,于第 1 管中取 0.1 mL 加入第 2 管,同法混匀后,取 0.1 mL 加入第 3 管。如此作 10 倍稀释,直至第 8 管,混匀后弃 0.1 mL。第 9 管不加噬菌体滤液,作为细菌对照。

(4) 加 0.1 mL 大肠埃希菌的菌液于第 1 ~ 9 管,第 10 管不加大肠埃希菌的菌液,作为噬菌体对照。摇匀后,置普通温箱内 37℃ 培养 4 ~ 8 h。当第 9 管的细菌形成混浊生长时,取出培养物观察结果。

表 18-3　噬菌体效价的测定

	试管编号									
	1	2	3	4	5	6	7	8	9	10
营养肉汤(mL)	0.9 ↘	0.9 ↘	0.9 ↘	0.9 ↘	0.9 ↘	0.9 ↘	0.9 ↘	0.9 ↘ 弃 0.1	0.9	0.9
大肠埃希菌噬菌体滤液(mL)	0.1	0.1	0.1	0.1	0.1	0.1	0.1	0.1	—	0.1
大肠埃希菌噬菌体稀释倍数	10^1	10^2	10^3	10^4	10^5	10^6	10^7	10^8	—	10^1
大肠埃希菌 6 h 培养物(mL)	0.1	0.1	0.1	0.1	0.1	0.1	0.1	0.1	0.1	—

2. 结果　第 9 管的培养基混浊时,观察 1 ~ 8 管,以培养基仍澄清的噬菌体最高稀释度作为相应噬菌体的效价。

(二) 双层琼脂平板法

1. 方法

(1) 取无菌的空平皿 10 个,依次编号。每个平皿倾注营养琼脂约 10 mL,静置桌上待凝,成为下层琼脂培养基。

(2) 按表 18-3 所示,稀释大肠埃希菌噬菌体滤液。分别取各稀释度的噬菌体(从高稀释度至低稀释度依次吸取)0.5 mL 至各下层琼脂培养基上,第 10 号下层培养基不加噬菌体。

(3) 在下层培养基中再分别加入 0.1 mL 大肠埃希菌营养肉汤 6 h 培养物。

(4) 取已融化并冷却至 55℃ 左右的营养琼脂培养基,加约 5 mL 于下层培养基表面,迅速与先加入的噬菌体和菌液混合,制成双层琼脂平板,置普通温箱内 37℃ 过夜。

2. 注意事项　在加入上层营养琼脂培养基时,培养基的温度不能过高,以免造成细菌死亡;如果培养基的温度过低,则可造成混合不匀。

3. 结果　选择噬菌空斑数为 30 ~ 300 的培养物进行计数,再按噬菌体效价 = 噬菌斑数×稀释倍数×取样折算量(为 10),算出每毫升液体中噬菌体含量,取其平均值即为该噬菌体的效价。

五、细菌拮抗现象的观察

细菌等微生物在生长繁殖过程中产生的某些代谢产物,可对其他细菌等微生物的生长繁殖产生抑制作用,从而表现出拮抗现象。

材料

1. 检样　地表泥土。

2. 培养基 营养琼脂。

3. 试剂与器材 酒精灯、无菌生理盐水、吸管、无菌平皿(直径 9 cm)、恒温培养箱。

方法

(1) 在 10 mL 无菌生理盐水中加入 1 g 泥土,摇匀后静置 15 min 待颗粒沉淀。

(2) 取泥土悬液上清 0.5 mL 至无菌平皿中,取融化并冷却至 45℃左右的营养琼脂培养基 15 mL 倾注于含样品的平皿内并迅速混匀。待琼脂冷却凝固后,置普通温箱内 37℃培养 18 ~24 h 观察结果。

注意事项

倾注平板时,营养琼脂培养基的温度不宜过高,以免造成标本中的微生物死亡。培养基的温度也不宜过低,以免琼脂过早凝固。

结果

观察平板上的菌落,注意菌落周围的抑菌圈,量取抑菌圈直径并纪录结果。

(王梅竹)

第二篇　常见病原性细菌及其感染的检查

第十九章　葡萄球菌属

葡萄球菌属细菌广泛分布于自然界空气、土壤、物品表面、人和动物的体表及与外界相通的腔道中。大多数对人不致病或构成机体的正常菌群，少数为病原性葡萄球菌，可引起人类化脓性感染或毒素性疾病。

第一节　形态及染色性

材料

1. 菌种　金黄色葡萄球菌营养琼脂斜面 18～24 h 培养物。

2. 试剂　革兰染色液、无菌生理盐水。

3. 器材　接种环、载玻片、酒精灯。

方法

取载玻片一张，用接种环取适量金黄色葡萄球菌菌种进行细菌涂片制作、革兰染色后镜检。

结果

金黄色葡萄球菌和表皮葡萄球菌均被染为紫色，球形、多呈葡萄串状排列(彩图 19-1)。

第二节　生长特性

材料

1. 菌种　金黄色葡萄球菌和表皮葡萄球菌营养琼脂斜面 18～24 h 培养物。

2. 培养基　营养琼脂平板，血琼脂培养基平板。

3. 器材　接种环、酒精灯、记号笔。

方法

(1) 取营养琼脂平板和血琼脂培养基平板各一个，分别标记金黄色葡萄球菌、表皮葡萄球菌字样。

(2) 用接种环分别取金黄色葡萄球菌、表皮葡萄球菌琼脂斜面培养物，划线接种于相应标记的营养琼脂平板和血琼脂培养基上。

(3) 将各培养基放置于普通温箱内 37℃培养 24～48 h 后，观察细菌的生长现象。

结果

(1) 金黄色葡萄球菌和表皮葡萄球菌在营养琼脂平板上均能良好生长，形成圆形、隆起、表面光滑、湿润、边缘整齐、不透明、直径约 2 mm 的菌落。金黄色葡萄球菌菌落呈金黄色，表皮葡萄球菌菌落呈白色。

(2) 金黄色葡萄球菌在血琼脂平板上生长可见到菌落周围有一圈透明的溶血环，表皮葡萄球菌菌落周围没有出现溶血环。

第三节 病原性葡萄球菌的鉴定

自然界中大部分葡萄球菌是非病原性的腐生菌及人体正常菌群的表皮葡萄球菌，引起人类疾病的病原性葡萄球菌主要是金黄色葡萄球菌。金黄色葡萄球菌的鉴定主要依据：①产生金黄色色素；②有溶血性；③血浆凝固酶试验阳性；④能分解甘露醇产酸；⑤耐热核酸酶试验阳性。此外，还可通过血清学（琼脂扩散试验）或动物实验检测致病性葡萄球菌产生的肠毒素。

一、形态与生长特性

参照第十九章第一节、第二节内容进行试验并观察结果。病原性葡萄球菌通常产生金黄色色素，在血琼脂平板上生长形成的菌落周围可见完全透明的溶血环。

二、血浆凝固酶试验

凝固酶是能使含有肝素或枸橼酸钠的人或兔血浆发生凝固的酶类物质。凝固酶分为两种：结合凝固酶和游离凝固酶。结合凝固酶结合于菌细胞表面，是血浆纤维蛋白原的受体，可用玻片法检测；游离凝固酶是分泌至菌细胞外的酶蛋白，可被人或兔血浆中的协同因子激活，称为凝血酶样物质，从而使纤维蛋白原变成纤维蛋白，导致血浆凝固，可用试管法检测。

材料

1. 菌种 金黄色葡萄球菌和表皮葡萄球菌营养琼脂斜面 18 ~ 24 h 培养物。

2. 试剂 新鲜抗凝兔血浆、无菌生理盐水。

3. 器材 载玻片、无菌试管、接种环、酒精灯、记号笔。

方法

1. 玻片法（检测结合凝固酶）

(1) 用记号笔将一张载玻片划分 3 个区域并分别标记①、②、③。

(2) 用接种环无菌操作取无菌生理盐水，放一环于载玻片上区域②内；分别取一环抗凝兔血浆于区域①和③内。

(3) 用接种环取适量表皮葡萄球菌至区域①液体内混合，分别取金黄色葡萄球菌琼脂斜面培养物至区域②和③液体内混合后观察试验结果。

2. 试管法（检测游离凝固酶）

(1) 取 2 支无菌试管，用记号笔分别标记金黄色葡萄球菌、表皮葡萄球菌字样。

(2) 用无菌吸管分别取0.5 mL 抗凝兔血浆至2支试管中。

(3) 用接种环分别取表皮葡萄球菌和金黄色葡萄球菌接种至相应标记的试管中。

(4) 将2支试管放置于37℃水浴箱内，每30 min 观察一次至4 h。

注意事项

1. 玻片法　应在细菌与血浆混合后10 s 内观察结果，延长观察时间，可能出现假阳性结果。此外，待检菌落不能取自高盐培养基，以避免发生假阳性结果。

2. 试管法　观察试管法血浆凝固情况时，出现絮状或纤维状沉淀不是真正的血浆凝固，应算作阴性结果。少数细菌需要4 h 以上才能发生凝集，故推荐可将细菌培养过夜后观察结果。

结果

1. 玻片法　区域①见表皮葡萄球菌在抗凝兔血浆中混合后呈乳液样混悬液，血浆凝固酶试验阴性；区域②见金黄色葡萄球菌在生理盐水中混合后呈乳液样混悬液，血浆凝固酶试验阴性；区域③见金黄色葡萄球菌在抗凝兔血浆中混合后形成颗粒样凝集块，血浆凝固酶试验阳性。应在细菌与血浆混合后10 s 内观察结果，延长观察时间，可能出现假阳性结果。此外，待检菌落不能取自高盐培养基，以避免发生假阳性结果。

2. 试管法　表皮葡萄球菌试管内未见血浆凝固，血浆凝固酶试验阴性；金黄色葡萄球菌试管内血浆凝固呈胶冻状，血浆凝固酶试验阳性(彩图19-2)。观察血浆凝固情况时，出现絮状或纤维状沉淀不是真正的血浆凝固，应算作阴性结果。少数细菌需要4 h 以上才能发生凝集，故推荐可将细菌培养过夜后观察结果。

三、甘露醇发酵试验

材料

1. 菌种　金黄色葡萄球菌和表皮葡萄球菌营养琼脂斜面18～24 h 培养物。

2. 培养基　甘露醇发酵管(含溴甲酚紫)。

3. 器材　玻璃试管、接种环、酒精灯、记号笔。

方法

(1) 取两支甘露醇发酵管，用记号笔分别标记金黄色葡萄球菌、表皮葡萄球菌字样。

(2) 用接种环分别取金黄色葡萄球菌、表皮葡萄球菌的琼脂斜面培养物，接种于相应标记的甘露醇发酵管内。

(3) 将两支甘露醇发酵管放置于普通温箱内35℃培养18～24 h，观察结果。

结果

金黄色葡萄球菌甘露醇发酵管呈黄色，试验阳性。表皮葡萄球菌甘露醇发酵管呈紫色，试验阴性。

四、耐热核酸酶试验

耐热核酸酶能分解DNA，使DNA长链水解成由几个单核苷酸组成的寡核苷酸链。水解后的DNA短链能与甲苯胺蓝结合，使甲苯胺蓝核苷酸琼脂显示粉红色。非致病性葡萄球菌虽然也能产生 DNA 酶，但不耐热。故耐热核酸酶试验是鉴别葡萄球菌有无致病性的重要指标之一。

材料

1. 菌种 表皮葡萄球菌和金黄色葡萄球菌营养肉汤 18 ~ 24 h 培养物。

2. 培养基 甲苯胺蓝核酸琼脂。

3. 器材 打孔器、无菌吸管、酒精灯、记号笔。

方法

(1) 取融化好的甲苯胺蓝核酸琼脂 3 mL 均匀涂在载玻片上，待琼脂凝固后打 3 个孔径 2 ~ 5 mm 的小孔，分别用记号笔标记①、②、③孔。

(2) 用沸水浴加热 3min 处理无菌营养肉汤、表皮葡萄球菌和金黄色葡萄球菌营养肉汤培养物上清液。

(3) 分别用无菌吸管取 0. 1 mL 经沸水浴处理后的无菌营养肉汤、表皮葡萄球菌和金黄色葡萄球菌营养肉汤培养物上清液加满孔①、孔②和孔③。

(4) 将载玻片置 37℃温箱孵育 3 h，观察结果。

结果

营养肉汤孔①和表皮葡萄球菌孔②：孔外均未见粉红色圈，为耐热核酸酶试验阴性；金黄色葡萄球菌孔③：孔外见粉红色圈形成，为耐热核酸酶试验阳性。

五、血清学试验(琼脂扩散试验)

金黄色葡萄球菌产生的肠毒素与肠毒素抗血清在琼脂板上相遇结合后可形成白色沉淀线。

材料

1. 菌种 表皮葡萄球菌和金黄色葡萄球菌营养肉汤 18 ~ 24 h 培养物。

2. 培养基 10 g/L 盐水琼脂。

3. 试剂 葡萄球菌肠毒素抗血清、葡萄球菌肠毒素标准品。

4. 器材 打孔器、无菌吸管、酒精灯、记号笔。

方法

(1) 将融化的盐水琼脂 3 mL 倾注载玻片，待琼脂凝固后在载破片中央打 1 个孔径 2 ~ 5mm 的小孔，在孔的四周打 4 个小孔，分别用记号笔标记①、②、③、④孔。

(2) 用沸水浴 3min 加热处理无菌营养肉汤、表皮葡萄球菌和金黄色葡萄球菌营养肉汤培养物上清液。

(3) 用无菌吸管吸取葡萄球菌肠毒素抗血清加满中央的小孔，分别取经沸水浴处理后的无菌营养肉汤、表皮葡萄球菌和金黄色葡萄球菌营养肉汤培养物上清液加满孔①、孔②和孔③，取葡萄球菌肠毒素标准品加满孔④。

(4) 将载玻片放入湿盒中 35℃温箱孵育 24 h，观察结果。

结果

营养肉汤孔①和表皮葡萄球菌孔②与中央孔之间均未见白色沉淀线，为葡萄球菌肠毒素体外试验阴性结果；金黄色葡萄球菌孔③和葡萄球菌肠毒素标准品孔④与中央孔之间均见白色沉淀线形成，为葡萄球菌肠毒素体外试验阳性结果。

六、动物试验(检测葡萄球菌肠毒素)

金黄色葡萄球菌产生的肠毒素是一种耐热性较强的蛋白质,通常经100℃处理30 min不被破坏,将其注入动物体内可引起食物中毒症状。

材料

1. 菌种　金黄色葡萄球菌和表皮葡萄球菌营养肉汤18 ~24 h培养物。

2. 试验动物　6 ~8周龄幼猫(2只)。

3. 试剂　75%乙醇,2.5%碘酒。

4. 器材　无菌滤菌器、无菌注射器。

方法

(1) 用沸水浴加热30 min加热处理金黄色葡萄球菌和表皮葡萄球菌营养肉汤培养物上清液,用无菌滤菌器滤过除菌上清液。

(2) 用标牌将2只幼猫分别标记为试验组和对照组,试验组幼猫局部皮肤消毒后,腹腔注射金黄色葡萄球菌滤过液2 mL,对照组幼猫腹腔注射表皮葡萄球菌滤过液2 mL。

(3) 常规饲养幼猫,15 min至24 h内观察幼猫情况。

结果

注射滤过液15 min至24 h内,试验组幼猫发生呕吐、腹泻、体温升高、畏寒体颤或死亡情况,为葡萄球菌肠毒素体内试验阳性;对照组幼猫未出现异常情况,为葡萄球菌肠毒素体内试验阴性。

(綦廷娜)

第二十章　链球菌属

链球菌属的细菌是一群革兰阳性链状排列的球菌，根据溶血性可分为甲、乙、丙型；根据需氧性可分为专性需氧链球菌、兼性厌氧链球菌、专性厌氧链球菌；根据多糖抗原(C抗原)特异性可分为20个群，其中A群链球菌是最常见病原性链球菌。

第一节　形态及染色性

材料

1. 菌种　甲型溶血性链球菌、乙型溶血性链球菌肉汤18～24 h培养物。

2. 试剂　革兰染色液、无菌生理盐水。

3. 器材　接种环、载玻片、酒精灯。

方法

取载玻片一张，用接种环取适量甲型、乙型溶血性链球菌菌种进行细菌涂片制作，革兰染色后镜检。

结果

甲型溶血性链球菌、乙型溶血性链球菌均被染为紫色，球形、呈链状排列。

第二节　生长特性

材料

1. 菌种　甲型溶血性链球菌、乙型溶血性链球菌、丙型链球菌、肺炎链球菌血清肉汤18～24 h培养物。

2. 培养基　血琼脂培养基平板。

3. 器材　接种环、酒精灯、记号笔。

方法

(1) 用记号笔在4个血琼脂平板背面玻璃上分别标记甲型溶血性链球菌、乙型溶血性链球菌、丙型链球菌、肺炎链球菌字样。

(2) 观察并用接种环分别取甲型溶血性链球菌、乙型溶血性链球菌、丙型链球菌、肺炎链球菌的血清肉汤培养物，划线接种于有相应标记的血琼脂平板上。

(3) 将各培养基放置于普通温箱内37℃培养24 h后，观察细菌的生长现象。

结果

(1) 各型链球菌在血清肉汤培养基中均形成沉淀生长现象。

(2) 链球菌在血琼脂平板上生长后出现灰白色、圆形凸起、表面光滑、边缘整齐、直径0.5～0.7 mm的细小菌落，菌落周围形成不同的溶血情况：甲型链球菌菌落周围形成草绿色溶血环（α 溶血或不完全溶血）；乙型链球菌菌落周围形成透明溶血环（β 溶血或完全溶血）（彩图 20-1）；丙型链球菌菌落周围无溶血环。

（3）肺炎链球菌在血琼脂平板上形成的菌落与甲型链球菌相似。

第三节　病原性链球菌的鉴定

自然界中大部分链球菌是非病原性的腐生菌及人体正常菌群。引起人类疾病的病原性链球菌主要是乙型溶血性链球菌或 A 群链球菌。通常可通过观察链球菌在血琼脂平板上的溶血性、生化反应、动物试验等方法进行病原性链球菌的鉴定。

一、生长特性

参照第二十章第一节、第二节内容进行试验并观察结果。A 群链球菌通常在血琼脂平板上形成 β 溶血现象，甲型溶血性链球菌和肺炎链球菌在血琼脂平板上均可形成 α 溶血现象。

二、生化反应

材料

1. 菌种　甲型溶血性链球菌、乙型溶血性链球菌、丙型链球菌、肺炎链球菌血清肉汤及血琼脂平板 18～24 h 培养物。

2. 培养基　血琼脂平板、菊糖发酵管。

3. 试剂　杆菌肽纸片（0.04 U/片）、Optochin 纸片（5 μg/片）、100 g/L 去氧胆酸钠、无菌生理盐水、疑似风湿热患者血清（1∶200 稀释，经 56℃水浴 30 min 灭活）、致活链球菌溶血素 O（SLO）、1% 兔红细胞悬液、磷酸盐缓冲液（PBS，pH 6.5）。

4. 器材　接种环、无菌吸管、无菌注射器、酒精灯、记号笔。

5. 试验动物　小白鼠。

（一）杆菌肽敏感试验

乙型溶血性链球菌对杆菌肽几乎 100% 敏感，而其他链球菌对杆菌肽通常耐药，故本试验可鉴别乙型溶血性链球菌与其他链球菌。

1. 方法

（1）取两块血琼脂平板，在其背面玻璃上分别标记甲型溶血性链球菌、乙型溶血性链球菌字样。

（2）用无菌棉签分别蘸取甲型溶血性链球菌和乙型溶血性链球菌血清肉汤培养物，密集均匀涂布于相应标记的血琼脂平板上。

（3）取杆菌肽纸片分别贴于两块种有细菌的血琼脂平板上。

（4）将血琼脂平板置 35℃温箱孵育 18～24 h 后观察结果。

2. 结果　乙型溶血性链球菌在杆菌肽纸片周围出现明显抑菌环，直径≥10mm，为杆菌肽敏感试验阳性；甲型溶血性链球菌在杆菌肽纸片周围出现的抑菌环<10mm，为杆菌肽敏感试验阴性（对杆菌肽耐受）。

（二）Optochin 敏感试验

Optochin(乙基氢化羟基奎宁)能干扰肺炎链球菌叶酸的合成从而抑制该菌生长,故肺炎链球菌对 Optochin 敏感。其他链球菌对其耐药。

1. 材料与方法

（1）取两块血琼脂平板,在其背面玻璃上分别标记甲型溶血性链球菌、肺炎链球菌字样。

（2）用无菌棉签分别蘸取甲型溶血性链球菌和肺炎链球菌血清肉汤培养物,密集均匀涂布于相应标记的血琼脂平板上。

（3）取 Optochin 纸片分别贴于两块种有细菌的血琼脂平板上。

（4）将血琼脂平板置 35℃温箱孵育 18 ~24 h 后观察结果。

2. 结果 肺炎链球菌在 Optochin 纸片周围出现明显抑菌环,直径≥14mm,为 Optochin 敏感试验阳性;甲型溶血性链球菌在杆菌肽纸片周围出现的抑菌环<14mm,为 Optochin 敏感试验阴性。

（三）胆汁溶菌试验

胆汁或胆盐能活化肺炎链球菌的自溶酶,促进细菌细胞膜破损或菌体裂解自溶。故本试验可用于鉴别肺炎链球菌与甲型溶血性链球菌。

1. 材料与方法(试管法)

（1）取两支无菌试管,分别标记甲型溶血性链球菌、肺炎链球菌字样。

（2）用无菌吸管分别吸取甲型溶血性链球菌、肺炎链球菌血清肉汤培养物 1 mL 至相应标记的试管中。

（3）分别在 2 支试管中加入 100 g/L 的去氧胆酸钠 0. 1 mL,摇匀后置 37℃水浴 30 min 后观察结果。

2. 结果 肺炎链球菌营养肉汤培养物与去氧胆酸钠溶液反应后由混浊变澄清,为胆汁溶菌试验阳性;甲型溶血性链球菌与去氧胆酸钠溶液反应后仍混浊,为胆汁溶菌试验阴性。

（四）菊糖发酵试验

肺炎链球菌能发酵菊糖产酸,导致培养基 pH 降低,使溴甲酚紫由紫色变为黄色。甲型溶血性链球菌不能发酵菊糖产酸,溴甲酚紫仍为紫色。故本试验可用于鉴别肺炎链球菌与甲型溶血性链球菌。

1. 材料与方法

（1）取两支菊糖发酵管,分别标记甲型溶血性链球菌、肺炎链球菌字样。

（2）用接种环分别挑取甲型溶血性链球菌和肺炎链球菌血琼脂平板上单个菌落接种至相应标记的试管中。

（3）将试管置于 35℃温箱中孵育 18 ~24 h 后观察结果。

2. 结果 肺炎链球菌菊糖发酵管培养基由紫色变为黄色,为菊糖分解试验阳性;甲型溶血性链球菌菊糖发酵管培养基为紫色,为菊糖分解试验阴性。

（五）链球菌溶素 O 试验

Antistreptolysin O test,ASO test 简称抗 O 试验。A 群链球菌产生的溶血素 O(SLO)是一

种含-SH基的蛋白质毒素,能溶解红细胞。不耐热,易被氧化而失去溶血能力。加入还原剂则可使其恢复溶血能力。同时其抗原性很强。A群链球菌感染人体2~3周后,85%~90%血清中出现相应链球菌溶素O抗体(ASO),这种抗体能中和SLO,使之失去溶血能力。本试验原理为毒素与抗毒素中和试验。

1. 材料与方法

(1) 取6支清洁试管,用记号笔按表20-1所示方法分别作好标记。

表20-1 抗链球菌溶血素O试验的操作步骤

试剂与方法	编号					
	1	2	3	4	5	6
PBS(mL)	0	0.5	0.5	0.5	0.5	0.75
1∶200稀释患者血清(mL)	0.5	0.5	0.5	0.5	0	0
血清稀释度	1∶200	1∶400	1∶800	1∶1600	弃0.5	0
致活SLO(mL)	0.25	0.25	0.25	0.25	0.25	0
混匀,37℃水浴15 min						
1%兔红细胞(mL)	0.25	0.25	0.25	0.25	0.25	0.25
总体积(mL)	1.0	1.0	1.0	1.0	1.0	1.0
混匀,37℃水浴15 min						

(2) 用清洁吸管分别取PBS、1∶200稀释的患者血清、致活溶血素、兔红细胞,按表20-1所示方法分别加于各试管内,摇动试管使内容物充分混匀。

(3) 将各试管放置于37℃水浴箱内,15 min后取出观察结果。

2. 结果 对光观察各管内溶血现象及其程度,以完全不溶血的血清最高稀释度为该血清的ASO效价,风湿热患者血清中ASO效价大多在1∶250左右,ASO效价≥1∶400有助于辅助诊断活动性风湿热。若取出的试管不易观察是否发生了溶血情况,可将其进行1500 r/min离心3 min后再观察。

(六) 毒力试验

小鼠对肺炎链球菌高度易感,少量具有毒力的肺炎链球菌即可引起小鼠感染致死亡。甲型溶血性链球菌感染的小鼠一般不死亡。

1. 材料与方法

(1) 分别将肺炎链球菌和甲型溶血性链球菌血清肉汤培养物配制成1×10^{9} CFU/mL菌液。

(2) 用标牌将2只小鼠分别标记为试验组和对照组,试验组小鼠腹部局部皮肤消毒后,腹腔内注射肺炎链球菌0.5 mL,对照组小鼠腹腔内注射甲型溶血性链球菌0.5 mL。

(3) 常规饲养小鼠1~2天,观察结果。

2. 结果 注射肺炎链球菌实验组小鼠在1~2天内发病和死亡,动物试验阳性;注射甲型溶血性链球菌对照组小鼠未出现异常情况,为动物试验阴性。

(七) 马尿酸水解试验

本试验主要用于B群链球菌鉴定。请参考第四章第三节第四点内容。

(綦廷娜)

第二十一章　奈瑟菌属

奈瑟菌属的细菌是一群革兰阴性双球菌，淋病奈瑟菌与脑膜炎奈瑟菌是常见引起人类感染的病原菌。

第一节　形态及染色性

材料

1. 检样　疑似脑膜炎患者的脑脊液、疑似淋病患者的尿道脓性分泌物。

2. 试剂　革兰染色液。

3. 器材　接种环、载玻片、酒精灯。

方法

取载玻片一张，用接种环取疑似淋病患者的尿道脓性分泌物或疑似脑膜炎患者的脑脊液离心沉渣，进行涂片和革兰染色后镜检。

结果

在中性粒细胞的胞质内或细胞旁，可见成双排列的肾形或圆球形革兰阴性球菌。

第二节　生长特性

材料

1. 检样　疑似急性淋病患者的尿道脓性分泌物或脑膜炎患者脑脊液标本。

2. 培养基　Thayer-Martin 培养基或巧克力色血琼脂培养基平板。

3. 器材　接种环、酒精灯、二氧化碳恒温培养箱。

方法

(1) 取急性淋病患者的尿道脓性分泌物或脑膜炎患者的脑脊液离心沉渣。

(2) 分离划线法接种于预温至 37℃ 的琼脂平板上，立即置于含 5% 二氧化碳空气的恒温培养箱内。

(3) 在 37℃ 条件下培养 24 ~ 48 h 后，观察奈瑟菌的生长现象。

结果

淋病奈瑟菌与脑膜炎奈瑟菌的菌落呈圆形、凸起、湿润、表面光滑、灰白色、半透明，直径为 0.5 ~ 1.0 mm。

第三节　病原性奈瑟菌的鉴定

淋病奈瑟菌与脑膜炎奈瑟菌的生化反应结果不同，可通过生化反应对两者进行鉴别。

材料

1. 菌种 淋病奈瑟菌、脑膜炎奈瑟菌的纯培养物。

2. 培养基 发酵管(分别含葡萄糖、麦芽糖、蔗糖)、硝酸盐培养基。

3. 试剂 3% H_2O_2 溶液、氧化酶试剂(10 g/L 盐酸二甲苯对苯二胺试剂)、硝酸盐还原试剂。

4. 器材 接种针、接种环、酒精灯、二氧化碳恒温培养箱。

方法

1. 糖发酵试验 将淋病奈瑟菌、脑膜炎奈瑟菌分别接种于葡萄糖、麦芽糖和蔗糖发酵管中,置二氧化碳恒温培养箱内 37℃ 培养 18 ~ 24 h。培养基由紫色变为黄色为阳性,仍为紫色为阴性。

2. 触酶试验 用接种环挑取奈瑟菌置于洁净载玻片上,滴加 3% H_2O_2 溶液 1 ~ 2 滴,立即观察结果。若产生大量气泡,为触酶试验阳性;反之为阴性。

3. 氧化酶试验 用毛细滴管吸取氧化酶试剂,将试剂直接滴于菌落上,若菌落在 10 ~ 15 s 内变为红色,并保持红色 30 s 以上者,为氧化酶试验阳性;不变色为阴性。

结果

淋病奈瑟菌与脑膜炎奈瑟菌的生化反应结果见表 21-1。

表 21-1 两种奈瑟菌生化反应鉴别简表

生化反应	葡萄糖	麦芽糖	乳糖	触酶	氧化酶
淋病奈瑟菌	+	−	−	+	+
脑膜炎奈瑟菌	+	+	−	+*	+

注:* 大多菌株阳性反应

(綦廷娜)

第二十二章　病原性球菌感染的检查

根据各种病原性球菌的生物学特性不同，通过直接涂片镜检、分离培养、生化反应及血清学试验等方法，可从标本中分离鉴定病原性球菌。其不仅可向临床提供化脓性感染的病原学诊断依据，而且还可进行病原菌的药物敏感试验，为抗生素的选择提供参考。

材料

1. 检样　无菌操作采集的脓液标本、血液标本、脑脊液标本、痰标本、咽喉分泌物标本。

2. 培养基　血琼脂培养基平板、巧克力色血琼脂培养基平板、肉汤培养基、各种类型的生化反应管。

3. 试剂与器材　革兰染色液、细菌鉴定与诊断血清、酒精灯、接种环、恒温培养箱。

方法

1. 标本采集与处理

(1) 脓标本：用无菌棉签取患者病灶深部的少许脓液，置于无菌试管内立即送检。

(2) 痰标本：患者咳出支气管深部的痰液，置无菌容器内立即送检。

(3) 咽喉部分泌物标本：用无菌棉签取患者咽喉部分泌物，置无菌试管内立即送检。

(4) 血标本：无菌操作采集患者的静脉血液 5～10 mL，直接注入 50～100 mL 肉汤培养基内，摇匀后立即送检。

(5) 脑脊液标本：行腰椎穿刺取脑脊液 2～3 mL，置无菌试管内立即送检。

2. 检查程序　根据检查的要求和目的，按图 22-1 所示的步骤进行实验。

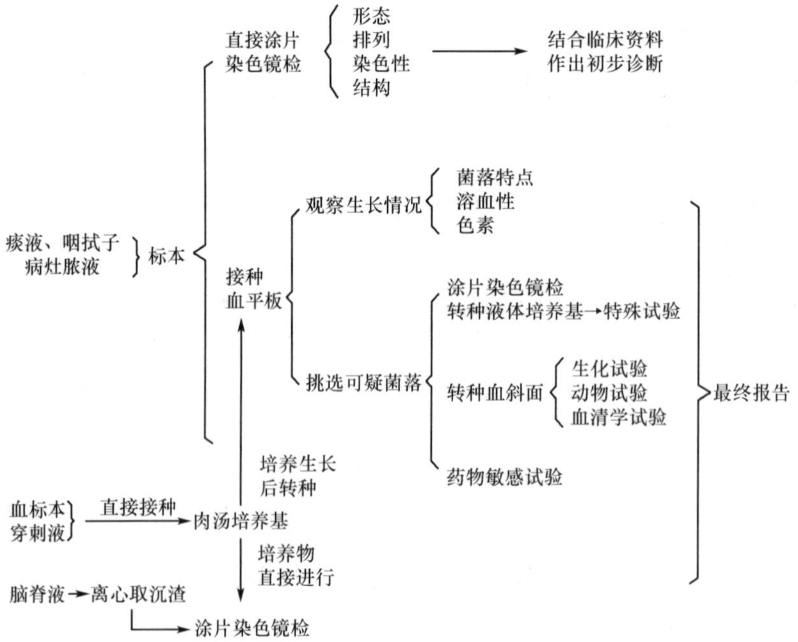

图 22-1　细菌标本检查程序

注意事项

(1) 上述的实验程序只表明病原性球菌的一般检查原则,在实际工作中,应根据临床提供的初步诊断进行具体的检查。

(2) 疑为菌血症的患者,一般应在发病初期或体温上升期采血;原则上在未使用抗生素前采血,对已使用抗生素治疗的患者可在下次给药前采血。

(3) 疑为淋病或流脑患者,标本送检时要注意保温。应选用巧克力色血琼脂培养基平板进行培养,所用的培养基要提前放入培养箱内预热。培养时应提供5%~10% CO_2 气体条件。

(4) 根据脓液标本的情况,必要时应考虑厌氧性细菌或细菌L型的感染与检查。

结果

参照本书第十九章至第二十一章试验内容观察检查结果。

(綦廷娜)

第二十三章　埃希菌属

埃希菌属有6个种，其中大肠埃希菌是临床最常见的菌种。大肠埃希菌是人和动物肠道的正常菌群，若侵入肠道外组织器官，可成为机会致病菌，引起肠道外感染；某些血清型的大肠埃希菌是致病菌，可引起肠道感染等疾病。在环境卫生和食品卫生学中，大肠埃希菌常被用作粪便污染的卫生学检测指标。

第一节　形态与生长特性

材料

1. 菌种　大肠埃希菌营养琼脂斜面18～24 h培养物。

2. 培养基　营养琼脂平板、SS琼脂平板。

3. 试剂与器材　革兰染色液、载玻片、接种环、恒温培养箱。

方法

(1) 以无菌操作技术用接种环刮取大肠埃希菌营养琼脂斜面培养物少许，制作涂片，进行革兰染色，镜下观察其形态、染色性。

(2) 取大肠埃希菌营养琼脂斜面培养物，以划线分离法分别接种于营养琼脂平板、SS琼脂平板，置温箱内37℃培养18～24 h，观察结果。

结果

大肠埃希菌为分散排列、革兰阴性小杆菌(彩图23-1)；在营养琼脂平板上形成直径2～3 mm圆形凸起、灰白色的光滑型菌落；在SS琼脂平板上形成圆形、扁平、边缘整齐、表面光滑、湿润的鲜桃红色或微红色菌落。

第二节　生化反应

材料

1. 菌种　大肠埃希菌营养琼脂斜面18～24 h培养物。

2. 培养基　糖发酵管(分别含葡萄糖、乳糖、麦芽糖、甘露醇、蔗糖)、双糖铁培养基、葡萄糖蛋白胨水培养基、蛋白胨水培养基、枸橼酸盐培养基。

3. 试剂与器材　甲基红试剂、VP试剂、吲哚试剂、接种针、恒温培养箱。

方法

(1) 以无菌操作法取大肠埃希菌的斜面培养物分别接种于葡萄糖、乳糖、麦芽糖、甘露醇、蔗糖发酵管、双糖铁培养基、枸橼酸盐培养基，置温箱内37℃培养18～24 h，观察结果。

(2) 取大肠埃希菌的斜面培养物分别接种于葡萄糖蛋白胨水和蛋白胨水培养基进行甲基红试验、VP试验和吲哚试验(参见第四章)。

结果

大肠埃希菌的生化反应结果见表23-1。

表 23-1　大肠埃希菌生化试验结果

菌种名称	糖发酵试验					吲哚试验	甲基红试验	VP试验	枸橼酸盐试验	双糖铁培养基			
	葡萄糖	乳糖	麦芽糖	甘露醇	蔗糖					上层	下层	产生 H_2S	动力
大肠埃希菌	⊕	⊕	⊕	⊕	⊕	+	+	−	−	⊕	⊕	−	+

注："+"表示阳性或发酵糖类产酸；"⊕"表示发酵糖类产酸产气；"−"表示阴性或不发酵糖类

（陈峥宏）

第二十四章　志贺菌属

志贺菌属是引起细菌性痢疾的病原菌，为革兰阴性杆菌，无鞭毛、有菌毛，除宋内志贺菌个别菌株迟缓发酵乳糖外，均不发酵乳糖。根据其生化反应及抗原性不同可分为四群：A群（痢疾志贺菌）、B群（福氏志贺菌）、C群（鲍氏志贺菌）和D群（宋内志贺菌）。

第一节　形态与生长特性

材料

1. 菌种　痢疾志贺菌营养琼脂斜面18～24 h培养物。

2. 培养基　营养琼脂平板、中国蓝平板、SS平板及EMB平板。

3. 试剂与器材　革兰染色液、载玻片、接种环、恒温培养箱。

方法

（1）无菌操作法用接种环刮取痢疾志贺菌营养琼脂斜面培养物少许，制作涂片，进行革兰染色，镜下观察其形态、染色性。

（2）取痢疾志贺菌营养琼脂斜面培养物，以划线分离法分别接种于营养琼脂平板、麦康凯平板、SS平板及EMB平板，置温箱内37℃培养18～24 h，观察结果。

结果

痢疾志贺菌为分散排列、革兰阴性小杆菌；在营养琼脂平板上形成直径约2 mm圆形凸起、半透明的光滑型菌落；在麦康凯、SS平板及EMB平板上形成圆形、湿润、边缘整齐、中等大小的无色半透明菌落。除宋内志贺菌易形成粗糙菌落外，均为光滑菌落。

第二节　生化反应

材料

1. 菌种　痢疾志贺菌、福氏志贺菌、宋内志贺菌、鲍氏志贺菌的营养琼脂斜面18～24 h培养物。

2. 培养基　微量生化反应管（分别含乳糖、甘露醇、棉子糖、甘油和鸟氨酸）、双糖铁培养基、蛋白胨水培养基。

3. 试剂与器材　吲哚试剂、ONPG溶液、接种针、恒温培养箱。

方法

（1）将各菌种18～24 h斜面培养物分别接种于甘露糖、棉子糖、甘油和鸟氨酸微量生化反应管、枸橼酸盐培养基及双糖铁培养基，置温箱内37℃培养18～24 h，观察结果。

（2）将各菌种18～24 h斜面培养物分别接种于蛋白胨水培养基进行吲哚试验（参见第四章）。

(3) 将各菌种斜面培养物分别接种于 ONPG 培养基,置温箱内 37℃培养 18 ~ 24 h,制备菌悬液进行 ONPG 试验(参见第四章)。

结果

志贺菌属生化反应结果见表 24-1。

表 24-1　志贺菌属生化反应结果

菌种		痢疾志贺菌	福氏志贺菌	鲍氏志贺菌	宋内志贺菌
双糖铁	上层(乳糖)	–	–	–	–
	下层(葡萄糖)	+	+*	+*	+
	动力	–	–	–	–
	H_2S	–	–	–	–
甘露糖		–	+	+	+
乳糖		–	–	–	$+^L$
棉子糖		–	D	–	$+^L$
甘油		$+^L$	–	$+^L$	d
鸟氨酸脱羧酶		–	–	–	+
吲哚		D&	D&	D&	–
枸橼酸盐		–	–	–	–

注:“$+^L$”为缓慢阳性反应(超过 24 小时);“d”为 26% ~ 75% 菌株阳性;“D”为在不同分类单位中呈不同反应;“&”痢疾志贺菌 1、福氏志贺菌 6 和宋内志贺菌从不产生吲哚,而痢疾志贺菌 2 的菌株常常产生吲哚;“ * ”为福氏志贺菌血清 6 型、鲍氏志贺菌血清 13、14 型产气

(陈峥宏)

第二十五章　沙门菌属

沙门菌属是一大群生化反应、抗原构造相似的革兰阴性杆菌，对人致病的主要有伤寒沙门菌、甲型副伤寒沙门菌、乙型副伤寒沙门菌、丙型副伤寒沙门菌、肠炎沙门菌、鼠伤寒沙门菌、猪霍乱沙门菌等，引起人类肠热症、食物中毒和败血症，主要依据生化反应和血清学方法进行沙门菌的分类鉴定及沙门菌感染的微生物学诊断。

第一节　形态、培养和生化反应

材料

1. 菌种　伤寒沙门菌和甲型副伤寒沙门菌琼脂斜面培养物。

2. 培养基　麦康凯琼脂平板、SS 琼脂平板、营养琼脂平板、沙门菌增菌肉汤、蛋白胨水培养基、双糖铁斜面、葡萄糖蛋白胨水培养基、枸橼酸盐琼脂斜面、氰化钾(KCN)培养基。

3. 微量生化鉴定管　丙二酸盐、乳糖、甘露糖、赖氨酸微量生化鉴定管。

4. 试剂　革兰染色液、鞭毛染色液、甲基红试剂、吲哚试剂、VP 试剂。

5. 器材　载玻片、接种环、酒精灯、恒温培养箱。

方法

(1) 取伤寒沙门菌和甲型副伤寒沙门菌琼脂斜面培养物分别经革兰染色和鞭毛染色(参见第二章)后于显微镜油镜下观察。

(2) 无菌操作取伤寒沙门菌、甲型副伤寒沙门菌斜面培养物，分别接种于营养琼脂平板、麦康凯琼脂平板、SS 琼脂平板、双糖铁斜面、枸橼酸盐琼脂斜面、氰化钾(KCN)培养基，置 37℃培养箱中培养 18～24 h，观察结果。

(3) 伤寒沙门菌、甲型副伤寒沙门菌斜面培养物，分别接种于蛋白胨水培养基、葡萄糖蛋白胨水培养基，置 37℃培养箱中培养 24 h，分别进行吲哚试验、甲基红试验和 VP 试验(参见第四章)。

结果

沙门菌为革兰阴性杆菌，在营养琼脂平板上形成圆形、光滑、湿润、无色半透明的边缘整齐的菌落；在麦康凯琼脂平板上形成无色透明或半透明的菌落；部分菌株在 SS 琼脂平板上形成中心黑色的菌落。结果见表 25-1、表 25-2。

表 25-1　伤寒沙门菌和甲型副伤寒沙门菌主要生化反应结果

菌种名称	糖发酵试验					吲哚	甲基红	VP	枸橼酸盐	H_2S(双糖铁)	脲酶	KCN 生长
	葡萄糖	乳糖	卫矛醇	甘露糖	阿拉伯糖							
伤寒沙门菌	+	−	−	+	−	−	+	−	−	+	−	−
甲型副伤寒沙门菌	⊕	−	+	+	+	−	+	−	−	−	−	−

注：+为阳性反应；⊕为产酸产气；−为阴性反应

表 25-2　沙门菌简易生化定属表

反应	H_2S	脲酶	KCN 生长	吲哚	赖氨酸脱羧酶	甘露糖	VP
Ⅰ	+	-	-	-	+	+	
Ⅱ	-	-	-	-	+		-

注：沙门菌简易生化定属表，具备反应类型Ⅰ或Ⅱ可定为沙门菌属

第二节　血清型鉴定

材料

1. 菌种　伤寒沙门菌和甲型副伤寒沙门菌琼脂斜面培养物。

2. 试剂　沙门菌 A～F 多价 O 血清、单价 O 因子血清、第一相 H 因子血清和第二相 H 因子血清。

3. 器材　载玻片、接种环、酒精灯。

方法

玻片凝集试验：用接种环取 1～2 环诊断血清于洁净玻片上，取少量被检菌苔与血清混匀，轻微摇动玻片，肉眼观察，1 min 内呈明显凝集者为阳性，呈均匀浑浊者为阴性，试验以生理盐水代替血清作为对照，对照应为均匀浑浊。首先用 A～F 多价 O 血清初步鉴定，再用单价 O 因子血清鉴定到群（A、B、C、D、E 或 F），然后用第一相（特异相）H 因子血清定型，最后以第二相（非特异相）H 因子血清辅助定型。

注意事项

若细菌生化反应符合沙门菌，而 A～F 多价 O 血清与细菌不产生凝集现象，需考虑是否有表面抗原（Vi）存在，应加热或传代去除 Vi 抗原后再进行 A～F 多价 O 血清凝集试验。

结果

伤寒沙门菌和甲型副伤寒沙门菌均与多价 O 血清发生凝集；伤寒沙门菌与 O9 因子血清及 H1d 血清凝集，甲型副伤寒沙门菌与 O2 因子血清及 H1a 和 H2(1,5)凝集。

第三节　肠热症的血清学诊断（肥达试验）

材料

1. 样本　疑为肠热症患者血清，以生理盐水稀释 10 倍。

2. 诊断抗原　伤寒沙门菌 H、O 抗原，甲型和乙型副伤寒沙门菌 H 抗原。

3. 器材　生理盐水、试管（12 mm×120 mm），吸管（5 mL、1 mL）。

方法

（1）取清洁小试管 32 支，分成 4 排排列，每排 8 支，依次作好标记并编号（具体标记何种抗原）。

（2）用吸管吸取生理盐水至试管内，每管 0.5 mL。

（3）用吸管在每一排第 1 管内各加入 0.5 mL 以生理盐水稀释 10 倍的患者血清，吹吸混匀，吸取 0.5 mL 加入到第一排第 2 管。同样方法作对倍稀释，依次稀释至第 7 管，并弃去

0. 5 mL,第 8 管不加血清,为对照管。(同样也可用大试管先将血清作对倍稀释后,再分别装入各排小试管内)。

(4) 加抗原,从第 8 号管(对照管)开始,从后向前,在第 1 排各管中加入 0. 5 mL 伤寒 H 菌液;在第 2 排各管加入 0. 5 mL 伤寒 O 菌液;在第 3 排各管中加入 0. 5 mL 甲型副伤寒沙门菌 H 菌液;在第 4 排各管中加入 0. 5 mL 乙型副伤寒沙门菌 H 菌液。具体操作方法步骤见表 25-3。

表 25-3 肥达试验操作方法

试管	1	2	3	4	5	6	7	8
生理盐水(mL)	0. 5	0. 5	0. 5	0. 5	0. 5	0. 5	0. 5	0. 5
1/10 患者血清(mL)	0. 5 ↗	0. 5 ↗	0. 5 ↗	0. 5 ↗	0. 5 ↗	0. 5 ↗	0. 5 } →弃 0. 5	
菌液(mL)	0. 5	0. 5	0. 5	0. 5	0. 5	0. 5	0. 5	0. 5
血清最终稀释度	1/40	1/80	1/160	1/320	1/640	1/1280	1/2560	-

(5) 加完菌液后,振荡试管架,使之混匀,再置于 52℃水浴箱 2 ~4 h,取出于室温过夜,次日观察结果。

注意事项

在观察结果时,先观察对照管,各对照管均应不发生凝集,再依次观察试验管。

结果

观察对照管及各试验管凝集现象,判断凝集程度,以"+"表示。

(1) "++++"为最强,液体澄清,细菌完全凝集沉淀于试管底部。

(2) "+++"为强,液体轻度混浊,细菌大部分凝集沉淀于试管底部。

(3) "++"为中强,液体半混浊,细菌部分凝集沉淀于底部。

(4) "+"为弱,液体混浊,细菌少部分凝集沉淀于底部。

(5) "-"为不凝集,液体呈乳状,与对照管相同。

以凝集呈"++"反应的血清最高稀释度为该待检血清凝集效价。

(陈峥宏)

第二十六章　肠道杆菌感染的检查

第一节　粪便标本的细菌学检查

肠道中有多种细菌寄生，包括大量的厌氧菌和大肠埃希菌、肠杆菌、变形杆菌、粪产碱杆菌等，本章主要介绍粪便标本中病原性肠道杆菌的检查。根据肠道杆菌的生物学特性，通过选择分离培养、生化反应以及血清学试验等方法，可从感染者的粪便标本中分离鉴定病原性肠道杆菌。

材料

1. 标本　无菌采集的粪便标本。

2. 培养基与试剂　SS琼脂平板、中国蓝琼脂平板、双糖铁半固体培养基、生化反应管、病原性肠道杆菌鉴定或诊断血清。

3. 器材　恒温培养箱、记号笔、接种环、酒精灯。

方法

1. 标本的采集

(1) 在患者急性期与使用抗生素之前，采集粪便或肛拭子标本。

(2) 注意采集病变明显部位的粪便，如采集菌痢患者的黏液与脓血便。

(3) 标本立即送检或保存于30%的甘油盐水缓冲液中尽快送检。

2. 实验程序

(1) 分离培养：分别以划线接种法将粪便标本接种于SS琼脂平板和中国蓝琼脂平板上，在培养箱内37℃培养18～24 h，观察细菌生长现象。

(2) 生化鉴定：选取可疑病原菌的菌落转种至半固体双糖铁培养基，在培养箱内37℃培养18～24 h，观察生长现象，初步判断该菌的菌属。将初步鉴定的菌种分别转种至多种生化反应管，培养后观察细菌的生长现象，进一步判断该菌的菌属及菌种。

(3) 血清学鉴定：用特异性诊断血清与分离菌做玻片凝集试验或试管凝集试验来鉴定与分型。

结果

分离培养

(1) SS平板：可见2种颜色的菌落，红色菌落较大，为非致病菌的菌落；无色或淡黄色菌落较小，透明或半透明，为可疑病原菌的菌落。

(2) 中国蓝平板：可见2种颜色的菌落，蓝色菌落较大，不透明，为非致病菌的菌落；淡红色菌落较小，透明或半透明，为可疑病原菌的菌落。

根据表26-1和表26-2的内容，分析与判定常见肠道致病菌的菌属及菌种。

表 26-1 可疑菌的半固体双糖铁培养基生长现象的结果判定

葡萄糖	乳糖	动力	H_2S	脲酶	结果判定
⊕	+	+	-	-	通常为非病原性肠道杆菌
⊕	+	-	-	-	通常为非病原性肠道杆菌
⊕	-	+	+	+	普通变形杆菌
+	-	-	-	-	志贺菌
+	-	+	+	-	伤寒沙门菌
⊕	-	+	-	-	甲、乙型副伤寒沙门菌

注:"+"表示阳性或发酵糖类产酸,"⊕"表示发酵糖类产酸产气,"-"表示阴性或不发酵糖类

表 26-2 常见肠道杆菌主要生化反应结果简表

菌种	H_2S	动力	葡萄糖	乳糖	甘露醇	吲哚	甲基红	VP	枸橼酸盐	脲酶	备注
大肠埃希菌	-	+	⊕	+	⊕	+	+	-	-	-	
产气杆菌	+	+	⊕	-	⊕	-	-	+	+	-	
肺炎克雷伯菌	-	-	⊕	-	⊕	-	-	+	+	-	
普通变形杆菌	+	+	⊕	-	-	-	+	-	-	+	迁徙生长
伤寒沙门菌	+	+	+	-	-	+	+	-	+	-	
甲型副伤寒沙门菌	-	+	⊕	-	⊕	-	+	-	+	-	木胶糖-
乙型副伤寒杆菌	+	+	⊕	-	⊕	-	+	-	+	-	木胶糖+
痢疾志贺菌	-	-	+	-	-	-	+	-	-	-	
福氏志贺菌	-	-	+	-	⊕	+	+	-	-	-	
宋内志贺菌	-	-	+	+	⊕	-	+	-	-	-	

注:"+"表示阳性或发酵糖类产酸,"⊕"表示发酵糖类产酸产气,"-"表示阴性或不发酵糖类

第二节 尿标本的定量培养法

正常人体的尿道前段有正常菌群寄生,来自肠道的某些细菌是尿道感染的常见致病菌。本章主要介绍尿标本中大肠埃希菌的定量培养法。

材料

1. 标本 待检者中段尿液,5 ~ 10 mL。

2. 培养基 血琼脂平板。

3. 器材 接种环、恒温培养箱、菌落计数器。

方法

用微量加样器吸取待检尿液 1 μL,加 99 μL 无菌生理盐水混匀后于血琼脂平板均匀涂布接种,置温箱内 37℃ 培养 18 ~ 24 h。

注意事项

(1) 采集中段尿时应严格无菌操作,取得标本后立即送检。

(2) 在使用抗生素前采集标本。

结果

计数平板的菌落数,计算每毫升尿液中细菌数。每毫升尿液中细菌数 = 菌落数×1000。当细菌数≥10^5 个/mL 时提示有尿路感染。

(陈峥宏)

第二十七章　厌氧芽胞梭菌

厌氧芽胞梭菌是一群革兰染色阳性的产芽胞大杆菌，不同细菌的芽胞形态与位置不同，有助于鉴定细菌。该菌培养要求不高，但需严格厌氧培养。其中的病原菌能产生强烈外毒素，引起严重疾病。

第一节　形态与生长特性

材料

1. 菌种　破伤风芽胞梭菌、产气荚膜梭菌的庖肉培养基培养物。

2. 培养基　庖肉培养基、血琼脂平板、石蕊牛乳培养基。

3. 试剂与器材　无菌毛细吸管、革兰染液、厌氧罐、厌氧试剂、恒温培养箱。

方法

(1) 用无菌毛细吸管在庖肉基的底部吸取少量破伤风梭菌培养物，接种于另一支无菌庖肉培养基，覆盖上液体石蜡，盖上胶塞后，置于温箱中37℃培养48 ~ 72 h；用无菌毛细吸管在庖肉基的底部吸取少量破伤风梭菌培养物，划线接种于血琼脂平板，放置于厌氧罐内，置于温箱中37℃培养48 ~ 72 h。

(2) 用无菌毛细吸管在庖肉基的底部吸取少量产气荚膜梭菌培养物，接种于另一支无菌庖肉培养基，覆盖上液体石蜡，盖上胶塞后，置于温箱中37℃培养48 ~ 72 h；用无菌毛细吸管在庖肉基的底部吸取少量产气荚膜梭菌培养物，划线接种于血琼脂平板，放置于厌氧罐内，置于温箱中37℃培养48 ~ 72 h。

(3) 无菌操作取破伤风芽胞梭菌及产气荚膜梭菌庖肉培养基培养物进行革兰染色，观察细菌的形态及染色性。

结果

(1) 破伤风芽胞梭菌在庖肉培养基内生长后，可见肉汤混浊，肉渣消化，微变黑，伴腐败性恶臭；血琼脂平板可见羽绒样扁平菌落及溶血现象。

(2) 产气荚膜梭菌在庖肉培养基内生长后，可见肉渣不消化，呈粉红色，产生气体；血琼脂平板可见双层溶血现象。

(3) 革兰染色可见，破伤风梭菌为革兰阳性细长杆菌，芽胞圆形、比菌体粗、位于菌体顶端，呈鼓槌状；产气荚膜梭菌为革兰阳性大杆菌，芽胞椭圆形，位于次级端，不及菌体粗。

第二节　产气荚膜梭菌的鉴定

材料

1. 菌种　产气荚膜梭菌庖肉培养基培养物。

2. 培养基 石蕊牛乳培养基、葡萄糖高层琼脂培养基、卵黄琼脂培养基。

3. 试剂与器材 无菌毛细吸管、厌氧罐、厌氧试剂、接种环、恒温培养箱。

方法

(1) 用无菌毛细吸管在庖肉基的底部吸取少量产气荚膜梭菌培养物,接种于牛乳培养基底部,于培养基表面加入一层已融化且冷却至 50 ~ 60℃ 的无菌凡士林(约 5mm 厚),置于温箱中 37℃ 培养 10 ~ 24 h,观察结果。

(2) 取葡萄糖高层琼脂培养基一管,加热融化并冷却至 48 ~ 50℃ 时,用无菌毛细吸管在庖肉基的底部吸取少量产气荚膜梭菌培养物 0. 1 mL,混匀后置于温箱中 37℃ 培养 10 ~ 24 h,观察结果。

(3) 用无菌毛细吸管在庖肉基的底部吸取少量产气荚膜梭菌培养物,划线接种于卵黄琼脂平板上,置于温箱中 37℃ 厌氧培养 18 ~ 24 h,观察结果。

结果

(1) 产气荚膜梭菌具有显著发酵糖的能力。在石蕊牛乳培养基中,迅速分解乳糖产酸,使酪蛋白凝固,并产生大量气体将凝固的酪蛋白冲散,此种强烈发酵现象称"汹涌发酵",往往在培养 6 h 即可出现,为本菌特点之一。

(2) 该菌也可分解葡萄糖产酸产气,在葡萄糖高层琼脂中培养,由于分解糖产生大量气体,可使琼脂断裂。

(3) 产气荚膜梭菌能产生卵磷脂酶,可分解卵黄中的卵磷脂,使菌落周围出现乳白色混浊带。

(王 菲)

第二十八章　无芽胞厌氧菌

无芽胞厌氧菌大多属于人体的正常菌群，可引起条件致病性的内源性感染。无芽胞厌氧菌种类繁多，包括革兰阳性球菌（消化球菌属）、革兰阳性杆菌（双歧杆菌）、革兰阴性球菌（韦荣球菌）和革兰阴性杆菌（脆弱类杆菌）。

第一节　形态与生长特性

材料

1. 菌种　脆弱类杆菌、消化球菌的庖肉基培养物。

2. 培养基　牛心脑浸液血琼脂平板。

3. 试剂与器材　接种环、酒精灯、革兰染色液、厌氧罐与厌氧试剂或厌氧培养箱、恒温培养箱。

方法

（1）从脆弱类杆菌、消化球菌庖肉基培养物中取菌液进行革兰染色，于显微镜下观察细菌的形态。

（2）从脆弱类杆菌、消化球菌庖肉基培养物中取菌液分别划线接种于牛心脑浸液血琼脂平板上，置于温箱内37℃培养24～48 h，观察生长现象与特点。

结果

1. 形态染色观察　脆弱类杆菌为革兰阴性杆菌，具有多形性，长短不一或呈丝状；消化球菌为革兰阳性球菌，圆形或卵圆形，多成双、成链状排列，少数散在不规则排列。

2. 生长特性与菌落观察　脆弱类杆菌菌落圆形微凸，半透明、灰白色、表面光滑湿润、边缘整齐，多数不溶血，少数菌株微溶血；消化球菌形成灰白色、不透明、边缘整齐、凸起的小菌落，不溶血。

第二节　无芽胞厌氧菌的分离与鉴定

材料

1. 标本　新鲜采集的疑为无芽胞厌氧菌感染标本。

2. 培养基　牛心脑浸液血琼脂平板、庖肉培养基。

3. 试剂与器材　接种环、酒精灯、革兰染色液、厌氧罐与厌氧试剂或厌氧培养箱、恒温培养箱。

方法

1. 革兰染色镜检　标本直接涂片革兰染色镜检，观察细菌的形态特征、染色性及菌量多少，以提供初步判断和分析分离培养的结果。

2. 分离培养　取标本划线接种于牛心脑浸液血琼脂平板上，37℃厌氧培养48 h后，观察平板上菌落生长情况，挑取平板上的不同菌落接种于牛心脑浸液血琼脂平板上，每种菌落各接种 2 块平板，分别在有氧和无氧条件下 37℃ 培养 48 h。有氧培养不生长，而无氧培养生长的细菌为专性厌氧菌，挑取菌落转种庖肉培养基进行增菌。

3. 生化反应 将增菌培养 48 h 的纯培养物分别接种于葡萄糖、乳糖、蛋白胨水培养基等进行生化试验，同时再次革兰染色，进行鉴定。

4. 快速鉴定方法 用气液相色谱检测细菌代谢终末产物，也可以用核酸杂交或 16SrRNA 序列分析等分子生物学方法进行快速、特异性诊断。

注意事项

（1）标本的采集必须注意避免污染正常菌群，采集的标本立即放入厌氧标本收集瓶中，立即送检。

（2）培养基应用新鲜配制或经过预还原处理的。

（3）无芽胞厌氧菌引起的感染常见混合感染，应根据检查结果综合判断。

结果

根据表 28-1 分析判断致病菌的种类。

表 28-1 无芽胞厌氧菌生化鉴定表

革兰染色镜检结果	临床常见的厌氧菌	生化反应				
		吲哚	葡萄糖	乳糖	脲酶	PyrA
革兰阳性球菌	大消化链球菌	−	−/w	−	−	+
	厌氧消化链球菌	−	+	−	−	−
	不解糖消化链球菌	+	−	−	−	−
		硝酸盐还原	葡萄糖	触酶		
革兰阴性球菌	韦荣球菌	+	−	v		
	埃氏巨球形菌	−	+	−		
		吲哚	触酶	硝酸盐还原	葡萄糖	
革兰阳性杆菌	丙酸杆菌	v	v	v	+	
	真杆菌	−	−	v	+	
	乳杆菌	−	−	−	+	
	动弯杆菌	−	−	−	v	
		吲哚	葡萄糖	蔗糖	触酶	七叶苷
革兰阴性杆菌	脆弱类杆菌	−	+	+	−	+
	卟啉单胞菌	+	−	−	v	−
	中间普雷沃菌	+	+	+	−	−

注：“+”大部分菌株呈阳性结果；“−”大部分菌株呈阴性结果；“w”弱阳性；“v”反应结果不确定

（王　菲）

第二十九章　螺　杆　菌

螺杆菌属是1989年新划分出来的一个新的菌属，该菌属的代表菌种为幽门螺杆菌。幽门螺杆菌是1983年从胃活检组织中分离培养出的一种新的病原菌，目前认为该菌与慢性胃炎、胃十二指肠溃疡、胃癌及胃黏膜相关B细胞淋巴瘤(MALT)的发生密切相关。

第一节　幽门螺杆菌形态与生长特性

材料

1. 标本　幽门螺杆菌培养物。

2. 培养基　7%哥伦比亚血琼脂平板。

3. 器材与试剂　接种环、厌氧罐、微需氧产气袋、添加剂(含5 mg/L多黏菌素B，10 mg/L二性霉素B，10 mg/L万古霉素)、革兰染液、生理盐水、恒温培养箱。

方法

(1) 取幽门螺杆菌菌株划线接种至7%哥伦比亚血琼脂平板(含5 mg/L多黏菌素，10 mg/L二性霉素B，10 mg/L万古霉素)，37℃微需氧条件(5% O_2、10% CO_2、85% N_2)培养2～3天。

(2) 挑取培养基上的菌落进行革兰染色，在显微镜下进行观察。

结果

(1) 经过培养，幽门螺杆菌在含7%绵羊血的哥伦比亚血琼脂平板呈现圆形、扁平、湿润、无色、半透明、针尖状小菌落。

(2) 幽门螺杆菌呈革兰染色阴性，细菌呈S形、弧形或海鸥形，散在或成簇排列。

第二节　幽门螺杆菌的鉴定

材料

1. 标本　幽门螺杆菌7%哥伦比亚血琼脂平板培养物。

2. 器材与试剂　接种环、尿素酶试纸、3% H_2O_2 溶液、氧化酶试剂、DNA提取试剂、16srRNA引物、PCR反应体系。

方法

1. 形态学鉴定　挑取平板上的培养物进行革兰染色。

2. 生化鉴定　①尿素酶试验：用接种环取一环幽门螺杆菌培养物，置于尿素酶试纸上，观察试纸颜色变化；②触酶试验：用接种环挑取幽门螺杆菌置于清洁玻片上，滴加3% H_2O_2 溶液1～2滴，立即观察结果；③氧化酶试验：取白色洁净滤纸蘸取菌落，滴加氧化酶试剂，或用毛细吸管吸取氧化酶试剂，直接将试剂滴于菌落上，观察菌落颜色变化。

3. 分子生物学鉴定 用DNA抽提试剂盒分别提取幽门螺杆菌的总DNA作为模板，并进行16srRNA基因的PCR扩增和琼脂糖凝胶电泳检测。

结果

1. 生化鉴定 尿素酶试纸由黄色变为红色则为阳性，否则为阴性；滴加3% H_2O_2 溶液后，若产生大量气泡则为阳性，反之为阴性；滴加氧化酶试剂，菌落短时间内变为红色则为阳性，不变色为阴性。

2. 分子生物学鉴定 幽门螺杆菌的16srRNA基因PCR扩增产物经1%琼脂糖凝胶电泳，于紫外检测仪下可见分子量约为550bp的DNA条带。

第三节 幽门螺杆菌感染的微生物学检查

材料

1. 标本 感染患者胃黏膜活检标本。

2. 培养基 含7%绵羊血的哥伦比亚琼脂平板。

3. 器材与试剂 接种环、眼科剪、厌氧罐、微需氧产气袋、L形玻棒、添加剂（含5 mg/L多黏菌素B，10mg/L二性霉素，10 mg/L万古霉素）、尿素酶试纸、恒温培养箱。

方法

1. 快速尿素酶试验 将活检标本直接放置于尿素酶试纸上，观察试纸颜色变化。

2. 幽门螺杆菌的分离培养 用灭菌小剪刀剪碎胃黏膜组织，接种于含7%绵羊血的哥伦比亚琼脂平板上，用L形玻棒将组织均匀涂布于培养基上，置37℃微需氧环境中培养4天，挑取可疑菌落增菌，获得幽门螺杆菌疑似菌株。

3. 临床分离菌株的鉴定 可疑细菌经革兰染色形态学、尿素酶试验鉴定后，提取分离菌株的总DNA，以此作为模板，对其进行16srRNA基因的PCR扩增和琼脂糖凝胶电泳检测。

结果

1. 快速尿素酶试验 尿素酶试纸由黄色变为红色则为阳性，否则为阴性。

2. 幽门螺杆菌的分离培养与鉴定 革兰染色阴性，细菌呈S形、弧形或海鸥形，散在或成簇排列（彩图29-1）；尿素酶试纸由黄色变为红色；而16srRNA基因PCR扩增产物经1%琼脂糖凝胶电泳，于紫外检测仪下可见分子量约为550bp的DNA条带，则可确定为幽门螺杆菌感染。

（王　菲）

第三十章　弧　菌　属

弧菌属的细菌有36个种，其中霍乱弧菌和副溶血弧菌同人类感染密切相关。霍乱是一种烈性的消化系统传染病，主要在夏秋季节发生，流行迅速，是国家甲类传染性疾病。副溶血弧菌是一种嗜盐性细菌，常存在于近海岸的海水、海底沉积物和鱼类、贝类等海产品中。人因食入含菌的海产品而感染，发生食物中毒，是我国沿海地区最重要的一种食物中毒。

第一节　霍乱弧菌的鉴定

材料

1. 标本　霍乱弧菌肉汤培养物或霍乱患者米泔水样呕吐物或粪便。

2. 培养基　碱性蛋白胨水、硫代硫酸盐-枸橼酸盐-胆盐-蔗糖(TCBS)。

3. 器材与试剂　玻片、接种环、革兰染色液、凹玻片、盖玻片、普通光学显微镜、霍乱诊断血清(O1群和O139群)、无菌生理盐水、生物安全柜。

方法

1. 形态观察　对标本进行革兰染色，于显微镜油镜下观察霍乱弧菌的形态。

2. 培养观察　取标本接种于碱性蛋白胨水，于温箱内37℃培养6～12 h，或取标本接种于TCBS琼脂平板上，于温箱内37℃培养24 h，观察细菌生长现象。

3. 动力观察及制动试验

(1) 悬滴法观察细菌动力：取霍乱弧菌的培养物或患者标本作悬滴法，置于显微镜高倍镜暗视野下观察霍乱弧菌穿梭样或流星样的活泼运动。

(2) 制动试验。

玻片法：取一张玻片，用记号笔将其分成两个区域并作好标记，用接种环分别取霍乱O1群诊断血清和O139群诊断血清于玻片的两个区域；然后用接种环取霍乱弧菌的培养物或患者标本与玻片上的血清混合并制备成混悬物，于显微镜下观察结果。

试管法：取3只小试管，编号1、2、3。取霍乱弧菌碱性蛋白胨水培养物0.5 mL分别加入3只试管中。取0.5 mL霍乱O1群诊断血清加入试管1，混匀后置温箱内37℃孵育5 min。取0.5 mL霍乱O139群诊断血清加入试管2，混匀后置温箱内37℃孵育5 min。取0.5 mL无菌生理盐水加入试管3，混匀后置温箱内37℃孵育5 min(阴性对照)。分别从试管1、2、3中取出液体进行悬滴法，于显微镜高倍镜暗视野下观察霍乱弧菌的运动现象。

结果

(1) 霍乱弧菌为体形短小、弯曲呈弧形或逗点状的革兰阴性细菌。

(2) 霍乱弧菌在碱性蛋白胨水中呈表面生长形成菌膜；在TCBS琼脂平板上，由于霍乱弧菌可分解培养基中的蔗糖产酸，使菌落呈黄色，而培养基呈暗绿色。

(3) 玻片哪边的菌体凝聚成块而穿梭样运动消失则为动力抑制试验阳性，则证明是某一型别的霍乱弧菌感染。

(4) 1 或 2 号试管的悬液中细菌的动力消失,则证明是某一型别的霍乱弧菌感染。

第二节　副溶血性弧菌的鉴定

材料

1. 标本　采集粪便、可疑食物或肛拭子,注意及时送检。

2. 培养基　碱性蛋白胨水、副溶血性弧菌选择性培养基。

3. 器材与试剂　生理盐水、接种环、革兰染色液。

方法

(1) 将标本接种于 3%~6% NaCl 碱性蛋白胨水中 35℃增菌培养 6 ~8 h,取菌膜或表面生长物划线接种于副溶血性弧菌选择性培养基上,35℃培养 18 ~24 h,观察菌落特点,并取菌落进行革兰染色,并进行耐盐试验、赖氨酸脱羧酶等生化试验进行菌种鉴定。

(2) 毒素测定:可通过溶血试验、改良的 Elek 试验或动物试验等测定毒素。

结果

副溶血性弧菌耐盐,在碱性蛋白胨水中呈表面生长;在选择性培养基上生长形成圆形、边缘整齐、湿润、绿色、中心较深的菌落。

(王　菲)

第三十一章　需氧芽胞杆菌

需氧芽胞杆菌属是一群需氧、能形成芽胞的革兰阳性大杆菌。该菌属细菌大多不致病,其中的致病菌主要包括:炭疽芽胞杆菌引起人畜共患急性传染病——炭疽病,而蜡样芽胞杆菌则可引起食物中毒。

第一节　形态与生长特性

材料

1. 菌种　炭疽芽胞杆菌(无毒菌株)、蜡样芽胞杆菌的培养物。

2. 培养基　普通营养琼脂平板、血琼脂平板、营养肉汤培养基、半固体培养基。

3. 试剂及器材　革兰染色液、生物安全柜。

方法

(1) 分别取炭疽芽胞杆菌的无毒菌株、蜡样芽胞杆菌培养物进行革兰染色。

(2) 将炭疽芽胞杆菌的无毒菌株和蜡样芽胞杆菌分别接种于普通营养琼脂平板、血琼脂平板、营养肉汤培养基、半固体培养基中,观察其生长现象。

结果

(1) 炭疽芽胞杆菌革兰染色见:革兰阳性粗大杆菌,两端齐平,长链排列呈竹节状,芽胞椭圆形,位于菌体中央,不使菌体膨大;蜡样芽胞杆菌革兰染色见:革兰阳性大杆菌,正直或微弯,末端稍圆钝,芽胞椭圆形,位于菌体中央或近端,不使菌体膨大。

(2) 生长现象:①普通琼脂平板。炭疽芽胞杆菌生成扁平、灰白色、不透明、干燥、边缘不整齐的大菌落,用低倍镜观察,菌落边缘呈卷发状;蜡样芽胞杆菌形成圆形、凸起、乳白色、混浊、边缘不整齐的大菌落,呈片状生长,光线下似白蜡状。②血琼脂平板。炭疽芽胞杆菌早期无溶血环、培养 24 h 后有轻微溶血环;蜡样芽胞杆菌能形成 β 溶血环。③营养肉汤培养基。炭疽芽胞杆菌培养液澄清,管底有白色棉絮状沉淀物;蜡样芽胞杆菌培养液呈均匀混浊生长,管底有沉淀物,表面有菌膜。④半固体培养基。炭疽芽胞杆菌原位生长,无动力;蜡样芽胞杆菌扩散生长,有动力。

第二节　炭疽芽胞杆菌的鉴定

炭疽芽胞杆菌对青霉素敏感,在含微量青霉素的培养基中培养,可发生细胞壁缺陷变异,形成大而均匀的圆球形,并排列成串珠状,类炭疽杆菌无此现象,故此试验鉴别意义很大。

材料

1. 标本　炭疽芽胞杆菌无毒菌株的培养物。

2. 培养基 营养肉汤培养基、含青霉素 G(0.5 或 0.05 U/mL)营养肉汤培养基。

3. 试剂与器材 玻片、毛细吸管、恒温培养箱。

方法

(1) 取炭疽芽胞杆菌无毒菌株培养物接种于营养肉汤培养基中,置 37℃温箱培养 4 ~ 12 h,培养液涂片染色观察其形态特点。

(2) 取上述营养肉汤培养物接种至含青霉素 G(0.5 或 0.05 U/mL)营养肉汤培养基,置 37℃温箱培养 2 ~4 h。

(3) 将试管轻轻振动,用接种环取出培养物进行压片,于高倍镜下进行观察。

结果

营养肉汤培养基内生长的炭疽芽胞杆菌无毒菌株染色后可见革兰阳性粗大杆菌,两端齐平,长链排列呈竹节状形态;含青霉素 G(0.5 或 0.05 U/mL)营养肉汤培养基中的炭疽芽胞杆菌无毒菌株于高倍镜下可见菌体圆球形肿大呈串珠状排列的细菌。

(王 菲)

第三十二章　棒状杆菌属

第一节　白喉棒状杆菌的形态与生长特性

材料

1. 菌种　白喉棒状杆菌吕氏血清斜面 24 h 培养物。

2. 培养基　吕氏血清平板、亚碲酸钾血琼脂平板、血琼脂平板。

3. 试剂与器材　接种环、酒精灯、革兰染色液、Albert 染色液、生理盐水。

方法

(1) 取白喉棒状杆菌菌种涂片，分别进行革兰染色及 Albert 染色，在显微镜油镜下观察白喉棒状杆菌的形态。

(2) 取白喉棒状杆菌分别划线接种于吕氏血清平板、亚碲酸钾血琼脂平板和血琼脂平板上，置温箱内 37℃培养 24 h，观察生长现象与特点。

结果

1. 形态与染色性　白喉棒状杆菌革兰染色后，镜下可见革兰阳性的细长杆菌，菌体一端或两端膨大呈棒状，排列不规则或呈 V 字形或 L 字形；Albert 染色见菌体呈浅蓝或蓝绿色，菌体排列不规则，异染颗粒染色为深蓝色，位于菌体的一端、两端及中央。

2. 培养特性　白喉棒状杆菌吕氏血清平板培养物可见细小、灰白色、圆形、有光泽的菌落或灰白色、有光泽的菌苔；亚碲酸钾血琼脂平板培养物可见直径约 1 mm、圆形、光滑、黑色或灰黑色菌落；血琼脂平板培养物可见直径 1 mm 左右、灰白色、不透明菌落，部分菌株有狭窄溶血环。

第二节　白喉棒状杆菌的微生物学鉴定

材料

1. 标本　疑是白喉患者的咽拭子、白喉棒状杆菌的标准产毒株(溶原性菌株)及非产毒株(非溶原性菌株)、吕氏血清斜面 24 h 培养物。

2. 培养基　亚碲酸钾血琼脂平板、吕氏血清平板、Elerk 产毒平板。

3. 试剂与器材　接种环、酒精灯、革兰染色液、Albert 染色液、白喉抗毒素、无菌滤纸条、无菌吸管、镊子等。

方法

1. 直接镜检　将疑是白喉患者的咽拭子制作细菌涂片，进行革兰染色和 Albert 染色。

2. 分离培养　将疑是白喉患者的咽拭子分别划线接种于亚碲酸钾血琼脂平板和吕氏血清平板上，置于温箱内 37℃培养 24 h，挑取可疑菌落进行 Albert 染色后，取培养基上的典型菌落进行吕氏血清平板纯培养。

3. 毒力试验 将 Elerk 产毒培养基加热融化倾注平板，在培养基未完全凝固前，将浸有白喉抗毒素的滤纸条置于平板中央，待琼脂凝固后置于 37℃ 温箱内 1 ~ 2 h，使培养基多余水分干燥。将分离的待检细菌和白喉棒状杆菌的标准产毒株（阳性对照）及非产毒菌株（阴性对照）分别与滤纸条呈垂直方向进行粗划线接种，将平板置于温箱内 37℃ 培养 24 h 后观察结果。

结果

1. 形态学鉴定 标本涂片中发现革兰阳性、细长棒状杆菌，排列不规则；Albert 染色见典型异染颗粒，可考虑为白喉棒状杆菌。

吕氏血清平板培养物发现细小、灰白色、圆形、有光泽的菌落，取菌落进行革兰染色镜检；亚碲酸钾血琼脂平板上发现直径约 1 mm、圆形、光滑、黑色或灰黑色菌落，结合革兰染色镜检结果（革兰阳性、细长棒状杆菌）则可初步鉴定为白喉棒状杆菌。

2. 毒力鉴定 观察生长菌两侧距滤纸条约 1 cm 处的白色沉淀线，有沉淀线为毒力试验阳性，该菌株产生白喉外毒素；无沉淀线为毒力试验阴性，该菌株不产生白喉外毒素。

（王 菲）

第三十三章　分枝杆菌属

分枝杆菌属包括结核分枝杆菌、非结核分枝杆菌和麻风分枝杆菌，其中结核分枝杆菌是常见的呼吸道感染致病性分枝杆菌，也可通过其他途径侵入机体，引起机体多组织器官的结核病。

第一节　肺结核患者痰标本的抗酸染色镜检

结核分枝杆菌的菌体细长、略弯曲，细胞壁含有大量脂质，革兰阳性，但一般染色方法不易着色。采用抗酸染色法加温或延长染色时间使细菌着色后，能够抵抗盐酸乙醇溶液的脱色作用，又称为抗酸杆菌。

材料

1. 标本　开放性肺结核患者呼吸道分泌物标本。

2. 试剂与器材　抗酸染色剂、载玻片、接种环、微型加热器、普通光学显微镜、生物安全柜。

方法

（1）在生物安全柜内，将肺结核患者的呼吸道分泌物标本涂布成2.5 cm×2 cm范围的厚片，自然干燥后固定。

（2）按抗酸染色方法对标本作抗酸染色后镜检。

结果

结核分枝杆菌菌体细长略弯曲呈红色，其他非分枝杆菌呈蓝色（彩图33-1）。

第二节　结核分枝杆菌的分离培养

材料

1. 标本　疑似结核病患者呼吸道分泌物、脑脊液、胸腔积液、腹腔积液或尿液标本。

2. 培养基　罗-金氏斜面培养基。

3. 试剂与器材　试管、接种环、微型加热器、离心机、生物安全柜、恒温培养箱。

方法

（1）标本采集与前处理：脑脊液、胸腔积液、腹腔积液或尿液标本直接离心沉淀集菌；深咳痰标本加入4倍体积的4% NaOH溶液，于常温下处理15 min后再离心沉淀集菌。

（2）将离心沉淀接种于罗-金氏斜面培养基，试管口加橡皮塞置37℃温箱培养，每周观察。

结果

结核分枝杆菌生长缓慢，通常4～6周可见菌落产生，菌落呈淡黄色或乳白色、干燥、呈颗粒状、花菜心状（彩图33-2）。

（王　涛）

第三十四章 细菌L型的检查法

细菌L型是完全丧失细胞壁后仍然能够继续生长繁殖的细胞壁缺陷细菌。细菌既可由于受到抗生素、胆汁等因素的作用而被诱导形成L型，也可在其生长繁殖的过程中自发形成L型。细菌L型可在人与动物体内、细菌培养物内及自然界环境中广泛存在，它们常常伴随其亲代细菌型存在或独自存在。细菌L型是常规细菌学方法不能检出的潜在病原体，可通过吸附与侵入宿主细胞而引起细胞病变和慢性非典型的感染性疾病，也可重新合成细胞壁形成返祖菌而引起疾病的急性发作。体外药物抗菌试验培养物及生物制品内的细菌L型，可对试验结果的正确判断产生重要影响。

第一节 感染标本的细菌L型检查

细菌L型感染可用高渗透压培养基、非高渗透压培养基分离培养，通过形态学、生物学、血清学及分子学的方法进行鉴定。

一、高渗透压分离培养法

用含高渗透压和高浓度血清的软琼脂培养基进行细菌L型的分离培养和鉴定，称为细菌L型的高渗透压分离培养法(high osmotic isolation technique)，也简称为高渗分离培养法。

材料

1. 培养基 LEM平板、血琼脂培养基平板。

2. 标本 患者的体液(尿液、血液、胆汁、胸腔积液、腹腔积液、脑脊液等)、组织(胆结石、肾结石、组织块)。

3. 试剂与器材 革兰染色液、细胞壁染色液、2.5%碘酒、PG液、高渗盐水(3%~5% NaCl溶液)、常规细菌学糖发酵管、肠道杆菌特异性抗血清、细菌特异性基因PCR检测试剂盒、滤菌器(孔径<0.45μm)、烛缸或CO_2培养箱、载玻片、9号注射针头。

方法

1. 标本采集与前处理 无菌操作采集患者标本，体液标本直接接种0.1 mL于血琼脂培养基平板和滤菌器过滤后接种0.1 mL于LEM平板；组织标本经过前处理(2.5%碘酒消毒表面，灭菌营养肉汤漂洗3次后破碎，混悬于PG液)后，接种0.1 mL于血琼脂培养基平板及滤菌器过滤后接种0.1 mL于LEM平板。

2. 分离培养 LEM平板置烛缸或CO_2培养箱(含5%~10% CO_2空气条件)内37℃培养，每日在显微镜低倍镜下观察L型菌落及非菌落形态生长现象。

血琼脂培养基平板置普通温箱(也可置烛缸或CO_2培养箱)内37℃培养，每日肉眼观察细菌型生长现象。

3. 鉴定　细菌L型的鉴定包括生物学鉴定、血清学鉴定和分子鉴定。

(1) 生物学鉴定。

形态检查:①菌落形态。在显微镜低倍镜下直接观察培养基上的L型菌落及其生长现象。②菌细胞形态。用注射针头无菌操作割取带L型菌落的琼脂块,置载玻片上,加3%~5%盐水1~2滴并制成混悬物,分别进行革兰染色和细胞壁染色。有条件可做透射电镜或扫描电镜观察。③滤过性。取L型培养物与高渗盐水的混悬物,滤菌器(孔径0.45μm或0.22μm)过滤后接种于LEM平板,置烛缸或CO_2培养箱内37℃培养24~72 h后,观察L型菌落。

生化反应:分别取L型与返祖菌的菌落,接种于LEM平板和血琼脂平板分离培养后,取菌落接种常规细菌学糖发酵管进行生化反应鉴定。

(2) 血清学鉴定:肠道杆菌的L型、细菌型及返祖菌,可用肠道杆菌特异性抗血清做玻片凝集试验或试管凝集试验鉴定。

(3) 分子鉴定:取L型培养物,提取基因组DNA作为模板,用相应细菌型基因的特异性引物进行PCR检测,必要时可对PCR扩增产物进行核苷酸序列测定分析。

结果

1. 细菌L型生长现象　细菌L型阳性标本的LEM平板培养物,在光学显微镜下可见荷包蛋、G型、F型的L型菌落或非菌落形式的L型细胞生长现象(参见第七章第三节)。

2. 细菌L型生物学特性　L型细胞大多为革兰阴性和不规则形态,缺失细胞壁,可通过滤菌器,不发酵糖类或生化反应不典型。

3. 抗原性　在特异性抗血清凝集反应中,细菌型及返祖菌可形成典型的凝集反应,L型不凝集或形成不典型的凝集反应。

4. 基因　L型可产生与其亲代细菌型一致的PCR反应产物,也可保留与其亲代细菌型基因相同的碱基组成和序列。

二、非高渗透压分离培养法

用非高渗透压液体培养基进行细菌L型的分离培养和鉴定,称为细菌L型的非高渗透压分离培养法(non-high osmotic isolation technique),也简称为非高渗分离培养法。

材料

1. 培养基　PG液、血琼脂培养基平板。

2. 标本　患者的体液(尿液、血液、胆汁、胸腔或腹腔积液、脑脊液等)、组织(胆结石、肾结石、组织块)。

3. 试剂与器材　革兰染色液、细胞壁染色液、2.5%碘酒、肠道杆菌特异性抗血清、细菌特异性基因PCR检测试剂盒、滤菌器(孔径<0.45μm)、注射器(规格10 mL)、细胞培养瓶、恒温培养箱、倒置光学显微镜、载玻片、刻度吸管。

方法

1. 标本采集与前处理　无菌操作采集患者标本,液体标本直接接种0.1 mL于血琼脂培养基平板和滤菌器过滤后接种0.1 mL于含5 mL PG液的细胞培养瓶内;固体标本经过前处理,接种0.1 mL于血琼脂培养基平板及滤菌器过滤后接种0.1 mL于PG液。

2. 分离培养　PG液培养物置普通温箱内37℃培养,每日在倒置显微镜下观察L型细胞或细菌型(返祖菌)生长现象。

血琼脂培养基平板置普通温箱(也可置烛缸或 CO_2 培养箱)内 37℃培养,每日肉眼观察细菌型生长现象。

3. 鉴定 细菌 L 型的鉴定包括生物学鉴定、血清学鉴定和分子鉴定。

(1)生物学鉴定。

形态检查:①菌细胞形态。在倒置显微镜下直接观察培养物内的 L 型细胞及其生长现象。②染色形态。取培养物 2000 *g* 离心 5 min,取沉淀物置载玻片上,分别进行革兰染色和细胞壁染色。有条件可做透射电镜或扫描电镜观察。③滤过性。取培养物经滤菌器(孔径 0. 22μm)过滤后接种 0. 1 mL 于 PG 液,置普通培养箱内 37℃培养,每日在倒置显微镜下观察 L 型细胞及其生长现象。

生化反应:分别取 L 型离心沉淀物、细菌型或返祖菌,接种常规细菌学糖发酵管进行生化反应鉴定。

(2)血清学鉴定:肠道杆菌的 L 型、细菌型及返祖菌,可用肠道杆菌特异性抗血清做玻片凝集试验或试管凝集试验鉴定。

(3)分子鉴定:取 L 型培养物,提取基因组 DNA 作为模板,用相应细菌型基因的特异性引物进行检测,必要时可对 PCR 扩增产物进行核苷酸序列测定分析。

结果

1. 细菌 L 型生长现象 细菌 L 型阳性标本的 PG 液培养物,肉眼观察为澄清似无菌生长,在倒置显微镜下可见圆球及不规则形态的 L 型细胞。L 型细胞可单个、成双或链状排列,沉于瓶底,不运动,不黏附瓶壁。电镜下可见 L 型细胞缺乏细胞壁,形态不规则,表面光滑、也可粗糙或形成芽样结构,也可见体积微小的原生小体(图 34-1、图 34-2)。

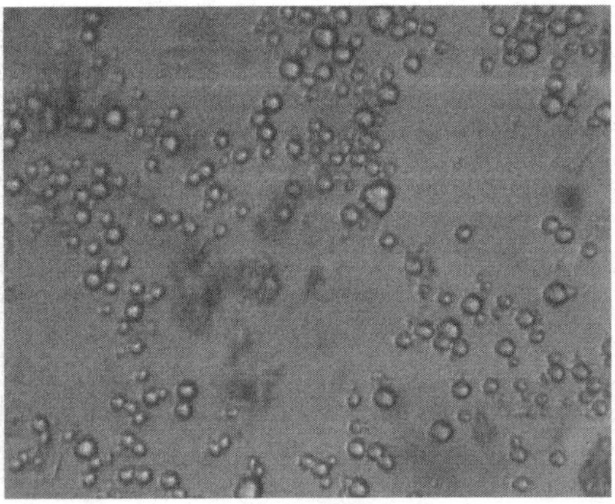

图 34-1 人胆囊非高渗培养基分离的细菌 L 型(光学显微镜×200)

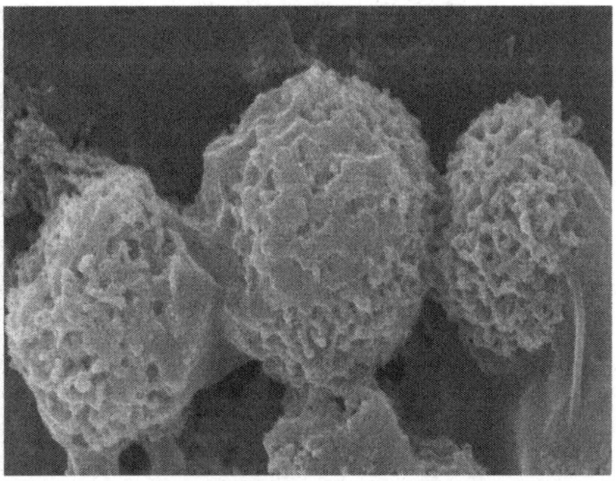

图 34-2 人胆囊非高渗培养基分离的细菌 L 型(扫描电镜×3400)

2. 细菌 L 型生物学特性 普通光学显微镜下可见 L 型细胞大多为革兰阴性和不规则形态,缺失细胞壁,可通过滤菌器,不发酵糖类或生化反应不典型。

3. 抗原性 在特异性抗血清的凝集反应中,细菌型及返祖菌可形成典型的凝集反应,L 型不凝集或形成不典型的凝集反应。

4. 基因　L 型可产生与其亲代细菌型一致的 PCR 反应产物，也可保留与其亲代细菌型基因相同的碱基组成和序列。

第二节　实验材料的细菌 L 型检查

常规的药物体外抗菌试验是用肉眼观察细菌生长现象，判断细菌对测试药物的敏感性以及药物的最低抑菌浓度（MIC）与最低杀菌浓度（MBC）。然而采用细菌 L 型分离培养方法，常常能够在某些抗菌药物的抑菌圈内以及含 MIC 与 MBC 药物的培养基内发现细菌 L 型。

一、连续稀释法的细菌 L 型高渗分离培养法检查

将体外液体培养基连续稀释法的无菌培养物接种于高渗透压软琼脂培养基平板，常常可在显微镜下发现耐受高渗透压的细菌 L 型生长。

材料

1. 培养基　LEM 平板、普通营养琼脂培养基平板。

2. 试剂与器材　革兰染色液、细胞壁染色液、3%～5% 盐水溶液、肠道杆菌特异性抗血清、细菌特异性基因 PCR 检测试剂盒、滤菌器（孔径<0.45μm）、烛缸或 CO_2 培养箱、普通光学显微镜。

方法

1. 样品　体外抗菌试验的连续稀释法（MIC）中，肉眼观察和判断为无菌生长的液体培养物。

2. 分离培养　取样品接种 0.1 mL 于普通营养琼脂培养基平板和滤菌器过滤后接种 0.1 mL 于 LEM 平板，置烛缸或 CO_2 培养箱（含 5%～10% CO_2 的空气条件）内 37℃培养，每日在显微镜低倍镜下观察 L 型菌落及非菌落形态及其生长现象。

普通营养琼脂培养基平板置普通温箱（也可置烛缸或 CO_2 培养箱）内 37℃培养，每日肉眼观察细菌型生长现象。

3. 鉴定　细菌 L 型的鉴定方法同本章第一节的高渗透压分离培养法，包括生物学鉴定、血清学鉴定和分子鉴定。

结果

1. 细菌 L 型生长现象　光学显微镜下观察 LEM 平板上的荷包蛋样、G 型、F 型的 L 型菌落或非菌落形式的 L 型细胞及其生长现象（参见第七章第三节）。计 L 型菌落或细胞数，可得知每毫升 MIC 及 MBC 培养物内所含菌细胞的数量。

2. 细菌 L 型生物学特性　L 型细胞大多为革兰阴性和不规则形态，缺失细胞壁，可通过滤菌器，不发酵糖类或生化反应不典型。

3. 抗原性　在特异性抗血清的凝集反应中，细菌型及返祖菌可形成典型的凝集反应，L 型不凝集或形成不典型的凝集反应。

4. 基因　L 型可产生与其亲代细菌型一致的 PCR 反应产物，也可保留与其亲代细菌型基因相同的碱基组成和序列。

二、连续稀释法的细菌L型非高渗分离培养法检查

将连续稀释法中的液体培养基连续稀释法的培养物接种于非高渗透压液体培养基，常常可在显微镜下发现细菌L型。

材料

1. 培养基 PG液。普通营养琼脂培养基平板。

2. 试剂与器材 革兰染色液、细胞壁染色液、2.5%碘酒、肠道杆菌特异性抗血清、细菌特异性基因PCR检测试剂盒、灭菌滤菌器（孔径<0.45μm）、灭菌注射器（规格10 mL）、灭菌细胞培养瓶、恒温培养箱、倒置光学显微镜、普通光学显微镜、载玻片、灭菌刻度吸管。

方法

1. 样品 体外抗菌试验的连续稀释法（MIC）中，肉眼观察和判断为无菌生长的液体培养物。

2. 分离培养 取样品直接接种0.1 mL于普通营养琼脂培养基平板和滤菌器过滤后接种0.1 mL于含5 mLPG液的细胞培养瓶，置普通温箱内37℃培养，每日在倒置显微镜下观察L型细胞及其生长现象。

普通营养琼脂培养基平板置普通温箱（也可置烛缸或CO_2培养箱）内37℃培养，每日肉眼观察细菌型生长现象。

3. 鉴定 细菌L型的鉴定方法同本章第一节的非高渗透压分离培养法，包括生物学鉴定、血清学鉴定和分子鉴定。

结果

1. 细菌L型生长现象 倒置显微镜下可见圆球及不规则形态的L型细胞。L型细胞可单个、成双或链状排列，沉于瓶底，不运动，不黏附瓶壁。电镜下可见L型细胞缺乏细胞壁，形态不规则，表面可见光滑、也可粗糙或形成芽样结构，也可见体积微小的原生小体。

2. 细菌L型的生物学特性 普通光学显微镜下可见L型细胞大多为革兰阴性和不规则形态，缺失细胞壁，可通过滤菌器，不发酵糖类或生化反应不典型。

3. 抗原性 在特异性抗血清的凝集反应中，细菌型及返祖菌可形成典型的凝集反应，L型不凝集或形成不典型的凝集反应。

4. 基因 L型可产生与其亲代细菌型一致的PCR反应产物，也可保留与其亲代细菌型基因相同的碱基组成和序列。

（王　和）

第三篇 其他原核细胞型微生物及其感染的检查

第三十五章 衣原体感染的检查法

衣原体是一类细胞内寄生的原核细胞型微生物，具有肽聚糖细胞壁和独特的发育周期。衣原体属分为沙眼衣原体、肺炎嗜衣原体、鹦鹉热嗜衣原体和兽类衣原体四个种，能引起人类疾病的主要是沙眼衣原体和肺炎衣原体。

一、Giemsa 染色

衣原体为圆形或椭圆形态，大小 0.2 ~ 0.5μm，严格细胞内寄生，可用鸡胚或单层细胞培养。沙眼衣原体在宿主细胞胞质内形成包涵体，Giemsa 染色呈深紫色，可呈帽型、散在型或桑椹型。

材料

1. 细胞 McCOy 细胞（鼠成纤维 L 细胞）单层培养物。

2. 培养基 衣原体运送培养基、细胞培养液。

3. 标本 患者宫颈分泌物。

4. 试剂与器材 PBS、放线菌酮、Giemsa 染色液、载玻片、离心机、CO_2 培养箱、细胞培养瓶、恒温培养箱、倒置光学显微镜。

方法

1. 标本采集 以无菌拭子取宫颈上皮细胞为标本。将标本涮洗后加到含有玻璃渣的运送培养基试管中，低温保存、立即送检。

2. 接种衣原体 充分振摇装有标本的试管，释放出原体。取 1 mL 细胞营养液及 0.2 mL 标本悬液加入已制备好的单层 McCOy 细胞的培养皿中，3000*g* 离心 1h，置 37℃ 5% CO_2 培养箱中 1 ~ 2 h。

3. 培养 取出培养皿，弃上清液，加入含 1μg/mL 放线菌酮的细胞营养液，置 35℃、5% CO_2 培养箱中培养 48 ~ 72 h。

4. 观察 取出培养皿，用 PBS 洗 2 次，待干燥后用甲醇固定 3 min，Giemsa 染色 15 ~ 50 min，用显微镜油镜观察结果。

结果

沙眼衣原体感染 McCoy 细胞后通过染色，可见在灰色的细胞质和粉红色的细胞核衬托下，衣原体的原体为紫色致密颗粒，始体近于蓝色，较大而疏松，形成的包涵体可将细胞核挤在一边，呈填塞型。

二、碘液染色

材料

1. 标本 眼穹隆、眼结膜的分泌物涂片，结膜炎患者眼结膜病变组织刮片。

2. 器材与试剂 载玻片、Giemsa 或碘染色液。

方法

(1) 取检样制作涂片。

(2) 对涂片进行 Giemsa 或碘液染色 30 min，镜下观察。

结果

碘染色后细胞呈黄色或淡黄色，包涵体呈棕色至蓝黑色。

三、直接免疫荧光染色

材料

1. 标本 宫颈黏膜柱状上皮细胞。

2. 器材与试剂 盖玻片、玻片、消毒棉球、95% 乙醇、0.01% 吖啶橙染色液、1/10 mol/L $CaCl_2$ 液、1/15mol/L 磷酸二氢钾溶液、荧光显微镜。

方法

(1) 标本采集与前处理：先用一个拭子将宫颈口擦拭干净，然后再取另一拭子插入宫颈内 1 ~2 cm，用力摩擦采取宫颈黏膜柱状上皮细胞。

(2) 宫颈拭子涂片充分干燥，95% 乙醇固定 10 min，风干，备用，以 0.01% 吖啶橙染色 1 ~3 min，水洗，1/10 mol/L $CaCl_2$ 液分色 20 s，水洗，1/15 mol/L 磷酸二氢钾溶液封片，荧光显微镜观察衣原体感染上皮细胞的原体。

结果

原体或包涵体呈苹果绿色圆点状荧光。

（魏　洪）

第三十六章　立克次体感染的检查法

立克次体是一类以节肢动物为传播媒介、严格活细胞内寄生的原核细胞型微生物。各种立克次体病的流行具有明显的地域性与季节性。我国常见的病原性立克次体有普氏立克次体、斑疹伤寒立克次体、恙虫病立克次体等。

第一节　斑疹伤寒立克次体感染的形态学检查法

立克次体大小介于细菌与病毒之间,基本形态为球杆状,革兰染色阴性,但不易着色,常用 Giemsa 染色法或 Macchiavello 染色法进行染色。

材料

1. 标本　斑疹伤寒立克次体、恙虫病立克次体感染的小鼠腹腔液涂片。

2. 染色液　Giemsa 染色液。

3. 试剂　甲醇、蒸馏水。

方法

(1) 将已制作好的立克次体涂片用甲醇固定 5 min。

(2) 配置新鲜稀释的 Giemsa 染色液,即取蒸馏水 2 mL,加入 Giemsa 染色液 0.3 mL。将染色液加热至沸腾后,用滤纸过滤。将过滤的 Giemsa 染液滴至标本上染色 10 min。

(3) 流水冲洗、自然干燥后在光学显微镜油镜下观察。

结果

立克次体被染成紫色或蓝色,呈多形态性,球杆状或杆状(图 36-1)。

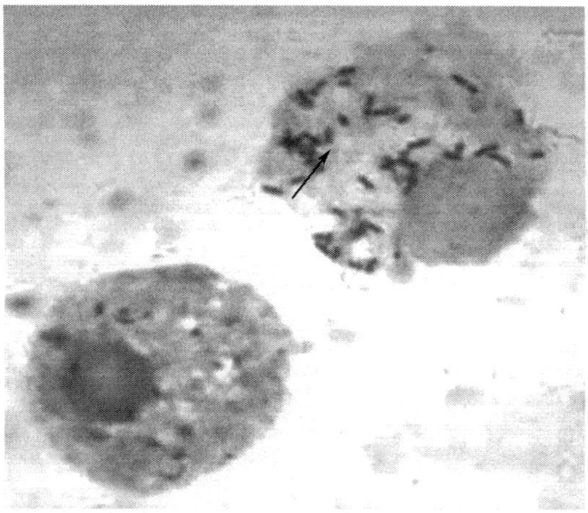

图 36-1　立克次体的 Giemsa 染色形态(光学显微镜,×1000)

第二节　外 斐 试 验

普通变形杆菌菌株(OX_{19}、OX_2 和 OX_k)的菌体抗原与斑疹伤寒立克次体的脂多糖有共同抗原成分,因此这些菌株与立克次体特异性抗体能发生交叉反应。由于变形杆菌抗原容易制备,临床上常用这些变形杆菌代替相应的立克次体抗原,与被检患者血清进行非特异性凝集反应,即外-斐反应(Weil-Felix reaction),有助于立克次体病的辅助诊断。

材料

1. 菌液 OX_2、OX_{19} 和 OX_k 抗原。

2. 检样 可疑恙虫病患者血清(稀释成 1∶10)。

3. 试剂与器材 生理盐水、清洁小试管、1 mL 吸管、恒温培养箱。

方法

(1) 取小试管 21 支,分为 3 排,每排 7 支,排列在试管架上,依次注明管号,用吸管吸取生理盐水,分装于小试管,每管均加 0.5 mL。

(2) 每排第一管加入 0.5 mL 稀释为 1∶10 的待检者血清,混匀后吸出 0.5 mL 移至第 2 管,混匀后再吸出 0.5 mL 移至第 3 管,如此连续稀释至第 6 管,从第 6 管中吸弃 0.5 mL,此时第 1 管至第 6 管的血清稀释倍数为 1∶20 ~ 1∶640,第 7 管不加血清作为对照管。

(3) 同法于第 2 排、第 3 排试管中将患者血清依次稀释。

(4) 血清稀释完毕后,于第一排、第二排及第三排各管中分别加入 3 种 OX_2、OX_{19} 和 OX_k 抗原各 0.5 mL。外-斐试验的操作程序见表 36-1。

(5) 轻轻振荡试管架,使各管内容物混匀,放 37℃温箱中过夜。次日取出观察结果,凡与抗原能产生凝集的最高血清稀释度,即为该血清的效价。

表 36-1 外-斐试验的操作程序

试管号	1	2	3	4	5	6	7
生理盐水(mL)	0.5	0.5	0.5	0.5	0.5	0.5	0.5
	↘	↘	↘	↘	↘	→	弃0.5
1∶10 患者血清(mL)	0.5	0.5	0.5	0.5	0.5	0.5	—
抗原(mL)	0.5	0.5	0.5	0.5	0.5	0.5	0.5
患者血清稀释度	1∶40	1∶80	1∶160	1∶320	1∶640	1∶1280	对照

结果

观察凝集现象,凝集块呈颗粒状,与肥达试验的沙门菌 O 抗原凝集现象相似。"++++"表示完全凝集,"+++"表示大部分凝集,"++"表示部分(明显)凝集,"+"表示小部分(不明显)凝集,"-"表示无凝集。

(1) 结果判读:能使凝集呈"++"的血清最高稀释度,即为凝集效价。

(2) 待检血清具备下列条件之一者为阳性:单份血清凝集效价>1∶160;双份血清效价增高 4 倍或 4 倍以上。

(魏 洪)

第三十七章 支原体感染的检查法

支原体是一类无细胞壁、形态多样性、能通过滤菌器、可在人工培养基生长的体积最小的原核细胞型微生物。多数支原体对人无致病性，对人致病的支原体常见有：肺炎支原体、人型支原体、溶脲脲原体、生殖器支原体、穿透支原体。

一、支原体的形态学检查法

支原体具有多形性，镜下观察多见小颗粒和丝形体。支原体对营养的要求较高，在软琼脂固体培养基平板上可形成直径为 10～15μm 的集落，集落中央嵌入培养基内，以致在显微镜低倍镜下观察可见形成中心厚、周边薄的荷包蛋样形态。

（一）肺炎支原体

1. 材料

（1）菌种：肺炎支原体液体培养基培养物、肺炎支原体姬姆萨染色片。

（2）培养基：肺炎支原体培养基（MPM）平板。

（3）器材：接种环、生物安全柜、二氧化碳培养箱。

2. 方法

（1）形态观察：显微镜油镜下观察肺炎支原体姬姆萨染色涂片。

（2）接种肺炎支原体的菌种于 MPM 平板上，置于含 5% CO_2 空气的温箱内 37℃培养 48～72 h。

（3）逐日在低倍镜下观察 MPM 平板上肺炎支原体的生长现象。

3. 结果 肺炎支原体在固体培养基中形成直径为 10～15μm 的集落，集落下部长入琼脂内，表面圆球形，在低倍镜下观察呈荷包蛋样（图 37-1）。

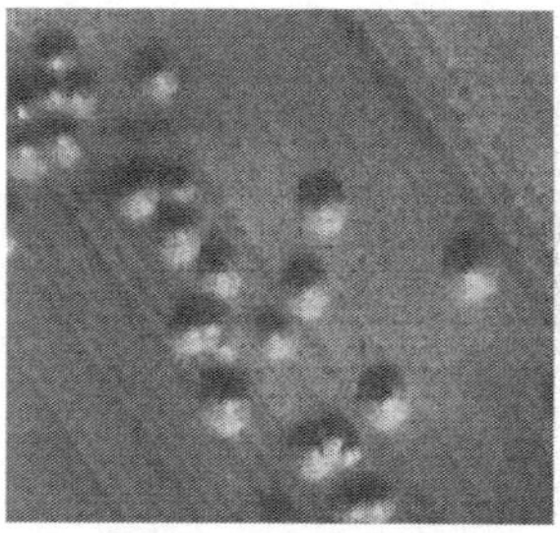

图 37-1 支原体的菌落形态（光镜，×100）

（二）解脲脲原体

1. 材料

（1）标本：生殖道分泌物。

（2）培养基：液体或固体培养基（以牛心脑浸液为基础，加入 20% 的小牛血清及酵母浸液、青霉素 G 及 pH 指示剂）。

（3）染色液：Giemsa 染色液、革兰染色液、细胞壁染色液。

2. 方法

（1）分离培养：取标本 0.1～0.2 mL 接种于含有酚红和尿素的液体培养基中，在 95% N_2、5% CO_2的厌氧环境中 37℃孵育，观察颜色变化，由黄色变为红色为阳性。再取 0.2 mL 培养物接种于相应的固体培养基和新的液体培养基中做次代培养，在低倍镜下观察固体培养基上的菌落形态。

（2）将液体培养基离心取沉淀物分别做 Giemsa 染色、革兰染色、细胞壁染色。观察菌体形态。

3. 结果 一般 10 日左右可以长出菌落，呈致密圆形，在含 1% 琼脂的软琼脂培养基平板上孵育后，可呈典型的荷包蛋样菌落。

二、血清学试验

肺炎支原体感染的血清学诊断方法有 ELISA、补体结合试验、间接血凝试验等检测特异性抗体。

（一）肺炎支原体冷凝集试验

冷凝集试验是检测原发性非典型性肺炎患者血清中冷凝集素的一种非特异性试验。冷凝集素在低温(4℃)条件下可与人的 O 型红细胞发生凝集反应。该凝集具有可逆性，复温至 37℃条件下，红细胞凝集现象可消失。

1. 材料

（1）标本：患者血清。

（2）器材与试剂：2% 人 O 型红细胞悬液、无菌试管、记号笔、无菌生理盐水。

2. 方法

（1）2% 人 O 型红细胞悬液：用无菌生理盐水洗涤抗凝 O 型血红细胞 3 次，配制成 2% 红细胞悬液。

（2）取 10 支小试管排列在试管架上，分别做好标记，每管加生理盐水 0.5 mL。

（3）第 1 支小试管中加入 0.5 mL 患者血清混匀后，吸出 0.5 mL 加入第 2 管内。按表 37-1 方法依次稀释至第 9 管混匀后，取 0.5 mL 混合液弃去。第 10 管不加血清作为对照管。

（4）每管内加 2% 的人 O 型红细胞悬液 0.5 mL，振荡混匀后，置 4℃冰箱内 2 h 或过夜。

表 37-1 肺炎支原体冷凝集试验的操作方法

管　号	1	2	3	4	5	6	7	8	9	10
生理盐水(mL)	0.5	0.5	0.5	0.5	0.5	0.5	0.5	0.5	0.5	0.5
患者血清(mL)	0.5	0.5	0.5	0.5	0.5	0.5	0.5	0.5	0.5 →	弃 0.5
2% 红细胞悬液(mL)	0.5	0.5	0.5	0.5	0.5	0.5	0.5	0.5	0.5	0.5
血清稀释度	1 : 4	1 : 8	1 : 16	1 : 32	1 : 64	1 : 128	1 : 256	1 : 512	1 : 1024	

3. 结果 从冰箱中取出试管，观察各管底部的凝集物，参考第二十五章肥达试验判断凝集程度，以出现“++”的血清最高稀释度作为凝集效价。如出现凝集，将各管放置于 37℃温箱内 5 ~ 10 min 后，观察凝集现象是否消失。

（二）注意事项

（1）制备患者血清时，切勿将血液放入冰箱内。

（2）冷凝集试验是可逆的，在室温条件下，凝集现象可很快消失。因此从冰箱中拿出后要立即观察，注意避免振动。

（3）阳性结果一定要与对照管比较（对照管应为阴性，阴性即为轻摇后试管底部红细胞完全分开），并且阳性管需置于 37℃温箱 5 ~ 10 min 后再观察红细胞凝集现象有无消失，若消失则为冷凝集试验阳性。

（4）该试验的阳性率仅为 50%，且为非特异性反应，故只能作为辅助诊断。

（5）凝集效价大于或等于 1∶32 时，才具有辅助诊断意义。

三、商品化检测系统

目前市售的商品化检测系统较多，如采用法国生物梅里埃公司的支原体 IST2 试剂盒，对解脲脲原体和人型支原体进行鉴定和半定量计数，同时对 9 种抗生素进行药敏试验。

材料

1. 标本　生殖道分泌物。

2. 器材与试剂　IST2 试剂盒、法国生物梅里埃微生物检测仪。

方法

（1）向配置好成分的肉汤管（底物为用于解脲脲原体的尿素、用于人型支原体的精氨酸，苯酚红指示剂）加入检测样品。

（2）在孵育不同时间后读取瓶中尿素-精氨酸 LYO2 肉汤颜色的变化：解脲脲原体在孵育 24 h 后判读，人型支原体在孵育 48 h 后判读。

结果

肉汤颜色由黄色变为橙色到红色为阳性。

（魏　洪）

第三十八章　螺旋体感染的检查

螺旋体是一群细长、柔软、弯曲呈螺旋状、运动活泼的原核细胞型微生物，广泛分布于自然界与动物体，多为非致病性，仅少数对人致病，主要包括钩端螺旋体属、疏螺旋体属和密螺旋体属。

钩端螺旋体在我国虽然不断分离出新的血清型，由于采取了在流行地区对易感人群和与疫水接触者接种当地流行株在内的多种钩端螺旋体疫苗，使钩端螺旋体发病率呈下降趋势。回归热螺旋体是虱传、蜱传回归热的病原体，在我国已基本消灭。梅毒螺旋体是引起梅毒的病原体，是性传播疾病(STD)中危害性较严重的疾病。

第一节　螺旋体的形态学检查法

梅毒螺旋体的人工培养至今尚未成功，病原学检查可用暗视野显微镜观察、免疫荧光法、镀银染色法等，但染色检查法仍是常用简便可靠的方法。钩端螺旋体可用人工培养基分离培养。

一、暗视野显微镜检查

钩端螺旋体具有内鞭毛，可使螺旋体旋转与活泼运动，在暗视野显微镜下可见钩体的形态与运动。

材料

1. 待检材料　钩端螺旋体柯氏液体基培养物。

2. 器材　载玻片、盖玻片、暗视野显微镜。

方法

(1) 将待检材料(钩端螺旋体液体培养物)1～2 滴滴于载玻片上，再用盖玻片覆盖，如需长时间检查，应用凡士林(或石蜡)将盖玻片周围封固，以防液体挥发。

(2) 于显微镜上装置暗视野集光器，调节集光器高度，转动反光镜，使来自射灯的光线投入集光器中，于集光器上滴加一滴镜油，然后将标本玻片放于其上，谨慎不要产生气泡，以减少光线的分散与折射，此时可用高倍镜检查。若用油镜观察，则在油镜与盖玻片中间加镜油。

结果

可见背景黑暗，钩端螺旋体发亮，一端或两端弯曲成钩状，运动活泼。

二、革兰染色法

正常人口腔牙龈部寄居有少数螺旋体，并与之梭形杆菌共存，当机体抵抗力下降时(如病后)，这两种菌大量繁殖，梭形杆菌协同奋森氏螺旋体可引起奋森氏咽峡炎、牙龈炎和口腔坏疽等。

材料

牙签、生理盐水、革兰染色液。

方法

(1) 取玻片一张，放生理盐水 1 ~ 2 环，用牙签取牙垢少许与生理盐水混合制成涂片。

(2) 待涂片干后火焰固定，革兰染色镜检。

结果

可观察到革兰阴性螺旋体。

三、其他染色法(镀银染色法)

材料

1. 待检材料　①梅毒螺旋体感染家兔睾丸组织液。②梅毒螺旋体感染患者的下疳渗出液、局部淋巴结抽出液等。③钩端螺旋体培养物。

2. 器材与试剂　固定液、媒染剂、银液、玻片。

方法

(1) 取玻片一张，放盐水 2 ~ 3 环，用接种环取睾丸组织液或淋巴渗出液或取钩端螺旋体培养物做成涂片，于空气中自然干燥。

(2) 滴加固定液于干燥标本上经 1 ~ 2 min 后，用水冲洗。

(3) 滴加媒染剂并加热至冒蒸气，作用 30s，用水轻轻将媒染剂冲洗干净。

(4) 滴加硝酸银溶液，加热至冒蒸气，作用 30 s，用水冲洗，待干后油镜检查。

结果

梅毒螺旋体呈黑褐色或棕色(图 38-1)。钩端螺旋体呈致密螺旋状，一端或两端弯曲成钩状，染成黑褐色。

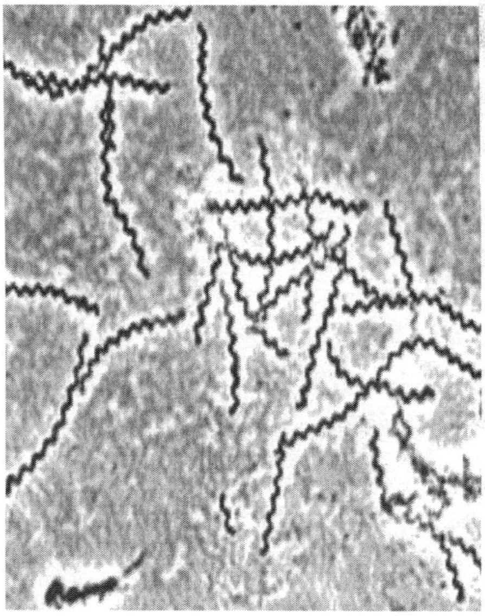

图 38-1　梅毒螺旋体(镀银染色法，光学显微镜，×1000)

第二节　螺旋体的分离培养和鉴定

钩端螺旋体的培养和鉴定

材料

1. 样品　钩端螺旋体病患者血液或尿液。

2. 培养基　柯氏(Korthof)液体培养基。

3. 试剂与器材　载玻片、盖玻片、生物安全柜、钩端螺旋体液体培养物、同型钩体抗血清。

方法

1. 分离培养 无菌操作取钩体患者血液(约 0.5 mL)或尿液离心沉渣,接种于柯氏培养基,置温箱内 28℃培养 1 ~2 周。从培养第 3 天起,每日以肉眼观察生长现象。

2. 鉴定 钩端螺旋体的鉴定包括形态学鉴定、动力观察鉴定、显微凝集试验鉴定。

(1) 形态学鉴定:见本章第一节。

(2) 动力观察鉴定:取钩端螺旋体液体培养物 1 ~2 滴于载玻片上,再用盖玻片覆盖;在暗视野显微镜下,用高倍镜或油镜观察。

(3) 显微凝集试验鉴定:取钩体抗血清,按表 38-1 方法用灭菌生理盐水稀释为:1 : 50、1 : 100、1 : 200、1 : 400、1 : 800、1 : 1600,一共 6 个稀释度。取各稀释度血清 0.1 mL 分别加入微孔板前 6 个凹孔中,第 7 个凹孔内加入 0.1 mL 灭菌生理盐水作为对照。每孔加入 0.1 mL 钩体液体培养物,摇匀后置温箱内 37℃孵育 2 h。用毛细吸管从各孔内取一滴置于载玻片上,盖上盖玻片,在暗视野显微镜下观察。

表 38-1 显微镜凝集试验的操作方法及结果

管号	1	2	3	4	5	6	对照
血清稀释度	1 : 50	1 : 100	1 : 200	1 : 400	1 : 800	1 : 1600	-
稀释血清(mL)	0.1	0.1	0.1	0.1	0.1	0.1	-
生理盐水(mL)	-	-	-	-	-	-	0.1
钩体培养物(mL)	0.1	0.1	0.1	0.1	0.1	0.1	0.1
最终血清稀释度	1 : 100	1 : 200	1 : 400	1 : 800	1 : 1600	1 : 3200	-

结果

1. 动力观察结果 见第一节暗视野显微镜观察结果。

2. 凝集结果判断 “-”表示完全不凝集;“+”表示偶见凝集块,残存钩体约 75% ;“++”表示有典型凝集块,残存钩体<50% ;“+++”表示有较多凝集块,残存钩体<25% ;“++++”表示有大量凝集块,绝大多数菌体溶解,偶见残存钩体。以出现“++”的血清最高稀释度作为凝集效价。凝集效价>1 : 300 或双份血清效价升高 4 倍以上时,有诊断价值。

(魏 洪)

第四篇　真菌学常用实验技术

第三十九章　真菌的形态与培养

真菌是一类需氧的、有细胞核、不含叶绿素和无根茎叶分化的真核细胞生物,包括大生物真菌(大型真菌)与微生物真菌。微生物真菌分为单细胞真菌与多细胞真菌,单细胞真菌包括酵母菌与类酵母菌,多细胞真菌称为霉菌或丝状菌。真菌种类繁多,少数可引起人类的疾病。

第一节　微生物真菌的镜下形态

微生物真菌具有多样形态,单细胞真菌为圆形或卵圆形,多细胞真菌由菌丝与孢子组成。多细胞真菌的菌丝及孢子的形态是真菌分类与鉴定的重要依据。

材料

1. 菌种　白假丝酵母菌、新生隐球菌、红色毛癣菌、絮状表皮癣菌、石膏状小孢子菌的沙保弱琼脂斜面培养物与平板培养物。

2. 试剂　无菌生理盐水、革兰染色液、优质墨汁、乳酸酚棉蓝染液。

3. 器材　酒精灯、滴管、镊子、盖玻片、载玻片、普通光学显微镜、生物安全柜。

方法

1. 真菌的菌落形态　肉眼观察沙保弱培养基上真菌的菌落形态。

2. 单细胞真菌的菌体形态(压滴法)　分别取白假丝酵母菌与新生隐球菌的菌种,用墨汁负染和压滴法制片,在高倍镜下观察。

3. 多细胞真菌的菌丝与孢子形态

(1) 取乳酸酚棉蓝染液1滴,加于载玻片上。

(2) 用盖玻片以印片法分别在红色毛癣菌、絮状表皮癣菌、石膏状小孢子菌的菌落表面轻轻按压蘸取真菌,将蘸有真菌的面正对乳酸酚棉蓝染液放于载玻片上。

(3) 静置3 ~4 min后,用高倍镜观察真菌孢子与菌丝的形态结构特点。

4. 真菌的小培养物观察　在高倍镜下分别观察絮状表皮癣菌、石膏状小孢子菌、红色毛癣菌的小培养物,注意菌丝和孢子的位置、颜色和形态结构。

注意事项

(1) 放盖玻片时,避免产生气泡。

(2) 观察真菌小培养物时,需将视野调暗,注意勿压碎盖玻片。

结果

各真菌的镜下形态特征见彩图 39-1。

第二节　微生物真菌的菌落形态

单细胞真菌的菌落可分为酵母型与类酵母型,多细胞真菌形成丝状菌落。某些真菌菌落的正面与底面可具有不同颜色的色素,有助于真菌的鉴别。

材料

1. 菌种　红色毛癣菌、絮状表皮癣菌、石膏状小孢子菌、白假丝酵母菌及新生隐球菌。

2. 培养基　沙保弱琼脂斜面培养基和琼脂平板。

方法

无菌操作将各菌种分别接种于各培养基,置 28℃温箱培养 3 ~5 天 。

注意事项

(1) 接种真菌于斜面培养基时,用接种针将真菌点种于培养基局部。

(2) 观察斜面培养物的假菌丝时,需从培养基的侧面观察。

结果

观察真菌菌落的形态、颜色、假菌丝、气生菌丝、营养菌丝及培养基的颜色(彩图 39-2)。

第三节　微生物真菌的生长特性

微生物真菌的营养要求较低,容易培养,常用沙保弱培养基分离培养。某些微生物真菌生长繁殖缓慢,需要较长的培养时间。

材料

1. 菌种　白假丝酵母菌、新生隐球菌、絮状表皮癣菌的沙保弱琼脂斜面培养物。

2. 培养基　沙保弱琼脂。

3. 试剂　无菌生理盐水、人或兔血清。

4. 器材　接种针、接种钩、无菌平皿、无菌吸管、无菌载玻片、无菌凹玻片、无菌盖玻片、小镊子、手术刀片、酒精灯、湿盒、普通光学显微镜、生物安全柜、恒温培养箱。

方法

1. 芽管形成试验

(1) 取人或兔血清,加 1 滴于无菌载玻片上。

(2) 取白假丝酵母菌少许,接种于载玻片上的血清内,混匀后,覆盖以无菌盖玻片,置湿盒内。

(3) 放于温箱内 37℃培养 2 ~4 h,每隔 60 min 取出一次,在高倍镜下观察菌体的形态和芽管形成。

2. 真菌小培养

(1) 用无菌吸管取融化的沙保弱琼脂培养基,加 1 ~2 滴于无菌凹玻片凹窝的一侧。

(2) 培养基凝固后,按无菌操作法用接种针取絮状表皮癣菌的菌种,点种于凹窝的培养基内,覆盖无菌盖玻片,置湿盒内。

(3) 放于温箱内 28℃ 培养 3 ~6 天,真菌生长后,在高倍镜下观察培养物的形态。

3. 真菌大培养　无菌操作法分别将白念珠菌、新生隐球菌、絮状表皮癣菌点种于沙保弱琼脂斜面培养基,放于温箱内 28℃ 培养。

注意事项

(1) 真菌的培养物需要注意保持湿度。

(2) 显微镜下观察菌落时,要关小光栅,在稍暗的视野下观察。

(3) 假丝酵母菌形成丝状生长物,长度为母细胞直径的 2 倍者,为芽管试验阳性。

(4) 真菌产生的孢子容易扩散,因此小培养的各菌种间不可共用一个湿盒,以免污染。

(5) 病原性真菌的操作需要在生物安全柜内进行,避免发生感染或污染。

结果

注意观察真菌的菌落、形态、颜色、生长速度。

(康颖倩)

第四十章　浅部感染真菌的检查

皮肤癣菌是引起皮肤浅部感染的常见真菌，包括毛癣菌属、表皮癣菌属和小孢子菌属的许多菌种。实验室检查需要取患者病变部位组织标本，直接镜检观察真菌的菌丝与孢子可初步诊断，必要时需进行真菌的分离培养与鉴定。

材料

1. 检样　疑为癣症患者的病发、病灶皮屑或甲屑。

2. 试剂　10% KOH。

3. 器材　小镊子、载玻片、盖玻片、酒精灯。

方法

(1) 将病发、皮屑或甲屑标本放于载玻片上，加 1 滴 10% KOH，覆以盖玻片。

(2) 在酒精灯火焰上微加热，用镊子轻压盖玻片，使标本变薄。

(3) 分别在显微镜的低倍镜与高倍镜下观察菌丝与孢子。

注意事项

(1) 观察菌丝和孢子时，注意与表皮细胞、纤维、气泡等鉴别。

(2) 阴性结果不能完全排除真菌感染，需要复查。

(3) 避免 10% KOH 接触镜头造成镜头的腐蚀与损坏。

结果

若看到典型形态的菌丝与孢子，可诊断为真菌感染，必要时可进行真菌分离培养。

（康颖倩）

第四十一章　深部感染真菌的检查

深部感染真菌包括致病性真菌和条件致病性真菌、多细胞真菌和单细胞真菌，分别可引起外源性感染与内源性感染。常见深部感染真菌有白假丝酵母菌、新生隐球菌、马尔尼菲青霉菌等。

第一节　白假丝酵母菌的检查

白假丝酵母菌能够发酵与同化葡萄糖等多种糖类，不还原硝酸钾，不产生脲酶。

材料

1. 菌种　白假丝酵母菌或疑似念珠菌病患者的标本。

2. 培养基　沙保弱琼脂平板、糖发酵管（包括葡萄糖、乳糖、麦芽糖、蔗糖、半乳糖、蕈糖）、尿素水解培养基。

3. 试剂　无菌生理盐水、2.5% 碘酒、75% 乙醇。

4. 动物与器材　成年家兔、无菌注射器、无菌试管、无菌吸管、恒温培养箱。

方法

（1）取白念珠菌或临床标本，分离划线法接种于沙保弱琼脂培养基平板。置温箱内37℃培养 18 ~ 24 h，观察白假丝酵母菌的生长现象。注意菌落的形态、大小、颜色。

（2）取白假丝酵母菌培养物涂片，革兰染色后油镜观察形态、排列及染色性。

（3）芽管形成试验：按第三十九章第三节的方法，取白假丝酵母菌培养物于无菌载玻片上，加血清放于湿盒内，置普通恒温箱 37℃培养并观察芽管形成情况。

（4）生化反应：取白假丝酵母菌接种于各种糖发酵管及尿素水解培养基，置温箱内37℃培养 18 ~ 24 h，观察结果。

（5）动物试验。

1）菌液制备：取白假丝酵母菌混悬于无菌蒸馏水，离心并洗涤沉淀物 3 次，配制成 1% 白假丝酵母菌悬液（*W/V*）。

2）感染动物：取 1% 白假丝酵母菌悬液，由耳静脉注射 1 mL 于家兔体内。

3）解剖动物：家兔感染后，一般可于 4 ~ 5 天发病和死亡。解剖家兔可见肾脏肿大，有许多白色小脓肿分布于肾皮质上。

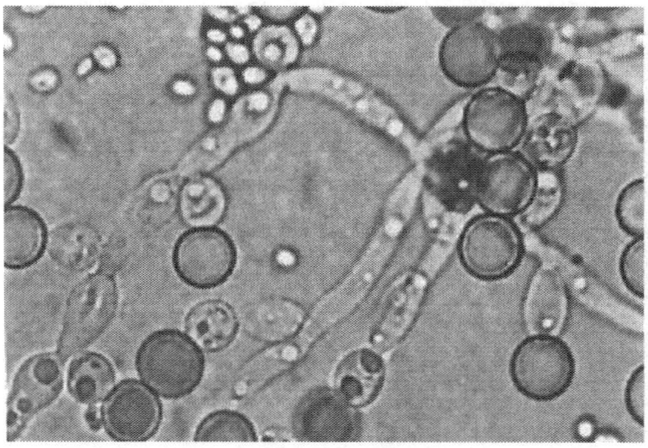

图 41-1　白假丝酵母菌的假菌丝（×200）

结果

根据培养物的生长现象、形态（图 41-1）、糖发酵、动物发病及其解剖的病理学改变，鉴定白假丝酵母菌及其致病性。

第二节　新生隐球菌的检查

新生隐球菌对人类具有较强的致病性，广泛分布于自然界，鸽粪是最主要的传染源。新生隐球菌不发酵任何糖类，可同化糖类，产生脲酶。在37℃条件下传代培养，对小鼠具有致病性，可产生脲酶，是鉴定新生隐球菌的基本指标。

材料

1. 菌种　新生隐球菌。

2. 培养基　沙保弱琼脂培养基、尿素水解培养基、同化培养基。

3. 试剂　葡萄糖、乳糖、麦芽糖、蔗糖、棉子糖、蜜二糖、肌醇、纤维二糖的粉剂，优质墨汁。

4. 动物与器材　小白鼠、无菌注射器、无菌试管、无菌吸管、消毒碘酒与乙醇溶液、生物安全柜、恒温培养箱。

方法

(1) 取新生隐球菌，划线分离法接种于沙保弱培养基。置温箱内37℃培养18～24 h，观察生长现象，注意菌落的形态、大小与颜色。

(2) 取1滴墨汁于载玻片上，挑取新生隐球菌培养物混匀，加上盖玻片轻压后，在高倍镜下观察菌细胞和荚膜形态。

(3) 生化反应

1) 尿素水解试验：取新生隐球菌接种于尿素水解培养基，置温箱内37℃培养18～24 h，观察结果。

2) 同化试验：加热溶化同化基础培养基，冷却至45～50℃。取20 mL培养基与2 mL菌液混匀，倾注平板。用接种针分别蘸取各种糖粉，穿刺接种于含菌的同化培养基内。置室温或25℃温箱内，培养48 h后观察结果。

(4) 动物致病性试验

1) 菌液制备：取新生隐球菌混悬于无菌蒸馏水，离心并洗涤沉淀物3次，配制成1∶500新生隐球菌的菌液(V/V)。

2) 感染动物：取1∶500新生隐球菌的菌液，由腹腔注射0.5 mL于小白鼠体内。

3) 解剖动物：观察小白鼠发病情况，小白鼠一般可在2～8周死亡，在动物腹腔液内可检出新生隐球菌。

结果

观察培养物的生长现象、形态、糖同化和动物发病情况，鉴定新生隐球菌及其致病性。

（康颖倩）

第五篇　病毒学常用实验技术

第四十二章　病毒的形态学检查法

病毒是一类结构简单、体积微小的非细胞型微生物，需要在电子显微镜下才能看见。病毒标本可直接在电镜下观察病毒颗粒的形态，也可采用标记抗体染色法在电镜下观察病毒颗粒；在光学显微镜下观察病毒感染细胞内的包涵体，有助于病毒的鉴定和病毒性感染的诊断。

第一节　电子显微镜检查法

电子显微镜直接观察病毒，不仅能观察病毒的形态学特征，还可较准确测量病毒体的大小和数量。

一、负染色电子显微镜检查法

扫描电镜（scanning electron microscope，SEM）是用重金属离子为染料，由于病毒颗粒比重金属离子的电子密度低，电镜发出的电子束对重金属离子和病毒颗粒的穿透能力不同，使病毒的形态和结构清晰明亮。需用扫描电镜观察的标本一般行负染色处理。

材料

1. 标本　含病毒颗粒的待检样品。

2. 试剂　95%乙醇、无水乙醇、2%磷钨酸盐（pH 6.4～7）溶液、戊二醛、丙酮、环氧树脂包埋剂、醋酸双氧铀、枸橼酸铅。

3. 器材　恒温箱、超速离心机、毛细吸管、试管、镜头纸、扫描电镜、铜网载片、生物安全柜。

方法

1. 标本制备　样品的性质不同，处理方法不同。

（1）血清、脑脊液、尿囊液样品：17 800 *g* 离心 30～60 min，弃上清，沉淀用微量双蒸水重新悬浮。

（2）尿液样品：4000 *g* 离心 30～60 min，收集上清，17 800 *g* 离心 30～60 min，弃上清，沉淀用微量双蒸水重新悬浮。

（3）痰液样品：痰液中的黏液会影响观察，通常用磷酸盐缓冲液（PBS）稀释痰液（1：4），用匀浆器匀浆，17 800 *g* 离心 30～60 min，弃上清，沉淀用微量双蒸水重新悬浮。

（4）粪便样品：取少量粪便，用 PBS 制成 1% 悬液 4000 *g* 离心 30～60 min，收集上清，17 800 *g* 离心 30～60 min，弃上清，沉淀用微量双蒸水重新悬浮。

(5) 细胞培养物:疑似病毒感染的细胞样品连同培养液一起收集,以冻融或超声波破碎后,17 800 *g* 离心 30 ~60 min,弃上清,沉淀用微量双蒸水重新悬浮。

(6) 组织样品:加入少量 PBS 用匀浆器或乳钵研磨成匀浆,17 800 *g* 离心 30 ~60 min,弃上清,沉淀用微量双蒸水重新悬浮。

2. 染色、制作载片 用微细毛细管取病毒悬液标本,滴加在附有支持膜的铜网载片上,用吸水纸吸去多余悬液。滴加 2% 磷钨酸盐溶液(pH 6.4 ~7.0)染色 2 ~3 min,再吸去多余染液,干燥。

3. 观察 取样品载片在透射电镜下观察。负染色病毒体为透明亮体,与暗色背景形成反差。

结果

病毒形态具多样性,如球形、杆状、丝状、砖状或子弹状等,感染人和动物的病毒多见球形或近似球形。

二、透射电子显微镜检查法

透射电镜(transmission electron microscope,TEM)以电子束代替光源,用电磁场作透镜。由于电子束的穿透力很弱,须将标本制成厚度 50 nm 左右的超薄切片才能进行观察。目前其分辨率可达 0.2 nm,可观察病毒颗粒的细微或超微结构。

材料

1. 标本 含病毒颗粒的待检样品。

2. 试剂 戊二醛、锇酸、环氧树脂包埋剂、醋酸双氧铀、枸橼酸铅。

3. 器材 超速离心机、毛细吸管、试管、镜头纸、生物安全柜、超薄切片机、透射电镜。

方法

1. 标本制备 样品的性质不同,处理方法不同。

(1) 血清、脑脊液、鸡胚尿囊液样品:8000 *g* 离心 30 min,取上清作为观察样品。

(2) 细胞培养物:收获被病毒感染的悬浮细胞,2000 *g* 离心 5 ~10 min,弃上清,沉淀细胞用 0.25% 中性戊二醛固定后切片。

(3) 组织样品:取得组织样品立即置于 10% 甲醛和 2.5% 戊二醛的标本瓶中备用。

2. 制作载片或超薄切片

(1) 液体样品制作成载片:取透射电镜样品和免疫电镜样品各 25 μL,滴于封口膜上;将有支持膜的铜网先置于样品滴上,5 min 后用镊子夹起,用干净的滤纸从铜网边缘吸去液体;稍干后,滴加 1 滴 10 g/L 醋酸双氧铀染色 1 min,再用滤纸吸去染液,然后置于透射电镜下观察。

(2)制作超薄切片并染色:组织标本经 2.5% 预冷戊二醛固定,后用 1.3% 锇酸溶液固定,环氧树脂包埋,用切片机制成超薄切片,醋酸铀-枸橼酸铅双重染色。

3. 在透射电镜下观察

结果

可观察到不同电子密度的病毒结构以及发生病变的组织或细胞。

注意事项

锇酸(OsO_4)是有较强毒性的化学试剂,须在通风橱中制备溶液。

三、免疫电子显微镜检查法

免疫电镜技术(immunoelectronmicroscopy,IEM)是利用不同标志物在电镜下呈现不同形态和电子密度的特点,用标志物标记的抗体与标本反应,观察标本中相应抗原在标本的定位、形态及表达情况。常用的标志物包括辣根过氧化物酶、铁蛋白及葡聚糖铁颗粒、放射性标记、重金属、血蓝蛋白等。

材料

1. 标本　含病毒颗粒的待检样品。

2. 试剂　95%乙醇溶液、无水乙醇、2%磷钨酸盐(pH 6.4~7)溶液、戊二醛、丙酮、环氧树脂包埋剂、醋酸双氧铀、枸橼酸铅。

3. 器材　恒温箱、超速离心机、毛细吸管、试管、镜头纸、扫描电镜、铜网载片、生物安全柜。

方法

1. 固定　将组织切成1 mm^3大小,用2.5%戊二醛溶液(pH 6.8~7.6)固定1~2 h。

2. 脱水　用不同浓度(25%~100%)乙醇逐级漂洗,每次15~30 min。

3. 固定、切片　用环氧树脂进行包埋,用切片刀将包埋好的组织切成20~100 μm厚的切片。

4. 染色　用间接免疫酶技术进行染色,分别与特异性一抗和辣根过氧化物酶标记的二抗孵育,然后用DAB进行染色。

5. 观察　在透射电镜下进行观察。

结果

可观察到被病毒感染的宿主细胞显棕色或棕黄色。

第二节　包涵体检查法

病毒侵入宿主细胞后,可造成细胞的形态学改变。包涵体(inclusion body)是某些病毒感染细胞后,在胞质或胞核内形成的嗜酸性或嗜碱性的团块状结构。观察包涵体有助于病毒鉴定和病毒性疾病的诊断。

材料

1. 标本　狂犬病犬的海马回脑组织。

2. 试剂　10%甲醛溶液、各种浓度的乙醇、二甲苯、石蜡、苏木素染液、1%伊红溶液、1%盐酸乙醇溶液。

3. 器材　光学显微镜。

方法

1. 切片制备　取下病犬海马回脑组织,立即放入10%甲醛溶液中固定24 h。放入

30%～100%乙醇中逐级浸泡，逐步脱水。石蜡包埋，用切片切成约5 μm薄片，粘于载玻片上，制成组织切片。

2. 染色　60℃水浴30 min脱蜡，苏木素染色5～15 min，盐酸乙醇溶液分化30 s，氨水处理30 s，伊红染色1～3 min，80%乙醇浸泡30 s，90%乙醇浸泡5 min，100%乙醇浸泡2次，每次10 min，二甲苯浸泡3次，每次5 min，封片。

3. 观察

结果

在光学显微镜下观察，发现神经细胞胞质内染成红色的均质团块状结构，即为内基小体。

（江　滟）

第四十三章　病毒的分离培养与鉴定

病毒只能在易感活细胞内增殖，常用培养病毒的方法是动物接种法、鸡胚培养法和组织细胞培养法，以组织细胞培养法最为常用。

第一节　动物接种技术

动物接种是最早应用于病毒分离培养的方法，主要用于病毒的分离与鉴定、制备疫苗与诊断抗原等。基本方法是将病毒接种于易感动物的组织与器官内，观察病毒引起动物的发病、组织病理学改变和免疫应答情况。

一、实验动物的选择

选择合适的实验动物是实验成功的关键，选择内容包括动物对病毒的敏感性、动物的种系特征以及动物的健康状况、年龄、体重、性别等。选择原则如下所述。

（1）选择对接种病毒易感性高的动物（表43-1）。

表43-1　各种病毒常见的易感动物及接种途径

病毒名称	易感动物	接种途径
流行性乙型脑炎病毒	小鼠	脑内、腹腔、皮下
	恒河猴	脑内、滴鼻、皮下
森林脑炎病毒	小鼠	脑内、腹腔、静脉、皮下
	绵羊	脑内
	恒河猴	脑内
流行性感冒病毒	雪貂	滴鼻
	小鼠	滴鼻
麻疹病毒	恒河猴	皮下、肌肉、静脉、脑内
	豚鼠、家兔	腹腔
风疹病毒	豚鼠、猴	皮下、腹腔、滴鼻、静脉
	雪貂	皮下、脑内
腮腺炎病毒	恒河猴	脑内、腹腔、静脉、腮腺
单纯疱疹病毒	家兔	角膜、脑内
	豚鼠	趾
脊髓灰质炎病毒	猴	脑内、滴鼻、腹腔
	小鼠	脑内、脊髓内
	金黄地鼠	脑内
狂犬病病毒	家兔	脑内、皮下
	大鼠、小鼠	脑内
	犬、猫、猴、鸡	脑内
柯萨奇病毒（甲型）	初生小鼠	脑内、肌肉、腹腔、皮下

(2) 实验动物必须健康;一般需在接种前 1 周领取动物,使其适应环境并进行健康检查。

(3) 选取体重范围一致、对接种病毒敏感性高、同一年龄阶段的动物。

二、动物接种途径

根据病毒种类不同、实验动物不同以及研究目的不同,应选择不同的接种途径(表 43-1)。

三、动物接种方法

病毒学常用的动物接种法包括脑内接种、滴鼻接种、静脉接种、腹腔接种、皮下接种、皮内接种和角膜接种等。

1. 脑内接种法

(1) 家兔和豚鼠。

1) 接种部位:颅前后中线旁约 5 mm 的平行线与动物瞳孔横线交叉处。

2) 麻醉:乙醚吸入法或巴比妥注射法麻醉动物。

3) 消毒:将头顶部的毛剪掉,以接种部位为中心用碘酒、酒精进行消毒。

4) 接种:一手固定头部及皮肤,一手用无菌锥子刺穿颅骨,拔出锥子,从原孔处刺入 4 号针头(预先将针尖处磨平),刺入 4 ~ 10 mm。

5) 接种:注入接种物 0.1 ~ 0.25 mL,拔出针头,消毒。

(2) 小鼠和地鼠。

1) 接种部位:眼后角与对侧耳前缘耳根构成的交叉线交点两侧部位。

2) 不需麻醉,消毒接种部位及周围皮肤。

3) 接种:直接从接种部位进针,接种量 0.03 ~ 0.05 mL;拔出针头,消毒。

(3) 猴。

1) 接种部位:耳上部距颅前后中线 6 mm 处。

2) 麻醉:巴比妥注射法麻醉动物。

3) 消毒:将头顶部的毛剪掉,以接种部位为中心用碘酒、酒精进行消毒。

4) 接种:在接种部位钻孔,在孔中垂直刺入全部针头,抽取无脑脊液时缓慢注入接种物 0.1 ~ 0.25 mL;拔出针头,消毒。

2. 滴鼻接种法 用乙醚将动物短暂麻醉,一手食指及中指夹住动物后颈,拇指顶住其下颚,另一手将标本缓缓滴入动物鼻内,让动物将接种物完全吸入。小鼠接种量一般为 0.03 ~ 0.05 mL,大鼠一般为 0.05 ~ 0.1 mL,豚鼠和家兔可达 2 mL。

3. 静脉接种法 小鼠和大鼠一般是采用尾静脉注射法接种。

1) 注射部位:大鼠在尾下 1/5 处,距尾尖 3 ~ 4 mm;小鼠在尾下 1/4 处。

2) 固定动物:将动物置于固定器内,留出尾部,使一侧尾静脉朝上。

3) 消毒:用酒精消毒皮肤,以一手拇指和食指夹住鼠尾上端,无名指和小指夹住鼠尾末梢,中指托起注射部位。

4) 接种:另一手持针,针尖斜面朝上,针头和尾静脉夹角小于 30°,刺入静脉并推入少量液体,如推注无阻力且尾部皮肤未见发白鼓胀,则继续推入其余液体。拔出针头,用棉签压迫止血。

4. 腹腔接种法

1）固定动物：徒手固定动物，暴露腹部，使其腹部朝上且头部略向下。

2）消毒：用碘酒、酒精消毒腹部皮肤。

3）接种量：大鼠 1～2 mL，小鼠 0.5～1.5 mL。

4）接种：于下腹部腹中线旁开 1～2 mm 刺入皮下，在皮下平行腹中线推进针头 3～5 mm，再以 45°角向腹腔内刺入，当针尖通过腹肌后抵抗力消失，回抽无物再缓缓注入接种物。拔出针头，消毒。

5. 皮下接种法

1）固定动物：徒手固定动物，暴露注射部位皮肤。

2）消毒：注射部位可选择颈部、腹侧或背部皮肤行皮下注射，用碘酒、酒精消毒注射部位皮肤。

3）注射量：大鼠注射量<0.5 mL，小鼠注射量<0.3 mL。

4）接种：将皮肤略提起以形成一个皮下空隙，注射针刺入皮下后沿皮肤推进 5～10 mm，如针头可轻松左右摆动或回抽无物，则可缓缓注入接种物。拔出针头，按压注射部位片刻。

6. 乳鼠接种法

1）动物：选用同一窝乳鼠在出生后 24 h 内接种，留其中 2 只作为正常对照。

2）接种：用竹镊轻将乳鼠镊起，从颈背部沿囟门刺入脑内，接种量一般为 0.02 mL。缓慢退出针头，用母鼠窝内棉花轻擦其皮肤后放回窝内。

四、动物接种后的观察

（1）实验动物接种后，每日观察数次并做好记录。

（2）观察项目。

1）一般情况：饮食状况、活动能力、精神状态、粪便情况。

2）体温情况：每天定时检测动物体温并做体温曲线。

3）体重情况：定时称量体重，绘制体重曲线。

4）相应部位是否出现局部反应。

5）全身症状：四肢震颤，角弓反张，抽搐，呼吸加快、衰竭等。

第二节　鸡胚接种技术

鸡胚（chick embryo）的组织分化程度较低，人类及动物的许多病毒都可以在鸡胚的不同组织内增殖。鸡胚培养法的优点在于鸡胚来源广、价格比较低廉、操作方便、容易管理、病毒繁殖快等，缺点是鸡胚可能自带病毒。

病毒的鸡胚接种途径有 4 种：绒毛尿囊膜（chorioallantoic membrane）接种、尿囊腔（allantoic cavity）接种、羊膜腔（amniotic cavity）接种和卵黄囊（yolk sac）接种。可根据病毒及研究目的不同，选择适当的接种途径。

一、鸡胚的孵育

1. 孵蛋 将鸡蛋置38～39℃的孵蛋箱内(也可用普通温箱),湿度为40%～70%、空气需流通。每天翻蛋2次,以免粘壳。

2. 检蛋 孵育4～5天后,将蛋置于检蛋灯或检蛋器上检查鸡胚发育情况。此时的合格鸡胚表现为:血管清晰、鸡胚有明显主动运动。按照所用胚龄的要求,可继续孵育与观察。

二、鸡胚的生理解剖

鸡胚是由三个胚层发育起来的,即外胚层、中胚层和内胚层。在发育过程中由三个胚层逐渐构成鸡胚的组织和器官。

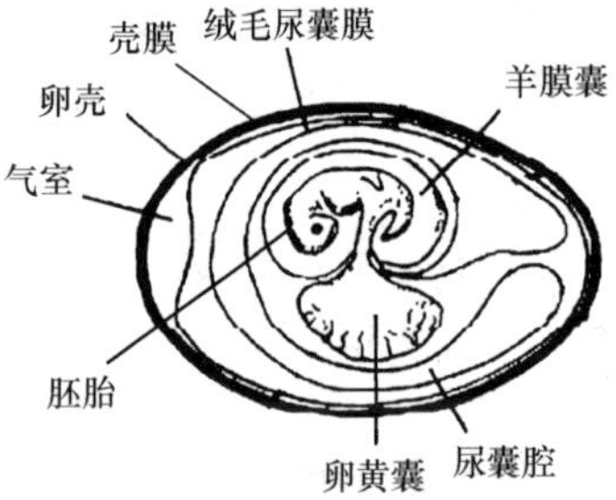

图43-1 鸡胚解剖图

鸡胚由外到内具有多层膜性结构(图43-1)。鸡胚的最外层为石灰质的卵壳,上有气孔进行气体交换;壳下为壳膜,为一层易与卵壳分离的软膜,该膜的功能是使气体、液体分子进行内外交换。卵的钝端有气室,功能为呼吸和调节压力。壳膜下是血管丰富的绒毛膜,其内层为尿囊膜,绒毛尿囊膜起胚胎呼吸器官的功能,气体交换是在膜的血管内通过卵壳孔进行的。

尿囊腔是胚胎的排泄器官,内含尿囊液(尿液),初为透明,待胚胎发育10～12日龄后因尿酸盐量增加而变浑浊。尿液量以11～13日龄为最多,平均为6～6.5 mL。

羊膜为包裹胚胎的包膜,羊膜腔内盛有羊水,量为1 mL左右,胎体浸泡其中。

卵黄囊附着于胚胎,内包有卵黄,是胚胎的营养物质。卵白位于卵的锐端,为胚胎发育晚期的营养物质。

三、接种前的准备和注意事项

1. 接种前准备

(1) 鸡胚的准备:用检蛋箱观察鸡胚的状态,用铅笔画出气室的界线、胚胎的位置及大血管的位置,避开血管在气室边缘标出进针位置(图43-2)。

(2) 实验室的准备:病毒接种鸡胚的操作需要在生物安全柜或生物安全室内进行,各种实验器具均进行灭菌处理。

(3) 接种标本的准备:接种标本若是采集的分离培养标本需进行无菌处理,若是保存的高滴度病毒液,需稀释后再接种。

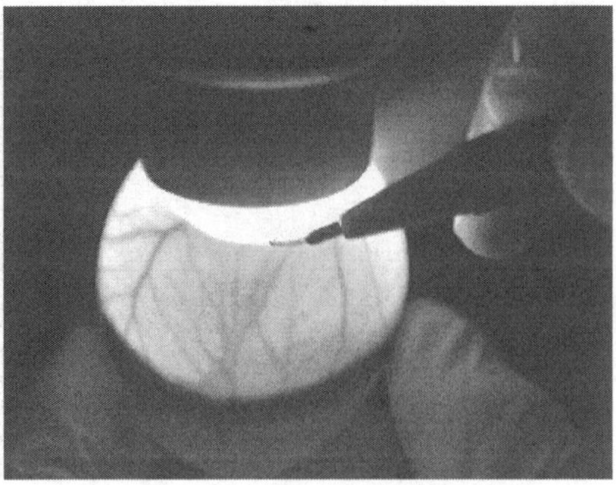
图43-2 用检蛋箱观察鸡胚

2. 注意事项

(1) 防止污染:接种过程需严格按照

生物安全规范的要求进行。

（2）保证温度适宜：接种过程保证在室温较高的实验室中接种；接种过的鸡胚，根据所接种的病毒，置于适宜温度恒温孵箱中孵育。

四、接种与收获

1. 材料

（1）病毒：新城疫病毒悬液。

（2）鸡蛋：选择浅色蛋壳的受精新鲜鸡蛋，以产后5日内为佳。

（3）试剂：无菌生理盐水、2.5%碘酒、75%乙醇。

（4）器材：无菌注射器（1 mL 规格）、无菌试管、无菌吸管、剪刀、眼科镊、检蛋灯、蛋架、无菌液体石蜡、钢锉、无菌玻璃纸、酒精灯、生物安全柜、固体石蜡、记号笔、恒温培养箱。

2. 方法　常用的接种方法有四种：卵黄囊接种法、绒毛尿囊膜接种法、尿囊腔接种法和羊膜腔接种法（图43-3），需要根据病毒种类、接种目的不同，采用适当的接种途径。

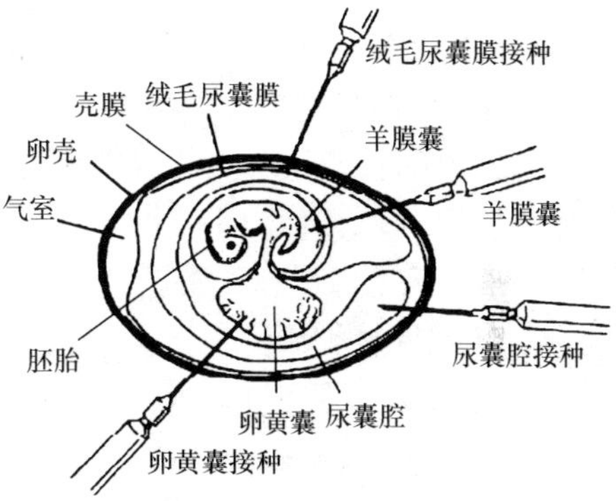

图43-3　鸡胚的接种方法

（1）尿囊腔接种法。

1）取9～12日龄胚蛋，在检蛋灯上标出气室与壳膜界限，以壳膜外缘的气室处以及大血管分布稀少处为接种病毒的注射点。

2）将胚蛋横置于蛋架上，使标记的注射点向上。碘酒、酒精消毒注射点及其周围的蛋壳，用无菌小镊子在注射点敲一小孔。

3）用注射器取0.5 mL流行性感冒病毒液，将针头与蛋壳成30°角的方向斜刺进针约2 cm，注入病毒液。

4）融化石蜡封闭注射孔，置普通温箱内37℃培养，弃去24 h内死亡的胚蛋，余者培养2～3天后收获。

5）胚蛋竖立于蛋架上，用碘酒、酒精消毒气室蛋壳。用无菌镊子除去蛋壳，轻轻撕破壳膜与绒毛尿囊膜。用无菌毛细吸管吸取尿囊液，置于无菌试管内。测定病毒的血凝效价后，小瓶分装，置于-80℃冰箱或液氮内保存。

（2）绒毛尿囊膜接种法。

1）取10～13日龄鸡胚，标出气室、胚位及壳膜-绒毛尿囊膜与气室的界限，避开血管密集处，在胚蛋侧面壳上标出接种病毒的注射点。

2）按上述方法消毒胚蛋的全部蛋壳，用钢锉在胚蛋壳上的注射点锉一边长约1 cm的三角缝隙。挑去锯口处的蛋壳使其形成窗口，注意勿伤及壳膜。在气室的蛋壳处，用无菌镊子敲一小孔。

3）在窗口的壳膜处加一滴无菌生理盐水，并用针尖在壳膜上轻划一裂隙。然后在气室小孔处用橡皮吸头吸气，形成负压与盐水下沉的重力，使壳膜与绒毛尿囊膜分离。用无菌镊子撕去壳膜，暴露绒毛尿囊膜。

4）用无菌注射器取单纯疱疹病毒液0.5 mL，滴于绒毛尿囊膜上。轻轻旋转胚蛋，使病毒液均匀分布于绒毛尿囊膜上。用无菌玻璃纸与石蜡封口，将胚蛋窗口朝上，置普通温箱内 37℃ 培养。

5）弃去 24 h 内死亡的胚蛋，余者培养 4 ~5 天后收获。用碘酒、酒精消毒窗口区，撕去玻璃纸，用无菌镊子提起绒毛尿囊膜，持无菌剪刀沿窗口剪下绒毛尿囊膜，置于无菌平皿内。用无菌生理盐水洗涤 1 ~2 次后，平铺于皿底，观察膜上的疱疹样病变。

（3）卵黄囊接种法。

1）取 6 ~8 日龄胚蛋，检蛋灯下标出气室与胚位。

2）胚蛋气室向上竖立于蛋架，消毒气室端蛋壳，用无菌镊子在气室中央敲一小孔。

3）用无菌注射器取乙型脑炎病毒液 0. 5 mL，针头从气室小孔沿蛋纵轴垂直向卵黄囊处刺入（避开鸡胚）2 ~3 cm，注入病毒液 0. 2 ~0. 5 mL，退出注射器。

4）用融化石蜡封闭气室小孔，置普通温箱内 37℃ 培养。每天翻蛋 2 次并灯检，弃去 24 h 内死亡的胚蛋。

5）取出孵育 24 h 以上的濒死胚蛋，气室向上竖立于蛋架。碘酒、酒精消毒气室端蛋壳，剥去蛋壳，镊子夹住卵黄蒂，挤去卵黄液，用无菌生理盐水轻轻洗去卵黄液后，置于 -80℃ 冰箱或液氮内保存备用。

（4）羊膜腔接种法。

1）取 9 ~12 日龄鸡胚，照蛋灯下标出气室与胚位。在接种前，将胚蛋的气室向上竖立于蛋架培养 1 天，使胚胎朝上而有利于接种。

2）将胚蛋气室向上竖立于蛋架，碘酒、酒精消毒气室端蛋壳，用无菌钢锉沿气室近胚胎侧的蛋壳上锯一边长约 1 cm 的方窗。

3）用无菌镊子夹去方窗处的蛋壳，轻轻撕去壳膜，注意勿损伤其下的绒毛尿囊膜。用无菌吸管取少许无菌液体石蜡，加 1 ~2 滴于胚胎附近壳膜上。石蜡在壳膜上迅速散开，可见透明状膜。在检蛋灯上，可清楚看见鸡胚。

4）用无菌注射器取流行性感冒病毒液 0. 5 mL，针头从开窗处垂直穿过绒毛尿囊膜、羊膜腔膜，用针头轻轻拨动鸡胚，有实物感时提示已进入羊膜腔，注入病毒液。

5）用无菌玻璃纸盖住气室窗口，玻璃纸边缘用融化石蜡密封。胚蛋气室向上竖立，置普通温箱内 37℃ 培养，弃去 24 h 内死亡的胚蛋。

6）培养 3 ~4 天，取出胚蛋，置 4℃ 过夜冻死鸡胚并减少收获时出血。

7）用碘酒、乙醇消毒气室处蛋壳，撕去玻璃纸，无菌操作剪去蛋壳。用无菌镊子轻轻撕破壳膜与绒毛尿囊膜，用无菌吸管吸取尿囊液弃去。一手持镊子提起羊膜；另一手以无菌毛细吸管插入羊膜腔吸取羊水，装入无菌试管内。用红细胞凝集试验测定流行性感冒病毒的滴度，符合要求者可分装小瓶，置于 -80℃ 冰箱或液氮内保存备用。

3. 结果观察　可通过以下方法，检查接种后的鸡胚是否被病毒感染。

（1）直接观察：观察鸡胚是否出现特殊的病理变化，是否生长发育缓慢或死亡。如疱疹病毒在绒毛尿囊膜上可形成特殊的痘斑；流行性乙型脑炎病毒病毒、新城疫病毒可引起鸡胚死亡（必须与接种损伤、标本毒性或细菌污染相鉴别）。

（2）间接检查：鸡胚培养后收获，根据病毒的种类不同采用不同方法进行检查。如流感病毒可用血凝试验或血凝抑制试验检查；腮腺炎病毒可用特异性诊断血清通过补体结合试验检查；狂犬病病毒可通过组织切片观察包涵体等。

第三节　组织细胞培养技术

一、组织细胞培养物

人或动物离体的活组织或分散的活细胞，在实验室的培养容器内，模拟体内的生理条件生存和生长。

1. 组织来源　人、猴、啮齿类动物、禽的胚胎或脏器最为常用，对于虫媒病毒可使用蚊组织，作为原代细胞培养的组织来源；癌瘤组织常是建立传代细胞的组织来源。

2. 单细胞的制备　将组织分散成单细胞的方法主要有 3 种：机械分散法、酶消化法和螯合剂分散法，后两种方法多与机械法结合使用。

（1）机械分散法：适用于细胞间连接较松的组织，如肝组织、肾组织、鸡胚组织等。可将组织剪成 1 mm^3 的小块，用玻棒轻压通过 200 目的筛网，然后加入培养液培养。

（2）酶消化法：用酶消化细胞间的基质成分，得到分散的细胞。如用胰蛋白酶消化，一般用 2.5 ~5 g/L 的胰蛋白酶，pH 7.4 ~7.6 组织块受到胰蛋白酶作用后细胞变为圆形，再用吸管吹打使细胞分散。1000 r/min 离心 3 min，弃上清，加入培养液，用吸管轻轻吹打分散细胞，移入培养瓶中培养。

（3）螯合剂分散法：钙离子和镁离子是细胞结合的离子，单层细胞在缺少钙、镁离子的环境下，细胞会变圆而分散成单细胞。螯合剂乙二胺四乙酸（versene，EDTA）可与钙、镁离子螯合而使细胞间及细胞与细胞培养瓶间分离，而达到细胞分散的目的。EDTA 通常用于单层细胞的分散，对于组织的分散效果不好。

3. 细胞培养的基本条件　单层细胞的培养受到以下条件的影响。

（1）细胞接种量：细胞量太大对于细胞的生长不利，在一定范围内，细胞量越大繁殖速度越快。一般传代细胞接种量为 1×10^5 ~5×10^5/mL，可在 3 ~7 天铺满瓶底。

（2）培养液：目前多用合成培养液培养细胞。合成培养液的种类很多，如 DMEM、RPMI 1640、RPMI 199 等，其主要成分是氨基酸、糖类、维生素、无机盐及其他成分。

1）氨基酸：所有培养液均需要 12 种氨基酸即精氨酸、组氨酸、异亮氨酸、亮氨酸、赖氨酸、蛋氨酸、苯丙氨酸、苏氨酸、色氨酸、酪氨酸、缬氨酸、谷氨酸，某些特殊的培养液还含有其他一些氨基酸。

2）维生素：是维持细胞生长和生物活性的物质，可作为酶的辅基或辅酶，对细胞代谢有重要影响。

3）糖类：又称为碳水化合物，一般含有葡萄糖，糖类是细胞代谢的能量来源。

4）无机盐：是细胞的重要组成成分，细胞代谢必不可少。所有培养液均以无机电解质为生理盐溶液，对于维持渗透压、激活酶活性、缓冲等有重要作用。

5）蒸馏水：主要用于溶解上述物质，一般用双蒸水或去离子水，电导率须小于 10。

6）血清：商品合成培养基中一般不含蛋白质成分，使用前需根据需要加入一定量的血清。其中的血清蛋白不仅能促进细胞增长还能帮助细胞贴壁，是组织培养中不可缺少的。一般使用的是小牛血清或胎牛血清，使用前需热处理（56℃，30 min）灭活血清中的补体等物质。

7）抗生素：通常需加入青霉素与链霉素，防止细菌污染。

(3) 酸碱度及气体条件：细胞生长适宜的酸碱度范围是 pH7.0 ~ 7.4，细胞能耐受的酸碱度范围较大（pH6.6 ~ 7.8），偏酸的环境更利于细胞贴壁。培养液中的缓冲系统主要是碳酸氢钠、磷酸盐和血清。

(4) 温度：细胞培养的最适温度与细胞来源的动物体温一致。细胞不能耐受高温，即使只高 2 ~ 3℃也会对细胞产生不良影响，而低温对细胞的影响较小。

(5) 无菌条件：防止污染是细胞培养技术的关键影响因素。由于培养液营养条件高，容易发生细菌、真菌或其他微生物的污染，通常微生物繁殖较细胞快并能产生毒素，导致细胞死亡。在细胞培养中，可能发生污染的来源有：培养液、器皿、细胞或组织本身、操作者或空气等。防止污染的措施包括：①对培养液、器皿用具进行彻底消毒，无菌室、超净工作台使用前用紫外线消毒；②操作时应严格进行无菌操作，如各种器皿拿入工作台前应用消毒液擦拭消毒，使用前在酒精灯火焰上灼烧瓶口，吸管吸取或注入液体应避免和瓶口接触等。

(6) 培养器皿的处理：培养器皿处理的效果对于细胞贴壁生长的影响很大。目前，常用的器皿主要有玻璃和塑料的两大类。

1) 玻璃器皿的处理：清洗须经过浸泡、刷洗、浸酸、冲洗 4 个步骤，晾干后经包装、高压蒸汽灭菌备用。

2) 塑料器皿的处理：清洗程序为流水冲洗、晾干、2% NaOH 溶液浸泡过夜、流水冲洗、蒸馏水浸洗，晾干后经包装、高压蒸汽灭菌备用。

二、病毒组织培养技术

广义上的组织培养技术包括：器官培养、组织块培养和细胞培养，目前一般多指细胞培养。根据细胞的来源、染色体特性和传代次数的不同可分为：原代细胞培养（primary cell culture）、二倍体细胞培养（diploid cell culture）和传代细胞培养（continous cell culture）。

材料

1. 病毒 腺病毒液。

2. 动物 4 日龄乳兔。

3. 溶液及试剂 0.25% 胰蛋白酶溶液（pH 8.0）、无菌 Hank's 液（pH 7.4 ~ 7.6）、RPMI 1640 液的生长液与维持液、小牛血清、青霉素、链霉素。

4. 器材 无菌吸管、细胞培养瓶、平皿、移液管、血球计数器、眼科镊、眼科剪、生物安全柜、恒温培养箱。

方法

1. 原代兔肾细胞单层培养法

(1) 解剖乳兔摘下肾脏，放入盛有温热的无菌 Hank's 液平皿内，去掉包膜，剪下皮质部分。

(2) 将肾皮质块放入青霉素小瓶内，剪成约 1 mm^3 大小，用 Hank's 液洗涤 3 次除去红细胞，加入 0.1% 胰蛋白酶溶液 8 ~ 10 mL，置 4℃冰箱内过夜。

(3) 吸弃胰蛋白酶消化液，换以新鲜 0.1% 胰蛋白酶溶液，37℃水浴 10 min。

(4) 吸弃胰蛋白酶消化液，用 Hank's 液洗涤 3 次。洗涤时对组织块可略为冲击，使组织块表面破碎细胞尽量脱下，然后吸弃 Hank's 液。

(5) 加入 RPMI 1640 液 5 mL，用吸管反复吹打组织块，将冲洗下来的细胞悬液吸到试管中。

(6) 再加入 RPMI 1640 液 5 mL,反复吹打组织块。

(7) 收集细胞悬液于试管内,加盖橡皮塞,静置于室温,待较大的组织块下沉。取 1 滴细胞悬液于载玻片上,滴加 15% 伊红水溶液,加盖玻片镜检,可见死细胞染成红色,活细胞不着色。计数活细胞与死细胞间的含量比,如死细胞太多则应弃掉悬液不用,见注意事项。

(8) 活细胞占 80%~90% 时,吸取上部细胞悬液加于生长液至微混浊(计数约 60 万/mL),分装小瓶,每瓶 1 mL,37℃孵育,逐日观察细胞生长情况,一般可在 48 h 后形成细胞单层。如未成单层,则应换新鲜生长液,继续观察,直至成单层,即可用于病毒接种。

(9) 在生物安全柜内吸弃细胞培养瓶内的生长液,用 Hank's 液轻轻洗涤细胞 3 次,以除去可能存在的病毒抑制物。各瓶内分别接种 0.1 mL 一定浓度的腺病毒液,加入维持液 0.9 mL,同时设正常细胞对照。37℃孵育,逐日观察细胞病变(cytopathic effect,CPE)。

(10) 显微镜下观察细胞病变的形态及其特点:腺病毒引起细胞病变的特点是细胞折光率降低,含细小颗粒,细胞变圆、肿胀,聚集成团或葡萄串状。

2. 组织块培养法

(1) 小组织块悬浮培养技术。

1) 将组织剪成 0.5~1.0 mm^3 的小块。

2) 用 Hank's 漂洗 3 次,组织即粘贴于玻璃壁上。

3) 按 10~15 块组织加入 1 mL 生长液的比例,在培养瓶中培养。

(2) 小组织块固定培养技术。

1) 小组织块制备同前,将漂洗液吸出,加入少量生长液。

2) 用移液管吸 6~10 块小组织块,分散在试管壁一侧。

3) 轻轻翻转试管,使粘有小组织块的面朝上,溶液流走。

4) 加入少量生长液,倾斜放置试管于培养箱内,使粘有小组织块的一侧朝上,生长液在下面。

5) 每天将细胞管轻轻旋转 2 次,以湿润组织块。

6) 当观察到细胞开始由组织块长出后,使生长液浸泡组织块继续培养。

3. 器官培养技术 器官培养技术适用于某些病毒的分离鉴定。

1) 取 5~9 个月死胚的器官组织,用含 5 倍抗生素的 Hank's 液漂洗 3 次,将组织包括黏膜和软骨,剪成 2~3 mm^3 的块。

2) 在直径为 60 mm 的平皿中放置 4~6 块,使软骨在上。

3) 加入 Eagle MEM 或 199 培养基,置于培养箱培养。

4. 病毒的接种及检测 常采集检查病毒的标本包括:鼻、咽、气管分泌物,粪便、组织器官、体液、脑脊液、血液等。不同性质的标本须行不同处理,以提高阳性率检出。

(1) 标本处理。

分泌物拭子:取样后立即放入 2 mL 加抗生素的肉汤中反复涮洗,然后挤出拭子中的液体,3000 *g* 离心 15~20 min,吸上清接种。

粪便标本:一般用 10 倍 Hank's 液稀释,振荡使其乳化后 4000 *g* 离心 15 min,取上清过滤后 4℃、16 800 *g* 离心 1 h,取上清 1.8 mL,加入 0.2 mL 抗生素 4℃作用 1 h 后接种。

虫媒昆虫:捕获后用 5% 葡萄糖水喂养 3 天,待血食消化后,将其冻死。每 50 只为一批加入 2~3 mL 5% 乙醇-生理盐水,4℃作用 1 h 后用 Hank's 液洗 3 次,用无菌研磨器磨碎后加入 Hank's 液 4℃、16 800 *g* 离心 1 h,取上清接种。

(2) 标本接种:细胞成片后,弃去生长液,接种经过处理的标本,加入维持液完全覆盖细胞,在培养温度下吸附 1 h 后弃去,加入维持液每日观察细胞及培养液的变化。

(3) 病毒检测方法。

细胞病变:多数病毒在细胞内增殖,可引起细胞形态学变化,常见细胞变圆、融合、坏死、溶解、脱落等现象。通常根据出现病变的细胞在整个单层细胞中所占面积的比例进行判断:无细胞病变"-";25% 细胞出现病变"+";50% 细胞出现病变"++";75% 细胞出现病变"+++";100% 细胞出现病变或全部脱落者"++++"。判断时必须对整个细胞单层进行全面的观察,而不能只看几个视野就做出判断。因有些病毒感染可引起特殊的细胞病变,所以可根据病毒所引起的特殊病变对病毒种类进行初步推断,缩小鉴定范围。

蚀斑测定:将稀释的病毒悬液加入单层细胞的培养瓶中,病毒吸附后,然后覆盖一层融化的半固体琼脂,使病毒在单层细胞中扩散,每一个有感染性的病毒在单层细胞中可产生一个局限性的感染灶。用活性染料(如中性红或结晶紫)染色,活细胞可着色,受病毒感染或破坏的细胞不着色,即形成肉眼可见的空斑,称为蚀斑(plaque)。病毒悬液中的感染性病毒量的滴度即可准确滴定,常用 PFU/mL 表示。

红细胞吸附:某些正黏病毒和负黏病毒表面具有血凝素,血凝素也可表达于被感染的细胞表面,血凝素可与红细胞表面的受体结合。因此向细胞瓶内加入红细胞,可观察到红细胞吸附于细胞表面。

干扰现象:某些病毒感染细胞时,能干扰另一病毒的增殖,为干扰现象(interference)。如风疹病毒感染 Vero 细胞后,能干扰后感染的埃可病毒的增殖,并阻止埃可病毒形成的特殊细胞病变。因此可通过向细胞瓶内加入埃可病毒后是否出现特殊细胞病变来判断风疹病毒是否增殖。

细胞代谢的改变:感染细胞后可使培养液的 pH 改变,说明细胞代谢在病毒感染后发生了变化。这种培养环境的生化变化也可作为判断病毒增殖的指标。

电镜观察:可用电子显微镜直接观察细胞内外的病毒,还可了解病毒的大小和形态。

(江　滟)

第四十四章　病毒计数法

测定感染性病毒的常用方法有 50% 组织细胞感染量(tissue culture infective dose, $TCID_{50}$)测定和空斑形成试验。

第一节　$TCID_{50}$ 测定

$TCID_{50}$ 测定的基本原理是病毒增殖导致细胞病变,可判断病毒的感染性和毒力,并可对感染性病毒颗粒数进行粗略定量。

材料

1. 病毒　已知标准病毒液。

2. 细胞株　Hela 细胞的微孔板单层培养物。

3. 培养基　1640 培养基维持液(含 3% 小牛血清,pH 7.4)。

4. 器材　无菌吸管、试管、生物安全柜、恒温培养箱。

方法

1. $TCID_{50}$ 滴定　用维持液 10 倍连续稀释病毒液,分别接种 0.1 mL 于各细胞单层培养物。37℃孵育,逐日观察细胞病变。

2. 细胞对照　未接种病毒的细胞单层培养物。

结果

观察细胞病变现象,记录细胞病变孔数,参照表 44-1 计算 $TCID_{50}$。

表 44-1　$TCID_{50}$ 计算方法

病毒稀释度	接种细胞孔数	无病变孔数	有病变孔数	积累总数		有病变比例	有病变率(%)
				有病变	无病变		
1×10^{-4}	8	0	8	24	0	24/24	100
1×10^{-5}	8	0	8	16	0	16/16	100
1×10^{-6}	8	3	5	8	3	8/11	72.7
1×10^{-7}	8	5	3	3	8	3/11	27.3
1×10^{-8}	8	8	0	0	16	0/16	0

$TCID_{50}$ 计算方法:表 44-1 的病毒 $TCID_{50}$ 稀释度介于 $10^{-6}\sim10^{-7}$。而稀释度之间的距离比例为

$$距离比例=\frac{高于50\%病变率的百分数-50\%}{高于50\%病变率的百分数-低于50\%病变率的百分数}$$

$$=\frac{72.7-50}{72.7-27.3}=\frac{22.7}{45.4}=0.5$$

$$\lg TCID_{50}=距离比例\times稀释度对数之间的差+高于50\%病变率的稀释度的对数$$

$$=0.5\times(-1)+(-6)$$

$$=-6.5$$

$TCID_{50}=10^{-6.5}/0.1$ mL，即将该病毒稀释 $10^{6.5}$ 倍接种 0. 1 mL，可使 50% 的细胞发生病变。

第二节　空斑形成试验

一个病毒体在细胞单层培养物增殖可形成一个空斑，计数细胞单层的空斑数可推算出样品中的感染性病毒颗粒数量，即每毫升样品的病毒空斑形成单位（plaque forming unit，PFU）。不同病毒形成空斑的形态不同，因此空斑技术常用于病毒的滴定、鉴定、纯化及分离等。

材料

1. 细胞单层培养物　Hela 细胞（人宫颈癌细胞）的单层培养物。

2. 病毒　腺病毒的病毒液。

3. 培养基　营养琼脂（含 10% 琼脂、2% 小牛血清、0. 5% 水解乳蛋白、中性红）、1640 培养液。

4. 试剂与器材　0. 1% 中性红溶液、无菌 24 孔培养皿、无菌吸管、生物安全柜、恒温培养箱。

方法

（1）取 Hela 细胞的培养皿单层培养物，弃生长液。

（2）用无血清 1640 液 10 倍连续稀释腺病毒液，每一稀释度接种 2 孔细胞单层培养物，接种量为 0. 2 ~0. 5 mL。

（3）置于温箱内 37℃放置 1 h，使病毒吸附细胞。

（4）加入 44℃预温的营养琼脂 10 mL，凝固后，置温箱内 37℃避光培养。

注意事项

在暗室或红光条件下加入营养琼脂，以免中性红因氧化沉淀而失去染色能力。

结果

肉眼或显微镜下观察空斑的形成，计算空斑数。根据以下公式计算 PFU，可参照表 44-2 示例。

PFU/mL＝培养瓶平均空斑数×病毒稀释倍数/每瓶病毒接种量（mL）

表 44-2　空斑形成试验结果

病毒稀释倍数	接种量（mL）	空斑数（个）	原液的病毒含量（个/mL）
10 000	0. 5	25	5×10^{6}
10 000	0. 2	6	3×10^{6}

（王梅竹）

第四十五章 病毒感染的血清学检查

病毒的血清学检查法是诊断病毒感染和鉴定病毒的重要手段，通常可用已知病毒抗体检测未知病毒抗原，或用已知病毒抗原检测患者血清中的特异性抗体。常用技术方法主要包括血凝抑制试验、中和试验、补体结合试验、凝胶免疫电泳、酶联免疫吸附试验、免疫荧光技术、蛋白质印迹技术等。

第一节 中和试验

病毒的中和试验（neutralization test）是病毒在动物体内或细胞培养中被特异性抗体中和因而失去感染性的一种试验，可用于测定血清中病毒中和抗体效价或检测标本中病毒，从而诊断病毒性传染病，也可用于病毒的鉴定和分型。中和试验可在易感的实验动物体内进行，亦可在细胞培养或鸡胚中进行。试验方法有简单定性试验、固定血清-稀释病毒法、固定病毒-稀释血清法、空斑减少法等。本节以检测流感病毒中和抗体为例介绍固定血清-稀释病毒法和固定病毒-稀释血清法。

材料

1. 检样 疑似流感患者血清（56℃、30 min 灭活）、正常人血清（阴性对照血清）。

2. 病毒 流感病毒液（已知标准病毒，甲醛灭活）。

3. 细胞单层培养物 MDCK 细胞的单层培养物。

4. 试剂 灭菌 Hank's 液、1640 培养液（生长液和维持液）。

5. 器材 96 孔细胞培养板、无菌吸管、试管、橡皮吸头、恒温培养箱等。

方法和结果

1. 固定血清-稀释病毒法

（1）测定流感病毒的 $TCID_{50}$（参见第四十四章）。

（2）病毒稀释度的选择：根据毒价测定的结果选择病毒稀释度范围，一般试验组选择 $100\times TCID_{50}$ 病毒液，对照组选择 $1\times TCID_{50}$ 病毒液。

（3）病毒的稀释：按选定的病毒稀释度范围，将病毒液作 10 倍递减稀释。

（4）中和试验：将不同稀释度病毒分别与患者血清和阴性对照血清等体积混合，振摇充分混匀，置于温箱内 37℃中和 30～60 min 后接种于 MDCK 细胞的单层培养物进行培养，每细胞培养孔 0. 1 mL，每个稀释度 5 孔，每孔加入 1640 维持液 0. 9 mL，置于含 5% CO_2 的温箱内 37℃培养，逐日观察 CPE 并记录结果。

（5）中和指数计算：按下列公式进行计算。

$$中和指数=\frac{试验组\ TCID_{50}}{对照组\ TCID_{50}}$$

（6）结果判定：当中和指数大于 50，表示待检血清中有中和抗体；中和指数为 10～50 表示可疑；若中和指数小于 10 为无中和抗体存在。

2. 固定病毒-稀释血清法

(1) 测定流感病毒的 $TCID_{50}$。

(2) 制备病毒悬液：将已测定 $TCID_{50}$ 的病毒液稀释成 $200\times TCID_{50}$ 的病毒悬液备用。

(3) 稀释血清：取已灭活处理的血清 50μL，加入 96 孔微量细胞培养板，以生长液作连续倍比稀释，使其稀释度分别为原血清的 1：2、1：4、1：8、1：16、1：32、1：64、1：128，每孔含量为 50μL，每个稀释度作 4 孔。

(4) 中和试验：每孔加入 50μL 病毒液，封好盖，置于 37℃温箱中和 1 h。

(5) 对照组：设立阳性和阴性血清对照、病毒对照和正常细胞对照。其中病毒对照要做 $200\times TCID_{50}$、$20\times TCID_{50}$、$2\times TCID_{50}$、$0.2\times TCID_{50}$ 四个不同浓度。

(6) 加入细胞悬液：中和完成后，每孔加入 100μL 细胞悬液，混匀。置于含 5% CO_2 的温箱中 37℃培养，逐日观察 5～6 天，记录各孔是否出现 CPE。

(7) 结果判定和计算：以表 45-1 的结果为例，说明结果记录及中和抗体效价的计算方法。

表 45-1 固定病毒-稀释血清法中和抗体效价计算

血清稀释	CPE 数总孔数	CPE 数	无 CPE 数	累计数		保护率	百分数(%)
				CPE	无 CPE		
1：2($10^{-0.3}$)	0/4	0	4	0	15	15/15	100
1：4($10^{-0.6}$)	0/4	0	4	0	11	11/11	100
1：8($10^{-0.9}$)	1/4	1	3	1	7	7/8	87.5
1：16($10^{-1.2}$)	1/4	1	3	2	4	4/6	66.7
1：32($10^{-1.5}$)	3/4	3	1	5	1	1/6	16.7
1：64($10^{-1.8}$)	4/4	4	0	9	0	0/9	0
1：128($10^{-2.1}$)	4/4	4	0	13	0	0/13	0

固定病毒-稀释血清中和试验的结果是计算出能保护 50% 细胞孔不产生细胞病变的血清稀释度，该稀释度即为该份血清的中和抗体效价。用 Reed-Muench 法计算中和抗体效价 PD_{50}：

$$距离比例=\frac{高于50\%的保护率-50\%}{高于50\%的保护率-低于50\%的保护率}$$

$$=\frac{66.7-50}{66.7-16.7}=0.33$$

$$\lg PD_{50}=高于50\%保护率血清稀释度的对数+距离比例\times稀释度对数的差$$

$$=-1.2+0.33\times[-1.5-(-1.2)]$$

$$=-1.2+0.33\times(-0.3)$$

$$=-1.299$$

$PD_{50}=10^{-1.299}=0.05=1/20$，即 1：20 的血清可保护 50% 细胞不产生病变，1：20 即为该份血清的中和抗体效价。

注意事项

(1) 病毒毒价的准确性是中和试验成败的关键，毒价过高易出现假阴性，过低则可能出现假阳性。在微量血清中和试验中，一般使用 100 ~ 500×$TCID_{50}$。

（2）用于试验的阳性血清对照，必须用标准病毒接种易感动物制备。

（3）细胞量与试验有密切关系，细胞量过大或过小易造成判断上的错误，一般以在 24 h 内形成单层为宜。

（4）毒价测定的判定时间应与正式试验的判定时间相符。

第二节　血凝和血凝抑制试验

某些病毒表面存在血凝素，具有凝集某些动物或人红细胞的特性，称为病毒的血凝（hemagglutination，HA）现象，可用来检测病毒。血凝现象可以被特异性抗体所抑制，即血凝抑制试验（hemagglutination inhibition test，HAI），HAI 可用于病毒的鉴定和分型，并对相应疾病进行辅助诊断。

本节以流感病毒为例，介绍血凝和血凝抑制试验。

材料

1. 病毒　流感病毒液（甲醛灭活）。

2. 试剂　流感患者血清、0. 5% 鸡红细胞悬液。

3. 器材　吸管、试管、多孔塑料板、生物安全柜。

方法

1. 流感病毒血凝效价滴定　按表 45-2 进行。

表 45-2　血凝效价滴定操作程序　（单位：mL）

管号	1	2	3	4	5	6	7	8	9	10
生理盐水 弃 0. 5←	0. 9 0. 1 ↘	0. 25 0. 25 ↘	0. 25 0. 25 ↘	0. 25 0. 25 ↘	0. 25 0. 25 ↘	0. 25 0. 25 ↘	0. 25 0. 25 ↘	0. 25 0. 25 ↘	0. 25 0. 25 →	0. 25 弃 0. 25
病毒液	0. 1	0. 25	0. 25	0. 25	0. 25	0. 25	0. 25	0. 25	0. 25	
病毒液稀释度	1 : 10	1 : 20	1 : 40	1 : 80	1 : 160	1 : 320	1 : 640	1 : 1280	1 : 2560	对照
生理盐水	0. 25	0. 25	0. 25	0. 25	0. 25	0. 25	0. 25	0. 25	0. 25	0. 25
0. 5% 鸡红细胞	0. 5	0. 5	0. 5	0. 5	0. 5	0. 5	0. 5	0. 5	0. 5	0. 5

（1）在各孔（1 ~ 10 孔）内加入生理盐水，第 1 孔 0. 9 mL，其余各孔 0. 25 mL。

（2）取病毒液 0. 1 mL 加入第 1 孔，吹吸 3 次混匀，弃 0. 5mL，另吸 0. 25 mL 于第 2 孔，依次作对倍稀释至第 9 孔，第 9 孔吸 0. 25 mL 弃去。

（3）第 1 ~ 10 孔各加生理盐水 0. 25 mL。

（4）每孔各加 0. 5% 鸡红细胞悬液 0. 5 mL，振荡 1 ~ 2 min 混匀，置室温 30 ~ 60 min 后，观察并记录结果。

2. 血凝抑制试验操作　按表 45-3 所示程序进行。

表 45-3　血凝抑制试验操作程序　　（单位：mL）

管号	1	2	3	4	5	6	7	8	9 血清对照	10 病毒对照	11 血球对照
生理盐水 弃 0.5←	0.9 0.1	0.25 0.25	0.25 0.25	0.25 0.25	0.25 0.25	0.25 0.25	0.25 0.25	0.25 0.25	0.25 →弃 0.25	0.25	0.25
患者血清	0.1	0.25	0.25	0.25	0.25	0.25	0.25	0.25	0.25(1/10)	—	—
血清稀释度	1∶10	1∶20	1∶40	1∶80	1∶160	1∶320	1∶640	1∶1280			
4 单位病毒液	0.25	0.25	0.25	0.25	0.25	0.25	0.25	0.25	—	0.25	—
混匀，置室温 30～60 min											
0.5% 鸡红细胞	0.5	0.5	0.5	0.5	0.5	0.5	0.5	0.5	0.5	0.5	0.5
混匀，置室温 30～60 min											

注意事项

（1）用丙酮法、氯仿法、白陶土法等方法处理可疑流感患者血清，以去除血清中的血凝抑制物。

（2）观察结果时，应轻拿轻放孔板，避免振摇。

结果

1. 血凝试验　观察试验结果时，应轻轻拿起孔板，避免振摇，结果以“+～++++”进行区别。

++++：红细胞呈一薄层均匀铺于孔底，无红细胞沉积。

+++：红细胞呈一薄层均匀铺于孔底，有很少红细胞沉积。

++：有少量红细胞沉积于孔底呈一小团块，周围有小凝集块。

+：红细胞凝集颗粒较少，大量红细胞沉积于孔底。

-：不凝集，红细胞沉于孔底呈一小点。

以出现“++”的病毒液的最高稀释度为该病毒的血凝效价，即一个凝集单位。在血凝抑制试验中，以 0.25 mL 病毒悬液含 4 个血凝单位为宜。若血凝效价是 1/640，则 4 单位为 1/160，即将病毒液进行 1/160 稀释即可用作血凝抑制试验。

2. 血凝抑制试验　该试验结果的观察并记录，方法与血凝试验相同。“++++、+++、++、+”均表示血凝不抑制；“-”表示血凝抑制，即阳性。血凝抑制抗体的效价以完全抑制血凝，即结果为“-”的血清最高稀释度来表示。

第三节　补体结合试验

补体结合试验（complement fixation test）是利用特异性抗原与抗体形成复合物时能结合补体，从而消耗反应液中的补体使其浓度减低的原理，用以检出抗原或抗体的试验。较常用的有全量法、半量法、小量法和微量法等。以下叙述以流感病毒为例介绍小量法。

材料

（1）患者血清：采集患者血清，56℃加温 30 min 灭活。

(2) 流感病毒抗原,标准流感病毒阳性血清、阴性血清,溶血素抗体,补体,2.5% 绵羊红细胞悬液。

方法

1. 羊红细胞致敏　取洁净试管1只,加入2单位的溶血素抗体6 mL和2.5%羊红细胞悬液6 mL摇匀备用。

2. 补体滴定　按表45-4逐步加入各试剂,温育后观察最少量补体能产生完全溶血者,确定为1个实用单位,补体结合试验中使用2个实用单位。如表45-4中的结果为1∶60的补体0.12 mL可产生完全溶血,按比例公式 $0.12\times2:60=0.2:x$ 计算,$x=50$;即实际应用中的2个补体实用单位应为1∶50稀释的补体0.2 mL。

表45-4　补体的滴定

管号	1∶60补体(mL)	缓冲液(mL)	稀释抗原(mL)		致敏羊红细胞(mL)		结果
1	0.04	0.26	0.1		0.2		不溶血
2	0.06	0.24	0.1		0.2		不溶血
3	0.08	0.22	0.1	37℃水浴	0.2	37℃水浴	微溶血
4	0.10	0.20	0.1	30 min	0.2	30 min	微溶血
5	0.12	0.18	0.1		0.2		全溶血
6	0.14	0.16	0.1		0.2		全溶血

3. 抗原和抗体的滴定　补体结合试验前,应通过试验选择抗原和抗体适宜的结合浓度。多采用方阵法进行滴定,选择抗原与抗体两者都呈强阳性反应(100%不溶血)的最高稀释度作为抗原和抗体的效价(单价)。方法如表45-5。在试管中加入不同稀释度的抗原0.1 mL,配加不同稀释度的抗血清0.1 mL,另设置不加抗原的抗体对照管和不加抗体的抗原对照管。然后加入滴定的补体0.2 mL和致敏羊红细胞0.2 mL,温育后观察结果。在表45-5中可见1∶64抗原和1∶32抗体各作为1个单位。在正式试验中,抗原一般采用2~4个单位(1∶64~1∶32),抗体采用4个单位(1∶8)。

表45-5　抗原和抗体的方阵滴定

抗原＼抗体	1∶4	1∶8	1∶16	1∶32	1∶64	1∶128	1∶256	1∶512	抗原对照
1∶4	4	4	4	4	4	4	3	2	0
1∶8	4	4	4	4	4	3	2	1	0
1∶16	4	4	4	4	3	2	2	±	0
1∶32	4	4	4	4	3	1	±	0	0
1∶64	4	4	4	4	2	±	0	0	0
1∶128	4	2	1	0	0	0	0	0	0
1∶256	3	1	0	0	0	0	0	0	0
1∶512	0	0	0	0	0	0	0	0	0
抗体对照	0	0	0	0	0	0	0	0	

注:1、2、3、4分别表示溶血反应强度+、++、+++、++++;0为不溶血

4. 补体结合试验　按表45-6逐步加入各种试剂,温育后先观察各类对照管及待检血清管是否发生溶血,并记录结果。

表 45-6 测定抗体的补体结合试验操作程序

反应物(mL)	待检血清管		阳性对照管		阴性对照管		抗原对照管	补体对照管			红细胞对照管
	测定	对照	测定	对照	测定	对照		2U	1U	0.5U	
稀释血清	0.1	0.1	0.1	0.1	0.1	0.1	—	—	—	—	—
抗原	0.1	—	0.1	—	0.1	—	0.1	0.1	0.1	0.1	—
缓冲液	—	0.1	—	0.1	—	0.1	0.1	0.1	0.1	0.1	0.4
2U 补体	0.2	0.2	0.2	0.2	0.2	0.2	0.2	0.2	—	—	—
1U 补体	—	—	—	—	—	—	—	—	0.2	—	—
0.5U 补体	—	—	—	—	—	—	—	—	—	0.2	—
混匀,置37℃、1 h或4℃、16~18 h											
致敏红细胞	0.2	0.2	0.2	0.2	0.2	0.2	0.2	0.2	0.2	0.2	0.2
混匀,置37℃30 min后观察结果											

注意事项

若上述各对照管不出现预期结果,则试验结果不可靠,应根据出错的对照管分析出错原因予以纠正再重复试验。如0.5U补体对照出现全溶血表明补体用量过多;如2U对照管不出现溶血,说明补体用量不够,对结果都有影响,应重复进行试验。

结果

1. 对照管结果判定 阴性、阳性对照的测定管中应分别为明确的溶血与不溶血;抗原对照管、待检血清对照管、阳性和阴性对照的对照管都应完全溶血。绵羊红细胞对照管不应出现自发性溶血。补体对照管应呈现2U为全溶血,1U为全溶略带有少许红细胞,0.5U应不溶血。

2. 待检血清结果判定 不溶血为阳性,溶血为阴性,阳性表示血清中有相应的流感病毒抗体。

(赵 亮)

第六篇　微生物学实验技术在药学中的应用

第四十六章　药物敏感试验

细菌、真菌等微生物的药物敏感性检测即药物敏感性试验(antimicrobial susceptibility test,AST),对于感染症的治疗具有重要的指导意义。所测试的抗菌药物的种类是根据各类细菌对抗菌药物的敏感性规律及临床可能选用的药物确定的,同类药物通常只选择1~2个代表品种。可参考美国临床和实验室标准化研究所(Clinical and Laboratory Standard Institute,CLSI)抗菌药物敏感性试验指南,选择各属细菌药敏试验中的药物。临床常用的药敏试验包括纸片扩散法、稀释法、E-test法等多种方法。

第一节　需氧和兼性厌氧菌的体外抗菌药物敏感试验

一、纸片扩散法

材料

1. 样本　待测菌株。

2. 试剂与器材　市售抗菌药物纸片、质控菌株、水解酪蛋白(M-H)琼脂、0.5麦氏比浊管、无菌生理盐水、无菌棉签、无菌试管、无菌平皿、酒精灯、镊子、生物安全柜、恒温培养箱。

方法

(1) M-H琼脂加热融化,待冷却到50℃左右,无菌操作下取约20 mL培养基倾注入灭菌的直径90 mm平皿中。

(2) 将待测菌株划线接种于普通营养琼脂平板,37℃培养18~24 h,然后从平板上挑取数个菌落,于2~3 mL无菌生理盐水中混匀后与0.5麦氏比浊管比浊,调整浊度与标准比浊管相同,此时菌液浓度相当于10^8 CFU/mL。

(3) 用无菌棉拭蘸取已调试的菌液,在管壁上稍加挤压之后,于M-H琼脂表面均匀涂布接种,使菌液均匀分布于平板表面,然后盖上平板,室温下置5~10 min待琼脂表面的水分吸收。

(4) 用灭菌镊子夹取药物纸片平贴于M-H琼脂表面,轻压以确保纸片贴在琼脂表面上。每个平板可贴4~6种药物纸片。纸片放置要均匀,各纸片中心距离≥24 mm,纸片距平板边缘的距离应≥15 mm。纸片一旦接触琼脂表面,就不能再移动。

(5) 贴好药物纸片的平板应于室温下放置5~10 min,然后翻转平板,置于37℃培养18~24 h之后观察结果。

(6) 使用金黄色葡萄球菌ATCC 25923、大肠埃希菌ATCC 25922和铜绿假单胞菌

ATCC 27853 等质控菌株以同样方法,在相同条件下测定对同种抗菌药物的敏感性,作为质控对照,并设培养基空白对照、待测菌生长对照。

结果

将平板置于黑背景的明亮处,用游标卡尺从背面精确测量包括纸片直径在内的抑菌环直径,测得结果以毫米为单位进行记录,参照 CLSI 的标准结合质控菌株的抑菌环进行结果判断。

二、稀 释 法

(一) 试管稀释法

1. 材料

(1) 样本:待测菌株。

(2) 试剂与器材:M-H 肉汤培养基(pH 7.2 ~7.4)、市售抗菌药物粉剂、0.5 麦氏比浊管、质控菌株、无菌生理盐水、无菌棉签、1 mL 无菌吸管、无菌试管、酒精灯、生物安全柜、恒温培养箱。

2. 方法

(1) 选择适宜的溶剂溶解抗菌药物并稀释至一定浓度(通常为 1000U 或 1000μg/mL),药液经滤过除菌后,置-20℃保存备用。

(2) 将待测菌株划线接种于普通营养琼脂平板,37℃培养 18 ~24 h,挑取 4 ~5 个菌落,接种于 5 mL M-H 肉汤中 37℃培养 4 ~6 h,与麦氏比浊管比浊,校正菌液浓度至 0.5 麦氏单位之后,再用 M-H 肉汤按 1 : 200 稀释,并在 15 min 内接种。

(3) 取 10 支无菌试管排列于试管架上,第 1 管加入 M-H 液体培养基 1.9 mL,其余各管均加入 1 mLM-H 液体培养基。

(4) 吸取抗菌药物原液(1000U/mL)0.1 mL 加入第 1 管内,用吸管吹吸混匀后吸取 1 mL 加入到第 2 管,作倍比稀释直至最后一管,并从最后一管吸出 1 mL 弃去;各管的药物浓度依次为 50 U/mL、25 U/mL、12.5 U/mL、6.3 U/mL、3.1 U/mL、1.6 U/mL、0.8 U/mL、0.4 U/mL、0.2 U/mL、0.1 U/mL;并设培养基空白对照、待测菌生长对照和质控菌株平行试验对照管。

(5) 0.05 mL 菌液分别加入到上述各试验管和对照管中,轻轻振摇混匀后置 37℃温箱培养 18 ~24 h,观察结果。

3. 结果

(1) 观察各对照组试验结果是否在正常范围内。

(2) 将试验组试管逐一对光观察,以无肉眼可见细菌生长现象的药物最低浓度判为该药对待测菌的最低抑菌浓度(minimal inhibitory concentration,MIC)。

(3) 无菌操作下,从无肉眼可见细菌生长现象的试验组试管中各取 0.01 mL 涂布接种于血琼脂平板上,经 37℃培养 18 ~24 h 后观察,以平板上无肉眼可见细菌生长现象的最低药物浓度判为最低杀菌浓度(minimum bactericidal concentration,MBC)。

(二) 琼脂稀释法

1. 材料

(1) 样本:待测菌株。

(2) 试剂与器材:M-H 琼脂培养基、市售抗菌药物粉剂、质控菌株、0.5 麦氏比浊管、无菌生理盐水、1 mL 无菌吸管、无菌平皿(ϕ90 mm)、酒精灯、生物安全柜、恒温培养箱。

2. 方法

(1) 选择适宜的溶剂溶解抗菌药物并稀释至一定浓度(通常为 1280U 或 1280μg/mL),药液经滤过除菌后,置-20℃保存备用。

(2) 将待测菌株划线接种于普通营养琼脂平板,37℃培养 18 ~24 h,挑取 4 ~5 个菌落,接种于 5 mL M-H 肉汤中 37℃培养 4 ~6 h,与麦氏比浊管比浊,校正菌液浓度至 0.5 麦氏单位。

(3) 将抗菌药物原液进行系列稀释。

(4) 无菌操作下分别吸取各稀释药液 2.5mL 加入无菌平皿内,再分别吸取冷却至 50℃左右的 M-H 琼脂培养基 2.5mL 倾注于各平皿内并混匀。

(5) 取已校正浓度的待检菌液点种于含药平板表面,待菌液干燥后翻转平板,置 37℃温箱培养 18 ~24 h,观察结果。

(6) 以质控菌株做平行试验。

3. 结果　以不出现肉眼可见生长现象的平板上的最低药物浓度判为该药物对待检菌株的 MIC。

第二节　厌氧菌的体外抗菌药物敏感试验

一、试管稀释法

材料

1. 样本　待测菌株。

2. 试剂与器材　布氏肉汤培养基、质控菌株、硫乙醇酸钠培养基、市售抗菌药物粉剂、0.5% 麦氏比浊管、1 mL 无菌吸管、无菌试管、酒精灯、生物安全柜、恒温培养箱。

方法

(1) 取厌氧菌纯培养物的菌落数个,移种到硫乙醇酸钠培养基中,在厌氧环境进行增菌培养至菌液浓度达 10^6 ~10^7CFU/mL,取菌液稀释 10 倍使其终浓度达 10^5 ~ 10^6CFU/mL 备用。

(2) 排列 10 支灭菌试管于试管架上,每管加入布氏肉汤 1 mL,然后在第 1 管加入 1 mL 浓度为 128 μg/mL 的青霉素或头孢霉素药物或 32 μg/mL 的其他种类抗菌药物,混匀后,进行倍比稀释至第 9 管,并从第 9 管弃去 1 mL 液体,第 10 管为无药的对照管。

(3) 在每管中加入 1 mL 已校正浓度的菌液,混匀,置 35℃,厌氧环境中培养 18 ~24 h 后观察结果(如果无药对照管生长不良时则应延长孵育时间至 48 h)。整个药敏试验操作均应在厌氧操作箱内进行。

(4) 以同样方法用质控菌株(产气荚膜梭菌 ATCC 13124、脆弱类杆菌 ATCC 25285、多形类杆菌 ATCC 29741)为对照与试验菌做平行试验。

结果

以能抑制细菌生长的最低药物浓度者判为其 MIC。

二、琼脂稀释法

材料

1. 样本 待测菌株。

2. 试剂与器材 Wilkins-Chalgren 琼脂培养基、市售抗菌药物粉剂、质控菌株、0.5 麦氏比浊管、1 mL 无菌吸管、无菌试管、酒精灯、生物安全柜、恒温培养箱。

方法

(1) 含药琼脂的制备及接种物的准备均与需氧菌药敏试验的琼脂稀释法相同。

(2) 厌氧操作环境中，将已校正浓度的待检菌点种在含药 Wilkins-Chalgren 琼脂培养基表面，置 37℃厌氧环境中孵育 48 h，观察结果。

(3) 以同样方法用质控菌株(产气荚膜梭菌 ATCC 13124、脆弱类杆菌 ATCC 25285、多形类杆菌 ATCC 29741)为对照与试验菌做平行试验。

结果

以含药平板上无细菌生长的最低药物浓度判为待检菌的 MIC。

第三节 真菌的体外抗菌药物敏感试验

一、酵母菌的体外抗菌药物敏感试验

(一) 试管稀释法

1. 材料

(1) 样本：待测菌株。

(2) 试剂与器材：RPMI 1640 培养基、市售抗真菌药物粉剂、质控菌株、0.5 麦氏比浊管、1 mL 无菌吸管、无菌试管、酒精灯、生物安全柜、恒温培养箱。

2. 方法

(1) 将受试酵母样真菌接种在沙保弱琼脂培养基上，置 35℃培养。挑取 3～5 个菌落，悬浮于 5 mL 无菌生理盐水中，调整其浊度为 0.5 麦氏单位，相当于含 1×10^6～5×10^6 CFU/mL。取此菌悬液用 RPMI 1640 培养基稀释至菌悬液浓度为 1×10^3～5×10^3 CFU/mL，备用。

(2) 取灭菌试管 13 支，排列于试管架上，第 1 管加入 1.6 mL RPMI 1640 液体培养基外，其余各管均加入 1 mL 培养基，在第 1 管加入 0.4 mL 抗真菌药物溶液(1280μg/mL)，混匀后进行连续倍比稀释至第 11 管，并从第 11 管中吸取 1 mL 弃去，第 12 管为不含药物的生长对照，第 13 管为阴性对照。

(3) 在每管内加入制备好的受试真菌接种物各 1 mL。此时各试验管药物浓度分别为 128、64、32、16、8、4、2、1、0.5、0.25、0.125μg/mL。

(4) 将试管置 35℃孵育，48～72 h 后观察结果。

(5) 以质控菌株做平行试验。

3. 结果 与不含药物的生长对照管比较，以未产生肉眼可见生长现象的最低药物浓度判为药物对待测菌的 MIC。

(二) 纸片扩散法

1. 材料

(1) 样本:待测菌株。

(2) 试剂与器材:市售抗菌药物纸片、质控菌株、含 2% 葡萄糖和 0.5μg/mL 美蓝的 M-H 琼脂、0.5 麦氏比浊管、无菌生理盐水、无菌棉签、酒精灯、镊子、生物安全柜、恒温培养箱。

2. 方法

(1) 将待测菌株划线接种于沙保弱培养基,35℃培养 18 ~ 24 h,然后从平板上挑取数个菌落于 5 mL 无菌生理盐水中混匀后与 0.5 麦氏比浊管比浊,调整菌液浓度 $1\times10^6 \sim 5\times10^6$ CFU/mL。

(2) 用无菌棉签浸湿已调试的菌液,在管壁上稍加挤压之后,于 M-H 琼脂表面均匀涂布接种,使菌液均匀分布于葡萄糖美蓝 M-H 琼脂平板表面,盖上平板,室温下置 5 ~ 10 min 待琼脂表面的水分吸收。

(3) 用灭菌镊子夹取药敏纸片平贴于葡萄糖美蓝 M-H 琼脂表面并轻压以确保纸片贴在琼脂表面上。

(4) 翻转平板,置于 35℃温箱培养 24 ~ 72 h 后观察结果。

(5) 以质控菌株做平行试验。

3. 结果　用游标卡尺精确测量抑菌环直径,测得结果以毫米(mm)为单位进行记录,参照 CLSI 或药敏纸片生产厂家的标准进行结果判断。

二、丝状菌的体外抗菌药物敏感试验

材料

1. 样本　待测菌株(曲霉菌属、根霉菌、波氏假阿利霉菌、申克孢子丝菌、镰刀霉菌)。

2. 试剂与器材　RPMI 1640 培养基、马铃薯葡萄糖琼脂培养基、市售抗真菌药物粉剂、质控菌株、1 mL 无菌吸管、无菌试管、分光光度计、酒精灯、生物安全柜、恒温培养箱。

方法

(1) 待测丝状菌在马铃薯葡萄糖琼脂培养基上,35℃孵育 7 天(镰刀霉菌需在 35℃孵育 48 ~ 72 h 后,转至 25 ~ 28℃孵育至第 7 天),在孵育 7 天的菌落上滴加灭菌生理盐水 1 mL,用无菌吸管尖端轻划受试菌菌落,制备悬液。将含有孢子及菌丝片段的混悬液用无菌吸管移至灭菌试管中,充分混匀静置 3 ~ 5 min,将上部均一悬液转移到带螺纹的无菌管中,旋紧盖子置旋涡震荡器上混匀 15 s。在分光光度计(530 nm 波长)上读取悬液吸光度并将吸光度调节至一定范围内(如曲霉菌和申克孢子丝菌调整到 0.09 ~ 0.11,镰刀菌、波氏假阿利霉菌和少根霉菌调整到 0.15 ~ 0.17)。

(2) 将上述制备的菌悬液用 RPMI 1640 培养基进行 1 : 50 倍稀释后作为待接种物。

(3) 取灭菌试管 13 支,排列于试管架上,第 1 管加入 1.6 mL RPMI 1640 液体培养基外,其余各管均加入 1 mL 培养基,在第 1 管加入 0.4 mL 抗真菌药物溶液(1280 μg/mL),混匀后取 1 mL 进行连续倍比稀释至第 11 管,并从第 11 管中吸取 1 mL 弃去,第 12 管为不含药物的生长对照,第 13 管为阴性对照。

(4) 在每管内加入制备好的受试真菌接种物各 1 mL。此时各试验管药物终浓度分别为 128、64、32、16、8、4、2、1、0.5、0.25、0.125 μg/mL 。

(5) 将试管置 35℃孵育 48 ~ 74 h 后观察结果。(注:根霉菌孵育 21 ~ 26 h,镰刀霉菌、曲霉菌属以及申克孢子丝菌孵育 46 ~ 50 h,波氏假阿利霉菌孵育 70 ~ 74 h。)

(6) 以质控菌株做平行试验。

结果

将每个试验管中真菌的生长情况与生长对照相比较,进行评分。

4 分:生长不受抑制。

3 分:轻微抑制生长或相当于生长对照的 75% 。

2 分:生长明显受抑制或相当于生长对照的 50% 。

1 分:少量生长或相当于生长对照的 25% 。

0 分:肉眼观察未见生长。

分值为 0 的最低药物浓度判为两性霉素 B 的 MIC 值;分值≤2 时的最低药物浓度判定为氟康唑、酮康唑和氟胞嘧啶的 MIC 值;分值为 0 的最低药物浓度判为伊曲康唑的 MIC 值。

第四节　E-test 试验

抗生素浓度梯度法(E-test)药敏试验是一项结合了稀释法和扩散法原理对细菌、真菌进行抗生素 MIC 直接定量检测的药敏试验技术。该方法所使用的试纸条一面固定有预先制备的浓度呈连续指数增长的抗生素,另一面标有 MIC 判读刻度。将试纸条放在接种有待测菌的平板上,纸条上的药物立即释放入培养基并建立起一个抗菌药物的连续指数浓度梯度。孵育后可见纸条周围形成一椭圆形抑菌环,抑菌环与试纸条交界处的刻度即为该药物对待测菌的 MIC 值。

材料

1. 样本　待测细菌菌株。

2. 试剂与器材　市售 E-test 试纸条、水解酪蛋白(M-H)琼脂、质控菌株、0.5 麦氏比浊管、无菌生理盐水、无菌棉签、无菌试管、无菌平皿、酒精灯、镊子、生物安全柜、恒温培养箱。

方法

(1) M-H 琼脂加热融化,待冷却到 50℃左右,无菌操作取约 20 mL 培养基倾注入灭菌的直径 90 mm 平皿中。

(2) 将待测细菌菌株划线接种于普通营养琼脂平板,37℃培养 18 ~ 24 h,然后从平板上挑取数个菌落,于 2 ~ 3 mL 无菌生理盐水中混匀后与 0.5 麦氏比浊管比浊,调整菌液浓度相当于 10^8 CFU/mL。

(3) 用无菌棉签蘸取已调试的菌液,在管壁上稍加挤压之后,于 M-H 琼脂表面均匀涂布接种,使菌液均匀分布于平板表面,然后盖上平板,室温下置 5 ~ 10 min 待琼脂表面的水分吸收。

(4) 用灭菌镊子夹取 E-test 试纸条平贴于 M-H 琼脂表面。

(5) 置于 37℃培养 18 ~ 24 h 后观察结果。

(6) 以质控菌株做平行试验。

结果

抑菌椭圆环与纸条交界处的刻度值即为最小抑菌浓度 MIC。

(王　涛)

第四十七章　抗生素效价的微生物检定法

抗生素效价测定有物理、化学以及微生物学的方法，常用微生物学方法。抗生素效价的微生物学测定法是利用抗生素对某种微生物具有抗菌活性的特点，测定抗生素含量的方法。其优点是可以反映抗生素的抗菌活性、与临床使用有平行关系、样品用量少、灵敏度高。常用方法包括稀释法、比浊法和琼脂扩散法三大类。其中琼脂扩散法的管碟法是目前抗生素效价测定中常用的方法。

第一节　管　碟　法

管碟法(cylinder plate method)的基本原理是利用抗生素在琼脂培养基内的扩散与渗透作用，比较标准品和检品对试验菌的抑菌圈大小，以确定检品的效价。管碟法包括一剂量法、二剂量法和三剂量法，常用的是二剂量法。

材料

1. 样本　青霉素标准品、青霉素待检品。

2. 试剂与器材　金黄色葡萄球菌(ATCC 26112-5)营养肉汤 10～18 h 培养物、营养琼脂、培养皿，牛津杯(内径：6.0±0.1 mm，外径：7.8±0.1 mm，高度：10.0±0.1 mm)，滴管，吸管，镊子、恒温培养箱。

方法

1. 青霉素标准品溶液的配制　精确称取标准品 5 g，用 1% 磷酸盐缓冲液(pH 6.0)溶解成一定浓度的原液，再将此原液稀释至 2 U/mL 和 1 U/mL 两种浓度。

2. 青霉素待检品溶液的配制　按标准品溶液的配制方法进行配制。

3. 含菌平板的制备　取营养琼脂培养基 20 mL 倾注无菌平皿，水平放置使其凝固，作为底层。取金黄色葡萄球菌营养肉汤培养物 2 mL，加入冷却至约 50℃ 的营养琼脂培养基 100 mL 内，迅速摇匀，取 4 mL 覆盖底层培养基，使其分布均匀，作为菌层，平放凝固后备用。

4. 效价测定　在制作好的含菌平板底部四边，分别标注 SH(标准品高浓度)、SL(标准品低浓度)、UH(检品高浓度)、UL(检品低浓度)。无菌操作用灭菌镊子取 4 个牛津杯，等距离放置在含菌平板上，勿使牛津杯嵌入培养基内，但牛津杯底部必须与培养基表面紧密接触，以免药液漏出。用灭菌吸管分别取抗生素标准品和待检品加满各牛津杯，切勿溢出牛津杯外。盖上平皿盖，静置 30 min，置温箱内 37℃ 培养 18～24 h 后观察结果。

5. 测量　用游标卡尺精确测量每种药液的抑菌圈直径。

结果

按下列步骤计算检品效价。

1. 计算 W 和 V

$$W=(SH+UH)-(SL+UL)$$

$$V=(UH+UL)-(SH+SL)$$

UH=待检品高剂量之抑菌圈直径；UL=待检品低剂量之抑菌圈直径；SH=标准品高剂量之抑菌圈直径；SL=标准品低剂量之抑菌圈直径。

2. 计算 θ

$$\theta=D\times \text{antilg}(IV/W)$$

θ：待检品与标准品的效价比；D：标准品高剂量与待检品高剂量之比，一般为 1；I：高低剂量之比的对数，即 lg2 或 lg4。

3. 求出待检品的实际单位数

$$\text{待检品实际单位}=\text{待检品标示量}\times\theta$$

第二节　比　浊　法

比浊法（turbidimetric method）是利用抗生素在液体培养基中对试验菌生长的抑制作用，通过测定培养后细菌浊度值的大小，比较标准品与待检品对试验菌生长抑制的程度，测定待检品效价的一种方法。

材料

1. 样本　药物标准品、药物待检品。

2. 试剂与器材　大肠埃希菌 CMCC（B）44103、营养琼脂培养基、抗生素检定培养基、灭菌生理盐水、磷酸盐缓冲溶液（pH 7.0）、灭菌吸管、紫外分光光度计、恒温水浴振荡器。

方法

（1）将大肠埃希菌 CMCC（B）44103 接种于营养琼脂培养基斜面上，置 37℃ 培养 18～20 h，取菌苔与灭菌生理盐水混合制备菌液，并在 600 nm 波长处调节菌液的吸光度约为 1.0。取菌液约 5 mL 加至培养基 100 mL 中，摇匀，制成含菌培养基。

（2）精确称取药物标准品，先用适宜的溶剂溶解药物，再用磷酸盐缓冲液对药液进行系列稀释。

（3）精密吸取各稀释度标准品药液 1 mL，加入灭菌试管中，再加入含菌培养基 9 mL 放入恒温水浴摇床以 200 r/min 的转速 37℃ 振荡培养 4 h 后取出摇匀，用分光光度计在 600 nm 波长处分别测定吸光度。取磷酸盐缓冲液 1 mL 与 9 mL 空白培养基混匀，作为空白对照；再取磷酸盐缓冲液 1 mL 与 9 mL 含菌培养基混匀，作为阳性对照。以药物浓度为横坐标，吸光度对数值为纵坐标绘制标准曲线。

（4）精确称取药物待检品，用适宜的溶剂溶解药物，再用磷酸盐缓冲液对药液进行系列稀释后，按步骤（3）操作测定吸光度。

结果

根据药物待检品吸光度值在标准曲线上查出对应的效价，乘以稀释倍数，即得到样品的效价。

（王　涛）

第四十八章　注射剂的无菌检验

无菌检验的基本原则是采用严格的无菌操作方法，取一定量待检药物接种于适合不同微生物生长的培养基中，于合适的条件下，培养一定时间后观察有无微生物生长，以判断待检物是否为无菌制剂。无菌检验所用培养基包括需氧菌、厌氧菌和真菌培养基，其配方、配制以及制备方法，必须严格按照《中华人民共和国药典》的有关规定进行严格操作。

材料

1. 检样　待检注射剂。

2. 菌种　金黄色葡萄球菌（需氧菌对照）、生孢梭状芽胞杆菌（厌氧菌对照）、白假丝酵母菌（真菌对照）的营养琼脂培养基 24 h 或 48 h 培养物。

3. 培养基　需氧菌培养基（营养肉汤培养基）、厌氧菌培养基（庖肉培养基）、真菌培养基（沙氏培养基）。

4. 试剂与器材　无菌生理盐水、无菌吸管、无菌滴管、无菌注射器、消毒碘酒与酒精、无菌棉签、恒温培养箱。

方法

（1）取待检注射剂 2 支，用碘酒、酒精消毒安瓿上部，再用消毒砂轮轻挫安瓿颈部后用无菌镊子敲断安瓿颈部。按照《中华人民共和国药典》决定待检注射剂取量与培养基的分装量（表 48-1）。

表 48-1　供试品包装规格与取样量的关系

药物装量（mL）	每管培养基加入量（mL）	培养基用量（mL）
≤2	0.5	15
2～20	1.0	15
>20	5.0	40

（2）用无菌注射器吸取药液，分别加入双份需氧菌、厌氧菌和真菌培养基中。

（3）分别用无菌吸管取 0.1 mL 金黄色葡萄球菌、生孢梭状芽胞杆菌、白假丝酵母菌接种于相应的需氧菌、厌氧菌、真菌培养基，作为阳性对照。另取每种培养基各 1 支不进行接种，作为阴性对照。

（4）需氧菌培养管置于 37℃ 普通温箱培养；厌氧菌置于厌氧罐内采用化学产气法，于 37℃ 普通温箱培养；真菌培养管置于 28℃ 培养。

注意事项

①严格进行无菌操作，避免污染。②若待检品为固体制剂，需按照该注射剂使用说明，用相应溶剂溶解后再进行检验，同时需要设立溶剂对照。③抗生素类注射剂的无菌检验需中和药物的抗菌作用，方可依照上述方法进行。

结果

1. 阴性对照　各管培养基应澄清，未见生长现象，若培养基出现浑浊、表面有菌膜或出现沉淀，表明培养基有污染或无菌操作不合格，需更换培养基重新试验。

2. 阳性对照　各管培养液应浑浊，若培养基未见生长现象，则需检查对照菌活力和培养基的配制。

（陈峥宏）

第四十九章　药品染菌量的检查

药品染菌量的检查是指非规定灭菌制剂及其原、辅料受到微生物污染程度的检查，包括细菌总数、霉菌和酵母菌总数的检查。测定供试药品每克或每毫升中污染细菌和真菌的数量，是检测药品受到微生物污染程度的重要指标。

材料

1. 检样　供试液。

2. 培养基　营养肉汤培养基、营养琼脂培养基、玫瑰红钠琼脂培养基、酵母浸出粉胨葡萄糖琼脂培养基。

3. 其他　无菌吸管、试管、平皿，灭菌的滤菌器和滤膜（孔径小于0.45μm，直径一般为50 mm），无菌生理盐水，酒精灯等。

方法

1. 平皿菌落计数法

（1）取供试液，用无菌生理盐水稀释成1∶10、1∶100、1∶1000的稀释药液。分别取连续三级10倍稀释的药液各1 mL，置于直径约90 mm的平皿内，注入恒温于45℃的培养基约15 mL，混匀，待凝固后，置于普通温箱培养。每稀释级应作2～3个平皿。

营养琼脂培养基用于细菌计数，玫瑰红钠琼脂培养基用于霉菌计数，酵母浸出粉胨葡萄糖琼脂培养基用于酵母菌计数。合剂用玫瑰红钠琼脂培养基与酵母浸出粉胨葡萄糖琼脂培养基分别测定霉菌、酵母菌菌落数，合并计数。液体制剂用玫瑰红钠琼脂培养基同时点计霉菌菌落数及酵母菌菌落数。

（2）阴性对照试验：取供试验用的稀释剂各1 mL，置于4个无菌平皿中，分别加入15 mL细菌、霉菌和酵母菌计数用的培养基制备平板，经培养应无菌生长。

（3）培养和计数：细菌培养温度为37℃，培养时间为48 h，分别在24 h及48 h计数菌落数，以48 h菌落数为准；霉菌、酵母菌培养温度为25～28℃，时间为72 h，分别在48 h及72 h计数菌落数，以72 h菌落数为准。

（4）计算各稀释级的平均菌落数，按菌数报告规则报告结果。

2. 薄膜过滤法

（1）取相当于每张滤膜含1 g、1 mL或10 cm^2供试品的供试液，加至适量的稀释剂中，混匀，过滤；若供试品每1 g、1 mL或10 cm^2所含的菌数较多时，可取适宜稀释级的供试液1 mL进行试验。用pH 7.0无菌氯化钠-蛋白胨缓冲液或其他适宜的冲洗液冲洗滤膜。冲洗后取出滤膜，菌面朝上贴于营养琼脂培养基、玫瑰红钠琼脂培养基或酵母浸出粉胨葡萄糖琼脂培养基平板上培养。每种培养基至少制备一张滤膜。

（2）阴性对照试验：取试验用的稀释液1 mL照上述薄膜过滤法操作，作为阴性对照。阴性对照不得有菌生长。

（3）培养和计数：培养条件和计数方法同平皿法，每片滤膜上的菌落数应不超过100个。

注意事项

（1）检查的全过程，均应严格遵守无菌操作，严防再污染。

（2）需根据供试品的理化特性与生物学特性采取适宜的方法制备供试液。

（3）采用薄膜过滤法时，水溶性供试液过滤前先将少量的冲洗液过滤以润湿滤膜；油类供试品，其滤膜和过滤器在使用前则应充分干燥。过滤样品时，应保持供试品溶液及冲洗液覆盖整个滤膜表面。供试液经薄膜过滤后，若需要用冲洗液冲洗滤膜，每张滤膜每次冲洗量不超过 100 mL，总冲洗量不得超过 1000 mL，以避免滤膜上的微生物受损伤。

结果

1. 平皿菌落计数法　计数平板上菌落数，并计算各稀释级的平均菌落数，按照菌数报告规则计算报告菌数。

菌数报告规则：细菌宜选取平均菌落数在 30～300 的稀释级，霉菌宜选取平均菌落数为 30～100 的稀释级作为报告菌数计算的依据。如有 1 个稀释级在 30～300（30～100）时，将该稀释级的菌落数乘以稀释倍数报告；如同时有 2 个稀释级在 30～300（30～100）时，按下列公式计算两级比值。

$$比值=\frac{高稀释级的平均菌落数\times稀释倍数}{低稀释级的平均菌落数\times稀释倍数}$$

当比值≤2 时，以两稀释级的均值报告，当比值>2 时，以低稀释级平均菌落数乘以稀释倍数报告；如同时有 3 个稀释级的平均菌落数均在 30～300 时，以后 2 个稀释级计算级间比值报告；如各稀释级的平均菌落数均不在 30～300，以最接近 30 或 300 的稀释级平均菌落数乘以稀释倍数报告；如各稀释级平均菌落数均在 300（100）以上，按最高稀释度平均菌落数乘以稀释倍数报告；如各稀释级平均菌落数均小于 30 时，一般按最低稀释级的平均菌落数乘以稀释倍数报告。如当 1∶10（或 1∶100）稀释级平均菌落数等于或大于原液（或 1∶10）稀释级时，则应以培养基稀释法测定，按测定结果报告菌数。菌落数的报告，采用两位有效数字，在两位有效数字后面的数，则以四舍五入的方法处理。表 49-1 为菌数报告示例。

表 49-1　细菌数报告规则

供试品编号	各稀释级菌落数				菌落数（CFU/mL）	报告数（CFU/mL）
	1∶10	1∶100	1∶1000	级间比值		
1	1500	143	13	–	14 300	1.4×10^4
2	3500	290	31	<2	30 000	3.0×10^4
3	3500	291	65	>2	29 100	2.9×10^4
4	不可计	5455	500	–	50 000	5.0×10^4
5	25	5	4	–	250	2.5×10^2

2. 薄膜过滤法　以相当于 1 g、1 mL 或 10 cm^2 供试品的菌落数报告菌数；若滤膜上无菌落生长，以<1 报告菌数（每张滤膜过滤 1 g、1 mL 或 10 cm^2 供试品），或<1 乘以最低稀释倍数的值报告菌数。

（陈峥宏）

第五十章　药品中控制菌检查法

第一节　金黄色葡萄球菌的检测

金黄色葡萄球菌是常见的病原性革兰阳性球菌，可引起化脓性感染、食物中毒等疾病。该菌广泛分布于自然界以及健康人的皮肤和鼻咽部等处，易污染药品及食品。国家药品卫生标准规定外用药和滴眼剂中不得检出金黄色葡萄球菌。

材料

1. 检样　待测药品。

2. 培养基　亚碲酸钠肉汤、血琼脂平板、卵黄高盐琼脂平板、甘露醇发酵管。

3. 试剂　无菌生理盐水、肝素抗凝兔血浆、溴麝香草酚蓝指示剂。

4. 器材　试管、载玻片、吸管、洁净工作台或实验室、恒温培养箱。

方法

1. 检验程序

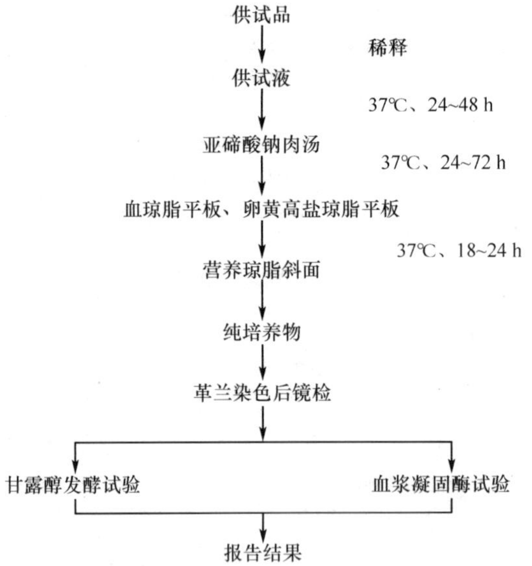

2. 操作步骤

（1）样品制备：固体样品称取 10 g，加在 100 mL 无菌生理盐水中，充分研磨或振摇制成 1∶10 供试液；液体样品可量取 10 mL，加于 90 mL 无菌生理盐水内，混匀制成 1∶10 供试液。

（2）增菌培养：取 1∶10 供试液 10 mL，接种亚碲酸钠肉汤培养基，置 37℃ 培养 24 ~ 48 h。

（3）分离培养和纯培养：取摇匀后的增菌液 1 ~ 2 环，分别划线接种于血琼脂平板和卵黄高盐琼脂平板，置 37℃ 培养 24 ~ 72 h，观察疑似金黄色葡萄球菌的菌落。挑取疑似金黄色葡萄球菌的菌落接种于营养琼脂斜面，置37℃培养18～24 h。

（4）染色镜检：取纯培养物涂片和革兰染色，油镜下观察。如为革兰阳性球菌、不规则堆积或葡萄状排列，则进行甘露醇发酵与血浆凝固酶试验。

（5）甘露醇发酵试验：取分离的细菌接种于甘露醇发酵管，置37℃培养18～24 h。

（6）血浆凝固酶试验：采用玻片法或试管法检测分离细菌的血浆凝固酶，同时用表皮葡萄球菌作为阴性对照，具体方法参照第十九章。

结果

金黄色葡萄球菌发酵甘露醇产酸、血浆凝固酶阳性。

第二节　大肠埃希菌的检测

大肠埃希菌主要寄生在人和动物肠道内，可随粪便排出体外而污染环境。通过检查样品中是否存在大肠埃希菌及其数量，可判断样品受粪便污染的情况，间接反映肠道病原菌和寄生虫卵存在的可能性。药品中如检测出大肠埃希菌，患者服用该药后有引起肠道感染的危险。因此，大肠埃希菌被列为重要的卫生指标菌，国家药品卫生标准规定口服药品不得检出大肠埃希菌。

材料

1. 检样　待测药品。

2. 培养基　乳糖胆盐增菌液、麦康凯琼脂平板、伊红美蓝琼脂平板、乳糖发酵管、蛋白胨水、葡萄糖蛋白胨水、枸橼酸盐琼脂斜面培养基。

3. 试剂　无菌生理盐水、溴麝香草酚蓝指示剂、40%氢氧化钾溶液，6% α-萘酚乙醇溶液、靛基质试剂。

4. 器材　无菌试管、无菌三角烧瓶、无菌吸管、洁净工作台或实验室、恒温培养箱。

方法

1. 检验程序

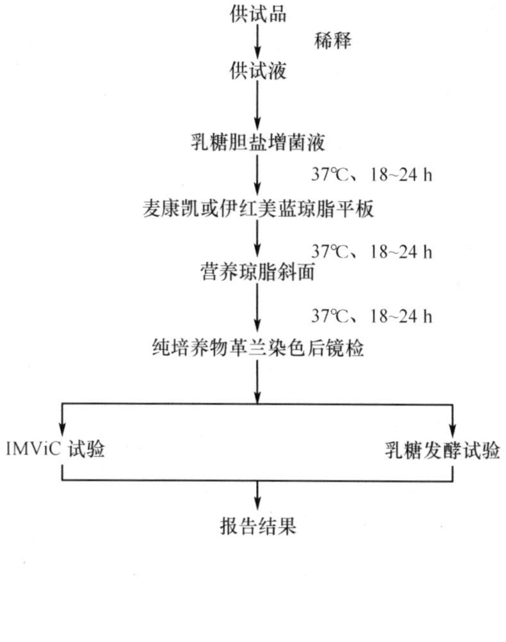

2. 操作步骤

(1) 供试品制备:固体样品称取 10 g,加无菌生理盐水 100 mL,充分研磨或振摇制成 1∶10 检样;液体样品量取 10 mL,加无菌生理盐水 90 mL,混匀后制成 1∶10 检样。

(2) 增菌培养:取 1∶10 检样 10 mL,接种于乳糖胆盐增菌液,置 37℃ 培养 18～24 h。

(3) 分离培养和纯培养:取摇匀后的增菌液 1～2 环,分别划线接种于麦康凯或伊红美蓝琼脂平板,置 37℃ 培养 18～24 h,检查疑似大肠埃希菌的菌落。无菌操作法用接种环挑取 2～3 个疑似大肠埃希菌的菌落,分别接种于 2～3 支营养琼脂斜面上,置 37℃ 培养 18～24 h。

(4) 染色镜检:取疑似大肠埃希菌的纯培养物,涂片后革兰染色,显微镜油镜下观察。大肠埃希菌为不规则散在排列的革兰阴性短杆菌。

(5) 生化试验:参照第二十三章,取分离的疑似大肠埃希菌纯培养物,分别进行乳糖发酵试验、IMViC 试验。用已知大肠埃希菌作阳性对照菌、产气杆菌作阴性对照菌。

结果

大肠埃希菌在伊红美蓝平板上呈紫黑色、浅紫色、蓝紫色或粉红色,菌落中心呈深紫色或无明显暗色中心,圆形,稍凸起,边缘整齐,表面光滑,湿润,常有金属光泽;在麦康凯平板上呈鲜桃红色或微红色,菌落中心呈深桃红色,圆形,扁平,边缘整齐,表面光滑,湿润;大肠埃希菌发酵乳糖,IMViC 反应为+、+、-、-。

第三节　沙门菌的检测

沙门菌是常见的肠道病原菌,其种类较多,可随患者或患病动物的粪便或尿液排出体外而污染水或食物,并经口进入易感者的肠道,引起伤寒、副伤寒、急性胃肠炎及败血症等疾病。我国药品卫生标准规定口服药品不得检出沙门菌。

材料

1. 供试品　将待检药品稀释成 1∶10 的稀释液。

2. 培养基　胆盐乳糖增菌液、SS 琼脂平板、乳糖发酵管、双糖铁琼脂斜面培养基、营养琼脂。

3. 试剂　无菌生理盐水、溴甲酚紫指示剂、沙门菌属诊断血清。

4. 其他　试管、三角烧瓶、小玻璃管。

方法

1. 检验程序

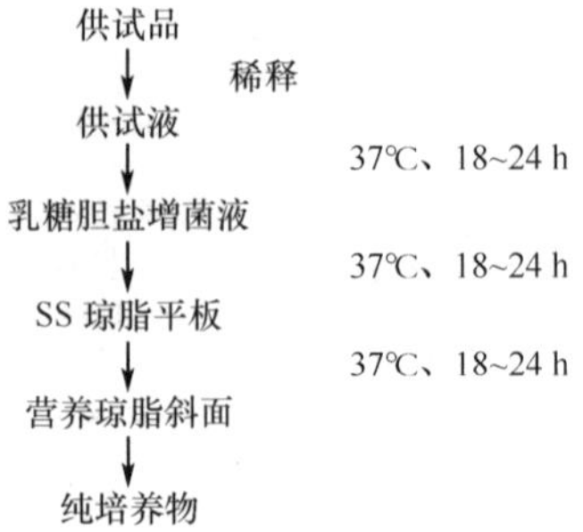

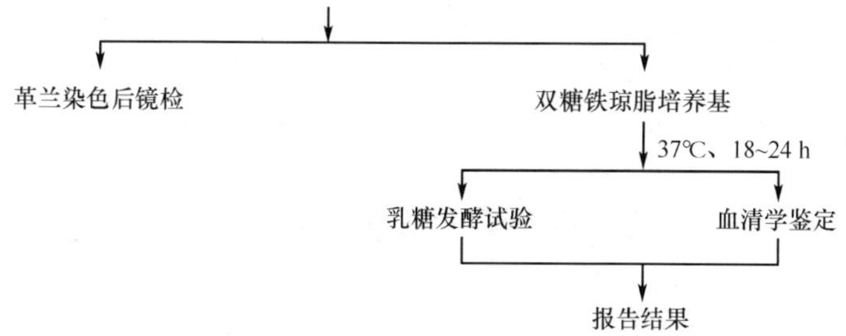

2. 操作步骤

（1）供试品制备：固体样品称取 10 g，加无菌生理盐水 100 mL，充分研磨或振摇制成 1∶10 检样；液体样品量取 10 mL，加无菌生理盐水 90 mL，混匀后制成 1∶10 检样。

（2）增菌培养：取 1∶10 检样 10 mL，接种于乳糖胆盐增菌液，置 37℃培养 18～24 h。

（3）分离培养和纯培养：用接种环取增菌培养液一环，划线接种于 SS 琼脂平板上，置 37℃培养 18～24 h 后，检查有无疑似沙门菌的菌落。用接种环挑取 2～3 个疑似沙门菌菌落，分别接种在营养琼脂斜面培养基上，置 37℃培养 18～24 h。

（4）染色镜检：将疑似沙门菌的纯培养物涂片，革兰染色、镜检。

（5）双糖铁琼脂斜面培养基：若革兰染色镜检为革兰阴性短杆菌、呈不规则排列，则接种针将该疑似沙门菌接种于双糖铁琼脂斜面培养基，置 37℃培养 18～24 h。

（6）糖发酵试验：取双糖铁琼脂培养基上层斜面纯培养物，分别接种于乳糖、葡萄糖、麦芽糖、甘露醇和蔗糖发酵管内，置 37℃培养 18～24 h。

（7）血清学鉴定：用已知沙门菌属诊断血清和分离出的疑似沙门菌进行玻片凝集试验（参见第二十五章）。

结果

沙门菌在 SS 平板上呈无色至淡红色，半透明或不透明，菌落中心有时带黑褐色；如双糖铁斜面未见红色、底层未见黄色；或斜面黄色、底层无黑色，判供试品未检出沙门菌。否则，应取双糖铁琼脂培养基斜面的培养物进行适宜的鉴定试验，确认是否为沙门菌（参见第二十五章）。

第四节　铜绿假单胞菌的检测

铜绿假单胞菌为革兰阴性杆菌，广泛存在于土壤、空气以及污水中，可产生水溶性色素（绿脓菌素）。铜绿假单胞菌常见由创伤感染人体，引起伤口化脓性炎症甚至败血症。也可感染眼部，导致角膜溃疡、穿孔甚至失明。国家药品卫生标准规定，外用药及眼科药剂中不得检出铜绿假单胞菌。

材料

1. 检样　待检药品。

2. 培养基　胆盐乳糖培养基、十六烷三甲基溴化铵平板、绿脓菌素测定培养基（PDP 琼脂斜面）、硝酸盐胨水培养基、明胶培养基、营养琼脂斜面。

3. 试剂　氧化酶试剂（10 g/L 盐酸二甲基对苯二胺试剂）、氯仿、1 mol/L 盐酸溶液。

4. 器材　清洁小试管、吸管、恒温培养箱。

方法

(1) 样品制备：固体样品可称取10 g，加在100 mL无菌生理盐水中，充分研磨或振摇制成1∶10供试液；液体样品可量取10 mL，加于90 mL无菌生理盐水内，混匀后制成1∶10供试液。

(2) 取供试品稀释液10 mL接种于100 mL胆盐乳糖培养基中，置37℃温箱培养18～24 h，进行增菌。

(3) 取一环增菌液，分区划线接种于十六烷三甲基溴化铵平板上，置37℃温箱培养18～24 h后，观察菌落特征。

(4) 以接种环挑取疑似菌落接种于营养琼脂斜面进行纯培养。

(5) 取纯培养物涂片、革兰染色后镜检，若镜下见革兰阴性杆菌，则进一步做生化反应。

(6) 生化反应。

1) 氧化酶试验：取一洁净滤纸片置于平皿内，用玻璃棒或牙签取疑似铜绿假单胞菌的纯培养物涂于滤纸片上，滴加氧化酶试剂，细菌涂布物迅速变为紫红或深紫色即为阳性。

2) 绿脓菌素试验：取疑似铜绿假单胞菌的纯培养物接种于PDP琼脂斜面，置温箱内37℃培养18～24 h。取氯仿3～5 mL加入试管内，搅碎培养基使其与氯仿充分混合。氯仿呈蓝绿色时，用吸管将氯仿移至另一试管中并加入盐酸溶液1 mL，振摇后静置于室温，若上层盐酸溶液内出现粉红色即为阳性，否则为阴性。同时用未接种的PDP琼脂培养基斜面同法作阴性对照，结果应呈阴性。

3) 硝酸盐还原试验：取疑似铜绿假单胞菌的纯培养物接种于硝酸盐胨水培养基，置温箱内37℃培养18～24 h观察结果，若集气管内有气泡则为阳性。

4) 明胶液化试验：用接种针取疑似铜绿假单胞菌的纯培养物，穿刺接种于明胶培养基，置温箱内37℃培养18～24 h观察结果。明胶培养基液化，置于4℃放置10～30 min后，仍为液化状态即为阳性。

5) 42℃生长试验：用接种环取疑似铜绿假单胞菌的纯培养物，接种于营养琼脂斜面培养基，置42℃水浴箱内24～48 h后观察结果，有菌苔形成为阳性。

注意事项

(1) 氧化酶试验不宜用接种环取菌苔，因铁、镍等金属可与氧化酶试剂反应而呈红色。

(2) 氧化酶试剂易氧化，应装于棕色瓶内密封保存于4℃冰箱内。

结果

(1) 铜绿假单胞菌在胆盐乳糖培养基中可大量繁殖和形成表面生长，产生的绿脓菌素使培养基呈黄绿色或蓝绿色。

(2) 将增菌培养物接种于十六烷三甲基溴化铵平板，铜绿假单胞菌可形成不规则、扁平、灰白色、表面湿润的菌落，菌落周围有蓝绿色色素，而革兰阳性菌及大肠埃希菌在此培养基上不能生长。

(3) 镜检见铜绿假单胞菌为革兰阴性短小杆菌。

(4) 氧化酶及绿脓菌素试验均为阳性，可报告检出铜绿假单胞菌；若其中绿脓菌素试验阴性，则需作明胶液化试验、硝酸盐还原试验、42℃生长试验，均为阳性可报告检出铜绿假单胞菌。

第五节　破伤风梭菌的检测

破伤风梭菌属于厌氧芽胞梭菌，广泛存在于人与动物肠道内以及自然界土壤中。以植物根、茎为原料的药物容易受破伤风梭菌的芽胞污染，污染厌氧微环境的创口可引起破伤风。我国药品卫生规定，在外用制剂中不得检出破伤风梭菌。

材料

1. 检样　待检药品。

2. 培养基　庖肉培养基、血琼脂平板。

3. 试剂　革兰染色液、芽胞染色液、3% 过氧化氢水溶液、灭菌生理盐水。

4. 器材　厌氧罐与厌氧试剂、恒温培养箱。

方法

(1) 检样的处理：固体检样称取 10 g，充分研磨后加入灭菌生理盐水 100 mL，成为 1∶10 稀释的检样；液体检样量取 10 mL，加入灭菌生理盐水 90 mL，成为 1∶10 稀释的检样。

(2) 取稀释检样 1 mL 接种于庖肉培养基内，置温箱内 37℃ 培养 18～24 h。

(3) 取一环培养物分区划线接种于血琼脂平板上，置厌氧罐内 37℃ 培养 18～24 h，观察破伤风梭菌的菌落特征。

(4) 取可疑菌落涂片，分别进行革兰染色与芽胞染色，油镜下观察。

(5) 过氧化氢酶试验　取上述平板上的菌落，置洁净玻片上，滴加 3% 过氧化氢溶液，若菌落表面有气泡产生，为过氧化氢酶试验阳性，否则为阴性。

注意事项

破伤风梭菌为厌氧菌，进行血琼脂平板分离培养时应提供厌氧环境。

结果

(1) 若平板上无菌落生长，判供试品未检出梭菌。

(2) 若平板上有菌落生长，应挑选 2～3 个菌落分别进行革兰染色和过氧化氢酶试验。

(3) 若上述可疑菌落为革兰阳性梭菌，有或无卵圆形或球形的芽胞，过氧化氢酶阴性，判供试品检出梭菌，否则判供试品未检出破伤风梭菌。

(陈峥宏)

第五十一章　注射剂细菌内毒素的检查

注射剂应按中国药典规定进行内毒素检查，证明为不含内毒素状态方为合格。检验方法包括鲎试剂(tachypleus amebocyte lysate, TAL)法、动物实验法、质谱分析法等多种方法，其中鲎试剂法是《中国药典(2010版)》推荐使用的方法，而动物实验由于操作繁琐、干扰因素多，现已基本不用。本实验介绍用鲎试剂法定性检查注射剂的细菌内毒素，其灵敏度可达到0.1～1 ng/mL。

材料

1. 检样　待检注射剂。

2. 内毒素　细菌内毒素标准品。

3. 试剂　鲎试剂(即鲎变形细胞裂解物，1.25 mL/支)、细菌内毒素检查用水(5 mL/支)。

4. 器材　无菌无内毒素吸管、无菌无内毒素试管、恒温水浴箱。

方法

(1) 取无菌无内毒素试管3支，各加细菌内毒素检查用水0.1 mL。

(2) 在上述3支试管中分别加待检注射剂、细菌内毒素标准品和细菌内毒素检查用水各0.1 mL，并在试管上做好相应标记，分别为：阳性对照(细菌内毒素标准品)，阴性对照(细菌内毒素检查用水)，试验管(待检注射剂)。

(3) 轻摇匀后，垂直放置在恒温水浴箱中，37℃孵育15～30 min。

注意事项

(1) 试验用试管、吸管均应无菌与无内毒素，可在250℃烤箱处理至少30 min灭菌和除内毒素。严格进行无菌操作，避免污染。

(2) 可影响鲎试剂法结果的注射剂应适当稀释，以减少干扰，或进行干扰试验。

结果

取出待检注射剂和对照管观察结果，应先观察对照管，再观察待检品接种管。根据凝胶形成与否及凝胶强度进行判断。

-：不形成凝胶，溶液仍为液态。

+：形成凝胶，但凝胶强度较低，倒持试管凝胶能动。

++：形成牢固凝胶，倒持试管凝胶不动。

(江　滟)

主要参考文献

陈东科,孙长贵. 2012. 实用临床微生物学检验与图谱. 北京:人民卫生出版社

陈峥宏. 2008. 微生物学实验教程. 上海:上海第二军医大学出版社

傅继华. 2001. 病毒学实用实验技术. 济南: 山东科学技术出版社

江滟. 2011. 微生物学实验教程. 北京:科学出版社

李恭植. 1988. 微生物学和微生物学检验. 北京:人民卫生出版社

李厚敏,刘伟,李若瑜. 2005. 美国临床实验室标准化委员会2003 年版产孢丝状真菌药敏试验方案简介. 中华检验医学杂志, 28(1):121 ~ 123

刘全忠. 2004. 衣原体与衣原体疾病. 天津:天津科学出版社

刘水平. 2002. 医学微生物学实验指导. 西安:世界图书出版公司

陆德源. 2001. 医学微生物学. 北京:人民卫生出版社

孙长贵,曾贤铭,杨燕. 2006. 丝状真菌常规药物敏感试验及其质量控制. 临床检验杂志,24(5):382 ~ 384

王端礼. 2005. 医学真菌学-实验室检验指南. 北京:人民卫生出版社

王和. 2011. 男科感染病学. 北京:科学出版社

王秀茹. 2002. 预防医学微生物及检验技术. 北京:人民卫生出版社

杨斐,胡樱. 2010. 实验动物学基础与技术. 上海: 复旦大学出版社

杨秋霞, 郗雪艳,李殿俊等. 2001. HSV-1 致 Hela 细胞凋亡的扫描电镜及透射电镜观察. 哈尔滨医科大学学报, 35:404 ~ 407

周庭银,倪语星. 2009. 临床微生物检验标准化操作(ISO15189). 上海:上海科学技术出版社

中华人民共和国卫生部医政司. 2006. 全国临床检验操作规程. 第 3 版. 南京:东南大学出版社

Bulmer GS,郑岳臣. 2005. 汉英对照医学真菌学. 上海:上海科学技术出版社

NCCLS. 2002. Reference method for broth dilution antifungal susceptibility testing of filamentous fungi, approved standard. NCCLS document M38-A[S]. NCCLS, Wayne, Pennsylvania, 22(16):1 ~ 30

NCCLS. 2002. Reference method for broth dilution antifungal susceptibility testing of yeasts, approved standard. NCCLS document M27-A2, NCCLS, Wayne, Pennsylvania, 17(9):1 ~ 29

NCCLS. 2004. Method for antifungal disk diffusion susceptibility testing of yeasts, approved guideline. NCCLS document M44-A, NCCLS, Wayne, Pennsylvania, 24(15):1 ~ 21

附录一　常用溶液的制备

【生理盐水】

1. 材料　NaCl　0.85 g；　蒸馏水。

2. 方法

(1) 称取 NaCl 0.85 g,加入蒸馏水至 100 mL,分装于瓶子或试管内。

(2) 15 磅 20 min 高压蒸汽灭菌,备用。

【2.5% 碘液】

1. 材料　碘　25 g；　95% 乙醇　1000 mL；　碘化钾　25 g；　蒸馏水　150 mL。

2. 方法

(1) 将碘和碘化钾依次溶解于 150 mL 蒸馏水中,再加入 95% 乙醇至 1000 mL。

(2) 置室温保存备用。

【1 mol/L 氢氧化钾】

1. 材料　NaOH　4 g；　蒸馏水。

2. 方法　取 NaOH 4 g 加入蒸馏水溶解至 100 mL,装于瓶内备用。

【磷酸盐缓冲液】

1. 材料

(1) 1/15 mmol/L 磷酸氢二钠(Na_2HPO_4)溶液(A 液):用 9.465 g Na_2HPO_4溶解于蒸馏水定容至 1000 mL。

(2) 1/15 mmol/L 磷酸二氢钾(KH_2PO_4)溶液(B 液):用 9.08 g KH_2PO_4 溶解于蒸馏水定容至 1000 mL。

2. 方法　取 A 液和 B 液,按表附录-1 混合,即可得到不同 pH 的缓冲液。

表附录-1　不同 pH 磷酸盐缓冲液的配制

pH	A 液(mL)	B 液(mL)	pH	A 液(mL)	B 液(mL)
6.0	12	88	7.2	73	27
6.2	18	82	7.4	81	19
6.4	29	71	7.6	86.8	13.2
6.6	37	63	7.8	91.5	8.5
6.8	50	50	8.0	94.4	5.6
7.0	63	37	8.2	97.0	3.0

【Hank's 液】

1. 材料　NaCl　18 g；　葡萄糖　1 g；　KCl　0.4 g；　1% 酚红　2 mL；　KH_2PO_4　0.06 g；　$Na_2HPO_4 \cdot 12H_2O$　0.12 g；　双蒸水。

2. 方法

(1) 将 NaCl、KCl、KH_2PO_4、$Na_2HPO_4 \cdot 12H_2O$、葡萄糖分别溶解于双蒸水中,再加入 1% 酚红充分混匀并定容至 1000 mL,适量分装于三角瓶内。

(2) 110 磅 15 min 高压蒸汽灭菌后,置 4℃保存备用。

(3) 每次使用前,先用 3.5% 碳酸氢钠调节 pH 至 7.2 ~ 7.4。

【0.4% 溴甲酚紫溶液】

1. 材料　溴甲酚紫　0.1 g;　0.01mol/L NaOH　16 mL;　蒸馏水。

2. 方法

(1) 取 0.1 g 溴甲酚紫于乳钵中,缓慢加入 0.01 mol/L 氢氧化钠 16 mL 并同时研磨,使之均匀。

(2) 将研磨好的溴甲酚紫液放于 250 mL 量杯中,再加蒸馏水至 250 mL 完全溶解后即得 0.04% 溶液。

(3) 置棕色瓶保存备用。

【0.4% 甲醛盐水】

1. 材料　生理盐水　1000 mL;　36% ~ 38% 甲醛　11 mL。

2. 方法　取 36% ~ 38% 甲醛 11 mL 加入已量好的 1000 mL 生理盐水中混合即可。

【0.25% 胰酶】

1. 材料　胰酶　0.25 g;　Hank's 液。

2. 方法

(1) 取胰酶 0.25 g,加入 Hank's 液溶解,定容至 100 mL;

(2) 用无菌滤器除菌,分装无菌瓶,每瓶约 10 mL,置 -20℃保存备用。

【0.02% EDTA】

1. 材料　EDTA　0.02 g;　KH_2PO_4　0.02 g;　NaCl　0.8 g;　葡萄糖　0.02 g;　KCl　0.02 g;　$BaHPO_4$　0.05 g;　双蒸水。

2. 方法

(1) 将 EDTA、NaCl、KCl、$BaHPO_4$、KH_2PO_4、葡萄糖分别溶解于双蒸水中,充分混匀。

(2) 调 pH 至 7.2,定容至 100 mL,适量分装于瓶内。

(3) 15 磅 20 min 高压蒸汽灭菌后,置 4℃保存备用。

【吲哚试剂】

1. 材料　对二甲基氨基苯甲醛　2 g;　95% 乙醇　190 mL;　浓盐酸　40 mL。

2. 方法　将对二甲基氨基苯甲醛溶解于 95% 乙醇中,加浓盐酸充分混匀,置棕色瓶内保存备用。

【甲基红试剂】

1. 材料　甲基红　0.04 g;　95% 乙醇　60 mL;　蒸馏水　40 mL。

2. 方法　将甲基红溶解于 95% 乙醇中,加蒸馏水充分混匀,置棕色瓶内保存备用。

【V-P 试剂】

1. 材料

(1) 甲液:α-萘酚　6 g;　95% 乙醇　100 mL。

(2) 乙液:KOH　16 g;　蒸馏水　100 mL。

2. 方法

(1) 将 α-萘酚溶解于 95% 乙醇中,制成甲液,置棕色瓶内保存备用。

(2) 将 KOH 溶解于蒸馏水中,置棕色瓶内保存备用。

【硝酸盐还原试验试剂】

1. 材料

(1) 甲液:氨基苯磺酸　0.4 g;　5 mol/L 冰醋酸　50 mL。

(2) 乙液:5 mol/L 冰醋酸　50 mL;　α-萘胺　0.75 g。

2. 方法

(1) 将氨基苯磺酸溶解于 5 mol/L 冰乙酸即得甲液。

(2) 将 α-萘胺溶解于 5 mol/L 冰醋酸即得乙液。

(3) 将甲、乙两液分别装入棕色瓶,置 4℃ 冰箱保存备用。

【抗凝剂】

(一) 3.8% 枸橼酸钠抗凝剂

1. 材料　枸橼酸钠　3.8 g;　蒸馏水。

2. 方法

(1) 将枸橼酸钠溶解于蒸馏水中,定容至 100 mL,充分混匀后定量分装。

(2) 15 磅 20 min 高压蒸汽灭菌,置 4℃ 冰箱保存备用。

(佘晓玲)

(二) 1% 肝素(heparin)

1. 材料　肝素　1 g;　生理盐水　100 mL。

2. 方法

(1) 将肝素溶解于蒸馏水中,定容至 100 mL,充分混匀后定量分装。

(2) 置 80℃ 烘干,1% 肝素 0.1 mL 可抗凝血液 5 ~ 10 mL。

(三) 爱(Alsever)氏血球保存液

1. 材料　葡萄糖　2.05 g;　枸橼酸钠(柠檬酸三钠)　0.8 g;　NaCl　0.42 g;　枸橼酸(柠檬酸)　0.055 g;　蒸馏水　100 mL。

2. 方法

(1) 将葡萄糖、枸橼酸钠、NaCl、枸橼酸分别溶解于蒸馏水中,充分混匀,滤纸过滤。

(2) 分装于无菌小瓶,每瓶约 50 mL。

(3) 8 磅 20 min 高压蒸汽灭菌,置 4℃ 保存备用。

(佘晓玲)

附录二　常用染色液的制备

【革兰紫染色液】

1. 结晶紫染色液

(1) 材料:结晶紫　2 g;　95%乙醇　20 mL;　1%草酸铵水溶液　80 mL。

(2) 方法:①将结晶紫溶解于95%乙醇,得结晶紫乙醇饱和液。②与1%草酸铵水溶液混合,即为使用液。③ 放置室温24 h,过滤后备用。

2. 卢氏碘液

(1) 材料:碘化钾　2 g;　碘　1 g;　蒸馏水。

(2) 方法:①先将碘化钾溶解于少量蒸馏水中,加碘,使之完全溶解。②加蒸馏水至300 mL,储存于棕色瓶内备用。③ 注意:如果溶液变为浅黄色则不能使用。

3. 95%乙醇脱色液

4. 稀释石炭酸复红染色液

(1) 材料:碱性复红　1 g;　95%乙醇　10 mL;　5%的石炭酸　90 mL;　蒸馏水　900 mL。

(2) 方法:①将碱性复红溶解于95%乙醇,与5%的石炭酸混合,即得碱性复红乙醇饱和液。②使用时将此饱和液加蒸馏水稀释10倍,即为稀释石炭酸复红染色液。

【碱性美蓝染色液】

1. 甲液

材料:美蓝　3 g;　95%乙醇　30 mL。

2. 乙液

(1) 材料:KOH　0.01 g;　蒸馏水　100 mL。

(2) 方法:①将美蓝和KOH分别溶解于95%乙醇和蒸馏水,制备甲液和乙液,将两液混合均匀,置棕色瓶内备用。②使用时用蒸馏水稀释10倍。

【抗酸染色液】

1. 碳酸复红染色液

(1) 材料:碱性复红　1 g;　95%乙醇　10 mL;　5%的石炭酸　90 mL。

(2) 方法:将碱性复红先溶于95%乙醇,再加入5%的石炭酸混合均匀,置棕色瓶内备用。

2. 3%盐酸酒精脱色液

(1) 材料:浓盐酸　3 mL;　95%乙醇　10 mL。

(2) 方法:将浓盐酸缓慢加入95%乙醇混合均匀,置棕色瓶内备用。

3. 碱性美蓝复染液

(1) 材料:甲液:美蓝　3 g;　95%乙醇　30 mL。

　　　　　乙液:KOH　0.01 g;　蒸馏水　100 mL。

(2) 方法:先将美蓝溶解于95%乙醇中,即为甲液。再将KOH溶解于蒸馏水中,最后将甲液和乙液两者混合,置棕色瓶内备用。

【阿尔伯特染色液】

1. 甲液

(1) 材料:甲苯胺蓝 0.15 g; 孔雀绿 0.2 g; 95% 乙醇 2 mL; 冰醋酸 1 mL; 蒸馏水 100 mL。

(2) 方法:分别将上述依次溶解于蒸馏水中,配好后室温放置24 h,滤纸过滤,装入棕色瓶中即可。

2. 乙液

(1) 材料:碘化钾 3 g; 碘 2 g; 蒸馏水 100 mL。

(2) 方法:先将碘化钾溶解于少量蒸馏水中,再加碘,待完全溶解后加入蒸馏水至300 mL,装入棕色瓶备用。

【复红美蓝芽胞染液】

1. 初染液 石炭酸复红染色液(配方见前)。

2. 脱色液 95% 乙醇。

3. 复染液 碱性美蓝(配方见前)。

【荚膜染色液】——Hiss 硫酸铜染色液

1. 甲液

(1) 材料:结晶紫乙醇饱和液 5 mL; 蒸馏水 95 mL。

(2) 方法:取结晶紫乙醇饱和液加入蒸馏水,混匀置于棕色瓶内保存备用即可。

2. 乙液 20% 硫酸铜水溶液。

3. 染色方法 细菌涂片自然干燥,乙醇固定,滴加甲液,微加热染 1 min,再用乙液将涂片上的染液洗去,勿再水洗,倾去硫酸铜液,用吸水纸吸干镜检。结果可见菌体与背景呈紫色,荚膜呈鲜蓝色或无色。

【鞭毛染色液】

1. 甲液

(1) 材料:碱性复红 0.4 g; 无水乙醇 30 mL; 鞣酸 1.5 g; 氯酸钾 0.9 g; 蒸馏水 60 mL。

(2) 方法:先将碱性复红溶于无水乙醇内,另将鞣酸溶于蒸馏水中,加入已配好的碱性复红无水乙醇溶液中使其充分混合。然后置于棕色磨口瓶内保存备用。注意:室温保存不能超过10周。

2. 乙液

(1) 材料:美蓝 0.2 g; 石炭酸 2.5 g; 蒸馏水 100 mL。

(2) 方法:先将石炭酸加入蒸馏水中,加热使其溶解后,再加入美蓝,充分溶解混合匀,并置于棕色磨口瓶内保存备用。

【镀银染色液】

1. 罗吉氏固定液

(1) 材料:冰醋酸 1 mL; 甲醛溶液 2 mL; 蒸馏水 100 mL。

(2) 方法:先将冰醋酸和甲醛溶液混合,再加蒸馏水混匀置于棕色瓶内保存备用即可。

2. 鞣酸媒染液

(1) 材料:鞣酸 5 g; 石炭酸 1 g; 蒸馏水 100 mL。

（2）方法：将鞣酸和石炭酸分别溶解于少量的蒸馏水中，待完全溶解后加足所需溶液量，并充分混匀置于棕色瓶内保存备用即可。

3. 冯泰纳氏银溶液

（1）材料：硝酸银 5 g； 蒸馏水 100 mL。

（2）方法：将硝酸银溶解于蒸馏水中，并充分混匀置于棕色瓶内保存备用即可。

（3）注意：①在临用前取银溶液 20 mL 慢慢滴入 10% 氨液中，至所产生的棕色沉淀物经摇动溶解为止。如果所配溶液很澄清，可再加入硝酸银数滴，直至溶液摇匀后显示轻度混浊为止。②标本涂片宜薄，自然风干（不用火焰固定），滴加固定液作用 1 ~ 2 min，用无水乙醇洗涤即可。

【棉蓝染色液】

（1）材料：石炭酸 20 g； 乳酸 20 mL； 甘油 40 mL； 棉蓝 0.05 g； 蒸馏水 20 mL。

（2）方法：将石炭酸加热，乳酸、甘油分别溶解于蒸馏水中，微微加热，在加入棉蓝，摇匀，滤纸过滤，装入棕色瓶即可。

【瑞特氏染色液】

（1）材料：瑞特氏染料 0.1 g； 甲醛 60 mL。

（2）方法：将瑞特氏染料 0.1 g 放入洁净的乳钵中研细，加入少量的甲醛继续研磨，待染料全部溶解后，倒入棕色瓶内，再用剩余的甲醛将乳钵中染料逐渐洗入瓶内保存，并加入甘油 3 mL，以防止染色时甲醛蒸发过快，同时也使细胞染色较清晰。

【碱性美蓝染色液】

1. 甲液

（1）材料：美蓝 0.3 g； 95% 乙醇 30 mL。

（2）方法：将美蓝溶解于 95% 乙醇中即可。

2. 乙液

（1）材料：氢氧化钾 0.01 g； 蒸馏水 100 mL。

（2）方法：将氢氧化钾溶解于蒸馏水中即可。最后再将甲、乙两液混合即可。

【细菌细胞壁染色液】

（1）材料：5% 鞣酸水溶液； 5% 结晶紫水溶液； 5% 刚果红水溶液。

（2）使用方法：涂片自然风干后，插入 5% 鞣酸水溶液染色缸中，经 30 ~ 60 min 后，倾去鞣酸，不用水洗。再加 5% 结晶紫水溶液染色 2 min 后水洗。最后加 5% 刚果红水溶液染色 2 ~ 3 min，水洗，吸干，镜检即可。

（3）结果：细胞壁呈紫色，细胞质为无色。

【细菌核质染色液】

（1）材料：1% 锇酸水溶液； 0.5% 美蓝水溶液； 1 mol/L 盐酸。

（2）使用方法：将幼龄菌涂片自然风干后，将涂片反盖于装有 1% 锇酸水溶液的瓶口上，以锇酸蒸气固定 5 min。再将涂片放入 1 mol/L 盐酸缸中，染色缸置于 56℃ 水浴 6 min，取出后水洗。最后用 0.5% 美蓝染色液染色 20 ~ 30 s 后，水洗，吸干，镜检即可。

（3）结果：核质呈分散的蓝色颗粒，胞质着色极淡。

（余晓玲）

附录三　常用培养基的制备

【蛋白胨水培养基】

1. 成分　蛋白胨(或胰蛋白胨)　2 g；　氯化钠　0.5 g；　蒸馏水　100 mL。

2. 制备方法

(1) 用少量蒸馏水将蛋白胨和氯化钠混合溶解,再加蒸馏水定容至100 mL,用1mol/L NaOH调pH至7.6,用滤纸过滤。

(2) 分装于12 mm×120 mm小试管中,每管3～4 mL,经15磅20 min高压蒸汽灭菌,置4℃冰箱备用。

3. 用途　①吲哚试验(靛基质试验);②单糖发酵管基础液;③碱性蛋白胨水的基础液;④中国蓝平板、SS平板的基础培养基;⑤半固体培养基的基础基。

【葡萄糖蛋白胨水培养基】

1. 成分　蛋白胨　0.5 g；　磷酸氢二钾　0.5 g；　葡萄糖　0.5 g；　蒸馏水　100 mL。

2. 制备方法

(1) 将上述成分依次溶解于蒸馏水中。

(2) 用1mol/L NaOH调pH至7.6,用滤纸过滤。

(3) 分装于12 mm×120 mm试管中,每管3～4 mL,10磅15 min高压蒸汽灭菌,置4℃冰箱备用。

3. 用途　甲基红试验及V-P试验。

【枸橼酸盐斜面】

1. 成分　磷酸二氢铵　0.1 g；　磷酸氢二钾　0.1 g；　枸橼酸钠　0.5 g；　硫酸镁 0.02 g；　氯化钠　0.5 g；　琼脂粉　1.5 g；　蒸馏水　100 mL；　0.5%溴麝香草酚蓝乙醇溶液(指示剂)　2 mL。

2. 制备方法

(1) 除指示剂和琼脂粉外,将上述成分溶解于蒸馏水中。

(2) 用1 mol/L NaOH调pH到6.8,加入琼脂粉和指示剂,加热使琼脂粉完全溶解为止。

(3) 分装于15 mm×150 mm试管中,每管5～7 mL,15磅20 min高压蒸汽灭菌,制成斜面备用(冷却后,培养基应为绿色)。

3. 用途　枸橼酸盐利用试验。

【醋酸铅培养基(克氏基)】

1. 成分　蛋白胨水培养基　100 mL；　醋酸铅　0.2 g；　硫代硫酸钠　0.25 g；　琼脂粉　0.2 g。

2. 制备方法

(1) 除琼脂粉外,将上述成分溶解。

(2) 加入琼脂粉,加温使琼脂粉溶解。

（3）分装 12 mm×120 mm 试管中，每管约 3 mL，15 磅 20 min 高压蒸汽灭菌，置 4℃冰箱保存备用。

3. 用途　硫化氢产生试验。

【尿素琼脂斜面培养基】

1. 成分　蛋白胨　0.1 g；　氯化钠　0.5 g；　葡萄糖　0.1 g；　磷酸二氢钾　0.2 g；琼脂粉　1.5 g；　20% 尿素水溶液（滤过除菌）　10 mL；　0.6% 酚红水溶液（指示剂）　0.2 mL；　蒸馏水　90 mL。

2. 制备方法

（1）除尿素、琼脂粉和指示剂外，将其余成分依次加于水中加热溶解。

（2）将培养基用 1 mol/L NaOH 调节 pH 至 6.8～6.9，再加入琼脂粉和指示剂，经 10 磅 10 min 高压蒸汽灭菌。

（3）冷却至 60℃左右时加入尿素，混匀，分装于 15 mm×150 mm 无菌试管中，每管约 5 mL，制成斜面备用。

3. 用途　尿素分解试验。

4. 注意事项　①尿素不耐热，可用滤菌器滤过除菌；　②尿素不能久存，需新鲜配制。

【肝消化液培养基】

1. 成分　猪胃　100 g；　猪肝　100 g；　浓盐酸　10 mL；　蒸馏水　1000 mL。

2. 制备方法　取新鲜猪胃除去外表的筋膜、脂肪后洗净，内面用流水冲去食物残渣。新鲜猪肝除去筋膜洗净。分别绞碎猪胃、猪肝，各称取 100 g 混合，加入 48℃蒸馏水 1000 mL 混匀。用浓盐酸调整 pH 至 2～3，置 48～52℃水浴，间隔 30～60 min 摇动 1 次，消化 8 h。虹吸上清液经绒布过滤，用 NaOH 调整 pH 至 5～6。煮沸 15 min 冷却沉淀后虹吸上清液，调整 pH 至 7.6，再煮沸 10 min，冷却沉淀后虹吸上清液分装，经 15 磅 20 min 高压蒸汽灭菌，置 4℃ 冰箱保存备用。

3. 用途　肉汤培养基、琼脂培养基的基础及非高渗透压 L 型培养基。

【牛肉消化液培养基】

1. 成分　牛肉末　100 g；　胰蛋白酶　30 g；　$NaCO_3$；　蒸馏水　1000 mL；　氯仿　20 mL；　醋酸。

2. 制备方法　取新鲜牛肉除去外表的筋膜、肌腱及脂肪后绞碎，称取 100 g 加蒸馏水 1000 mL 煮沸 15 min。用 $NaCO_3$ 调 pH 为 8.0。待温度降至 40℃时加胰蛋白酶 30 g 和氯仿 20 mL，置 40℃水浴内消化 8 h 并注意保持 pH 为 8.0。

用醋酸调 pH 至 6.0，煮沸 10 min。冷却沉淀后虹吸上清液经绒布过滤，用 NaOH 调 pH 至 7.6，再煮沸 10 min 冷却沉淀后虹吸上清液，经绒布过滤分装，经 15 磅 20 min 高压蒸汽灭菌，置 4℃冰箱保存备用。在 100 mL 牛肉消化液培养基加入琼脂粉 2 g，即为牛肉消化液琼脂固体培养基。

【血琼脂平板】

1. 成分　琼脂粉　2.0 g；　肉汤（肝化汤）　100 mL；　无菌脱纤维羊血　10 mL。

2. 制备方法

（1）将琼脂粉加入肉汤（肝化肠）中，经 15 磅 20 min 高压蒸汽灭菌。

（2）取出冷却至45～50℃时，无菌操作加入脱纤维羊血，充分摇匀，注意不要使培养基起泡，倾注平板，置4℃冰箱保存备用。

3. 用途 营养要求较高的细菌分离培养或观察细菌的溶血现象。

【巧克力色血琼脂平板】

1. 成分 琼脂粉 2.0 g； 肉汤（肝化肠） 100 mL； 无菌脱纤维羊血 10 mL。

2. 制备方法

（1）将琼脂粉加入肉汤（肝化肠）中，15磅20 min高压蒸汽灭菌。

（2）取出冷却到80～90℃时无菌操作加入脱纤维羊血，充分摇均，冷凝后即呈巧克力色，4℃冰箱保存备用。

3. 用途 脑膜炎奈瑟菌、淋病奈瑟菌等细菌的分离培养。

【血清肉汤培养基】

1. 成分 无菌血清 100 mL； 肉汤 300 mL。

2. 制备方法

（1）先将肉汤分装于12 mm×120 mm试管中，每管约3 mL，15磅20 min高压蒸汽灭菌备用。

（2）无菌操作加入无菌血清于肉汤管中，每管加0.5～1 mL，置4℃冰箱保存备用。

3. 用途 乙型溶血性链球菌等细菌的分离培养。

4. 注意事项 血清不能高压蒸汽灭菌，只能通过滤菌器过滤除菌。

【糖发酵管】

1. 成分 蛋白胨水 500 mL； 糖粉剂（葡萄糖、乳糖、麦芽糖、甘露醇或蔗糖） 各1 g； 1.6%溴甲酚紫乙醇溶液 约0.5 mL。

2. 制备方法

（1）除糖外，将蛋白胨水和指示剂混合摇匀，分成5组。

（2）分别加入各种不同的糖，溶解，做好标记。

（3）分别装入已盛有集气小管的试管中，每管约3 mL，并标明红、黄、蓝白、黑五种颜色（分别代表葡萄糖、乳糖、麦芽糖、甘露醇、蔗糖）。

（4）10磅10 min高压蒸汽灭菌，置4℃冰箱中备用。

3. 用途 主要用于检测细菌对各种糖的发酵能力，如果细菌产酸使pH下降，培养基可由紫色转变成黄色，如果细菌分解糖产酸和产气，可见培养基变黄色和集气管内有气泡。

【中国蓝琼脂平板】

1. 成分 蛋白胨 2 g； 牛肉膏 1 g； 氯化钠 0.5 g； 乳糖 1 g； 琼脂粉 1.5 g； 1%中国蓝水溶液 0.5 mL； 1% 玫瑰色酸乙醇溶液 1 mL； 蒸馏水； 100 mL。

2. 制备方法

（1）除指示剂外，将上述成分混合溶解于水中，10磅10 min高压蒸汽灭菌。

（2）1%中国蓝水溶液经15磅20 min高压蒸汽灭菌。

（3）取出培养基冷却至50～60℃时，无菌操作加入1%中国蓝水溶液0.5 mL和1%玫瑰色酸乙醇溶液1 mL充分摇匀后，倾注平板，置4℃冰箱保存备用。

（4）接种前先取出培养基放于37℃温箱中孵育1 h左右，使表面干燥，便于细菌分离。

3. 用途 用于沙门菌属、志贺菌属等肠道致病菌的分离。

4. 注意事项 在制备时，需注意pH的准确性，过酸和过碱都不适合用作培养基。中国蓝琼脂平板是鉴别培养基，其中玫瑰色酸能抑制革兰阳性细菌的生长，但对大肠埃希菌的抑制作用较弱。中国蓝为指示剂，酸性时呈蓝色，碱性时无色。大肠埃希菌能分解乳糖，产酸，菌落呈蓝色，菌落中心为深蓝色，沙门菌及志贺菌不分解乳糖，菌落为无色半透明。

【双糖铁培养基】

1. 成分　牛肉浸膏　0.5 g；　蛋白胨　1 g；　氯化钠　0.5 g；　硫代硫酸钠　0.05 g；　硫酸亚铁铵　0.5 g；　葡萄糖　0.1 g；　乳糖　1 g；　琼脂粉　1 g；　酚红　0.025 g；　蒸馏水　100 mL。

2. 制备方法

(1) 除指示剂和琼脂外，将上述成分混合，加热溶解，调 pH 至 7.6。

(2) 加入琼脂粉，煮沸溶解，再加入酚红。

(3) 分装于 15 mm×150 mm 试管中，每管约 8 mL，10 磅 15 min 高压蒸汽灭菌，制成高层斜面，置 4℃冰箱保存即可。

3. 用途　供致病性肠道杆菌鉴定用，致病性肠道杆菌多不分解乳糖，只分解葡萄糖，因此培养基底部变黄，斜面颜色不变仍为红色。细菌若能分解葡萄糖和乳糖，则产酸量多，指示剂酚红使培养基由红变黄。如果细菌分解糖产气，可以看见培养基底部有气泡，若细菌能分解含硫的氨基酸产生硫化氢，培养基中则有黑色沉淀物产生。

【鸡蛋斜面培养基】

1. 成分　新鲜鸡蛋　100 mL(约 3 个)；　肝化汤(pH7.6)　30 mL。

2. 制备方法

(1) 取 3 个新鲜鸡蛋洗净蛋壳并放于 75% 乙醇中浸泡消毒 30 min。

(2) 取出已浸泡消毒过的鸡蛋用无菌操作法将鸡蛋液倒入含有玻璃渣的无菌三角瓶中，振摇均匀。再按比例加入无菌肝化汤，混匀即可。

(3) 无菌分装于 15 mm×150 mm 大试管中，每管 5 ~6 mL 并放置于血清凝固器内加热 80℃ 1 h 使其凝固成斜面，或放置于 80℃烤箱中，保温 1 ~2 h，使其凝固成斜面。

(4) 取出置于 37℃温箱过夜，无菌生长即可使用。

3. 用途　白喉棒状杆菌专用培养基，白喉棒状杆菌异染颗粒明显。

【亚碲酸钾血琼脂平板】

1. 成分　营养琼脂(pH7.6)　100 mL；　1% 亚碲酸钾水溶液　4.5 mL；　10% 葡萄糖水溶液　2 mL；　无菌脱纤维羊血或兔血 10 mL。

2. 制备方法

(1) 将营养琼脂经 15 磅 20 min 高压蒸汽灭菌。

(2) 待冷却至 40 ~50℃时，以无菌操作加入无菌亚碲酸钾溶液、葡萄糖水溶液及脱纤维血液。三者混合均匀后，倾注于无菌平皿中，凝固后待用。

3. 用途　用于培养和鉴别白喉棒状杆菌。白喉棒状杆菌可将碲盐还原成金属碲，使菌落呈黑褐色。

4. 注意事项　亚碲酸钾水溶液和葡萄糖水溶液只能 10 磅 10 min 灭菌或滤过除菌。

【Elek 琼脂培养基】

1. 成分　肝化汤(pH7.6)　100 mL；　3% 麦芽糖　10 mL；　0.9% 乳酸钙水溶液　10 mL；　脲胨　0.5 g；　无菌小牛血清　20 mL；　琼脂粉　1.5 g。

2. 制备方法 除小牛血清外，将其余成分先混合后，8 磅 15 min 高压蒸汽灭菌，冷却至 50℃左右时，加入无菌小牛血清，混匀，倾注于无菌平皿中，待凝后备用。

3. 用途 测定白喉棒状杆菌产毒能力。

【罗氏培养基】

1. 成分 磷酸二氢钾（无水） 0. 96 g； 硫酸镁 0. 048 g； 枸橼酸镁 0. 012 g； 天门冬素 0. 72 g； 马铃薯粉 6 g； 中性甘油 2. 4 mL； 新鲜鸡蛋 8 ~ 10 个； 4. 1% 孔雀绿水溶液 8 mL。

2. 制备方法

（1）除鸡蛋、马铃薯和指示剂外，将其余成分混合，置沸水浴中加热溶解后，加入马铃薯，继续加热 30 min，并且随时搅拌，使其成糊状。

（2）冷却至 50 ~ 60℃时，加入事先用无菌玻璃渣打碎的全鸡蛋液和孔雀绿，充分混匀。

（3）分装无菌试管，每管约 10 mL，置成斜面，斜置于血清凝固器或 80℃烤箱内，加热 2 h，待其完全凝固，注意避免产生气泡，置于 4℃冰箱备用。

3. 用途 培养结核分枝杆菌，其中孔雀绿能抑制杂菌生长。

注意：制好的培养基应有一定的凝结水，以避免长期培养引起的干裂。

【柯索夫培养基】

1. 成分 蛋白胨 0. 4 g； 氯化钠 0. 7 g；磷酸二氢钠 0. 48 g； 氯化钾 0. 7 g； 氯化钙 0. 02 g； 碳酸氢钠 0. 01 g； 磷酸二氢钾 0. 09 g； 无菌兔血清 40 mL； 维生素 B_{12} 0. 8mg（注射液 1 支）； 蒸馏水 500 mL。

2. 制备方法

（1）除兔血清、维生素 B_{12} 外，将以上其余成分混合，加热溶解后，调 pH 为 7. 2，15 磅 20 min 高压蒸汽灭菌，待冷却后备用。

（2）无菌操作加入无菌兔血清和维生素 B_{12} 制成 8% 的血清溶液。

（3）分装无菌试管中（15 mm×150 mm）每管约 10 mL，56℃水浴 1 h，冷却后置 4℃冰箱保存备用。

3. 用途 培养钩端螺旋体。

4. 注意事项 血清质量差别大，故需采用混合的兔血清（至少 3 只兔）。

【沙保弱培养基】

1. 成分 蛋白胨 1 g； 麦芽糖 4 g； 琼脂粉 2 g； 蒸馏水 100 mL。

2. 制备方法 依次混合以上成分，加热使其完全溶解，并分装于 15 mm×150 mm 的试管中，每管约 6 mL，10 磅 10 min 高压蒸汽灭菌，取出制成斜面备用。

3. 用途 培养真菌。

4. 注意事项 培养基不必矫正 pH。用于芽管形成试验，琼脂浓度可为 1. 5% 。

【绿脓菌素测定用假单胞菌琼脂培养基】

1. 成分 蛋白胨 20 g； 氯化镁（无水） 1. 4 g； 硫化钾（无水） 10 g； 甘油（化学纯） 10 g； 琼脂粉 18 g； 蒸馏水 1000 mL。

2. 制备方法

（1）将蛋白胨、氯化镁、硫化钾和蒸馏水混合，加温使其充分溶解，调 pH 至 7. 4。

（2）煮沸后过滤，并以蒸馏水补足液量。

（3）加入甘油振摇均匀后再加入琼脂粉煮沸溶解，分装 15 mm×150 mm 试管，每管约 5 mL。15 磅 20 min 高压蒸汽灭菌，制成斜面备用。

3. 用途　可促进绿脓菌素的形成，供测定绿脓菌素用。

【半固体培养基】

1. 成分　蛋白胨　1 g；　氯化钠　0.5 g；　琼脂粉　0.2 g；　蒸馏水　100 mL。

2. 制备方法

（1）除琼脂粉外，将其他成分加热溶解，调 pH 至 7.6。

（2）加入琼脂粉煮沸溶解，分装于 12 mm×100 mm 试管中，每管约 3 mL，15 磅 20 min 高压蒸汽灭菌，置 4℃ 冰箱保存备用。

3. 用途　观察细菌动力及保存菌种用。

【伊红美蓝琼脂平板】

1. 成分　蛋白胨　1 g；　氯化钠　0.5 g；　乳糖　1 g；　2% 伊红水溶液　2 mL；　0.5% 美蓝水溶液　1 mL；　琼脂粉　1.5～2 g。

2. 制备方法

（1）除琼脂粉和指示剂外，将其余成分混合溶解，调 pH 至 7.6。

（2）10 磅 10 min 高压蒸汽灭菌，冷至 50～60℃ 时，无菌操作法分别加入无菌的 2% 伊红水溶液和 0.5% 美蓝水溶液，混匀。

（3）倾注于无菌平皿内，每皿约 10 mL，凝固后，置 37℃ 温箱过夜，次日取出无污染即可使用。

3. 用途　供致病性肠道杆菌的分离鉴定。

【庖肉培养基】

1. 成分　精瘦牛肉　约 300 g；　蒸馏水　约 1000 mL。

2. 制备方法

（1）将牛肉清洗干净，切成小粒后加入蒸馏水约 1000 mL。

（2）在火上反复煮沸，将漂浮的油脂弃掉，直至油脂完全消失即可。

（3）将制牛肉浸液剩下并经处理的牛肉渣，装入 15 mm×150 mm 试管中，每管约 1 g。

（4）将制好的牛肉浸液调 pH 至 7.6，加入已装好牛肉渣的试管内，每管 10～15 mL。

（5）15 磅 20 min 高压蒸汽灭菌，置 4℃ 冰箱保存备用。

3. 用途　分离培养厌氧菌。

【SS 琼脂平板】

1. 成分　蛋白胨　1 g；　乳糖　1 g；　胆盐　1 g；　枸橼酸钠　1.4 g；　硫代硫酸钠　1 g；　枸橼酸铁　0.05 g；　牛肉浸膏　0.5 g；　琼脂粉　1.8 g；　0.5% 中性红水溶液　0.45 mL；　0.01% 煌绿溶液　1 mL；　蒸馏水　100 mL。

2. 制备方法

（1）除琼脂粉和指示剂外，将上述成分混合加热溶解，调 pH 至 7.4。

（2）加入琼脂和指示剂，再加热使琼脂粉完全溶解，倾注无菌平皿，备用。

3. 用途　分离沙门菌和志贺菌。

【LEM】

1. 成分　基础培养基　蛋白胨　1 g；　酵母浸出物（粉）　0.5 g；　NaCl　3～5 g；

1 mol/L NaOH； 琼脂 0.8 g； 蒸馏水 100 mL； 鸡蛋清 5 mL； 50% 鸡蛋黄盐水溶液 2 mL。

取新鲜鸡蛋 1 个，用 2.5% 碘酒、酒精常规消毒蛋壳后无菌操作取蛋清于含有玻渣的无菌三角瓶中，取蛋黄于含有玻渣和 15 mL 生理盐水的无菌三角瓶中。充分振摇使蛋清及蛋黄分散，置 4℃ 冰箱保存备用。

2. 制备方法 将蛋白胨、酵母浸出物(粉)及 NaCl 加入蒸馏水中溶解后，用 1 mol/L 的 NaOH 调 pH 为 7.4 ~ 7.6 后加入琼脂。15 磅 20 min 高压蒸汽灭菌，冷却至 45 ~ 50℃ 时加入鸡蛋清及 50% 鸡蛋黄盐水溶液，混匀倾注无菌平皿，凝固后置 4℃ 冰箱保存备用。

3. 用途 细菌 L 型的高渗分离培养和荷包蛋样菌落的观察。

【明胶培养基】

1 成分 明胶 12 g； 肉汤 100 mL。

2. 制备方法

(1) 先将明胶加入肉汤中，沸水浴内溶解，不超过 15 min。

(2) 分装试管，每管 3 ~ 5 mL，8 磅 15 min 高压蒸汽灭菌，置 4℃ 冰箱保存备用。

3. 用途 明胶液化试验。

4. 注意事项 此培养基加热时间不宜过久，加热的次数不宜过多，否则使明胶不能凝固。

【石炭酸琼脂平板】

1. 成分 营养琼脂 100 mL； 1∶10 苯酚水溶液 1 mL。

2. 制备方法 将 1∶10 苯酚水溶液加入已溶解的营养琼脂中，充分摇匀混匀，倾注无菌平板，凝固后置 4℃ 冰箱保存备用。

3. 用途 变形杆菌鞭毛变异的观察。

【吕氏血清斜面】

1. 成分 牛血清 30 mL； 1% 葡萄糖肉浸液 10 mL。

2. 制备方法

(1) 将上述成分混合，分装约 4 mL 于 15 mm×150 mm 的试管中。

(2) 斜置于血清凝固器内或干烤箱内，加热 80 ~ 90℃ 约 2 h，至其完全凝固为止。

(3) 间歇灭菌 3 次，冷后放入 4℃ 冰箱保存备用。

3. 用途 主要供白喉棒状杆菌之用，亦可用来观察细菌色素的产生。

4. 注意事项 本培养基营养丰富，白喉棒状杆菌培养 10 h 即能生长，异染颗粒明显。在分装时，宜避免产生气泡。在血清凝固器内或干烤箱内，温度不得高于 90℃，否则可产生气泡，以致培养基表面凹凸不平。此培养基应含少量凝结水，有利于细菌的生长。

【马铃薯葡萄糖琼脂】

1. 成分 马铃薯粉 200 g； 葡萄糖 30 g； 琼脂 20 g； 蒸馏水 1000 mL。

2. 制备方法

(1) 将上述成分混合，加热溶解，分装约 10 mL 于方瓶或 15 mm×150 mm 试管中。

(2) 10 磅 15 min 高压蒸汽灭菌，置 4℃ 冰箱保存备用。

3. 用途 适合于多数真菌的分离培养。

（余晓玲）

索　　引

M

Medical microbiological experiment technology 医学微生物学实验技术
Metabolic inhibition test 代谢抑制试验
Microimmunofluorescence 微量免疫荧光
Microscopic agglutination test 显微镜凝集试验
Migration inhibition test 移动抑制试验
Methyl red test 甲基红试验
Malonate utilization test 丙二酸盐利用试验
Minimal inhibitory concentration (MIC) 最低抑菌浓度
Minimum bactericidal concentration (MBC) 最低杀菌浓度
M. pneumoniae 肺炎支原体

N

Nitrate reduction test 硝酸盐还原试验
Neisseria 奈瑟菌属
Neutralization Test 中和试验

O

Oxidase test 氧化酶试验

P

Phenylalanine deaminase test 苯丙氨酸脱氨酶试验
Plasmid fingerprinting 质粒指纹图谱分析
Polymerasechainreaction 聚合酶链反应
Plaque forming unit (PFU) 空斑形成单位
Primary cell culture 原代细胞培养
Plaque 蚀斑

R

Restriction endonucleases 限制性内切酶
Replica plating test 影印培养试验
Rickettsia 立克次体

S

Slide agglutination test 玻片凝集试验
Sodium hippurate hydrolysis test 马尿酸钠水解试验
Staphylococcal protein A (SPA) 葡萄球菌蛋白 A
Staphylococcus 葡萄球菌属
Staphylococcus aureus 金黄色葡萄球菌
Staphylococcus epidermidis 表皮葡萄球菌
Streptococcus 链球菌属
Streptococcus pneumonia 肺炎链球菌
Scanning electron microscope (SEM) 扫描电镜
Salmonella Typhi 伤寒沙门菌
Shigella 志贺菌属

T

Tube agglutination test 试管凝集试验
T cells subgroup detection T 细胞亚群检测
Tissue culture infective dose ($TCID_{50}$) 50% 组织细胞感染量
Turbidimetric method 比浊法
Transmission electron microscope (TEM) 透射电镜
Tachypleus amebocyte lysate (TAL) 鲎试剂

U

Urease test 尿素酶试验

V

Virus hemagglutination inhibition test 病毒血凝抑制试验
Voges-Proskauer test V-P 试验

W

Widal test 肥达试验
Wassermann reaction 华氏反应
Weil-Felix test 外斐试验

Y

Yolk sac 卵黄囊

其它

β-galactosidase test β-半乳糖苷酶试验
α-hemolytic *streptococcus* 甲型溶血性链球菌
β-hemolytic *streptococcus* 乙型溶血性链球菌
γ- *streptococcus* 丙型链球菌

彩 图

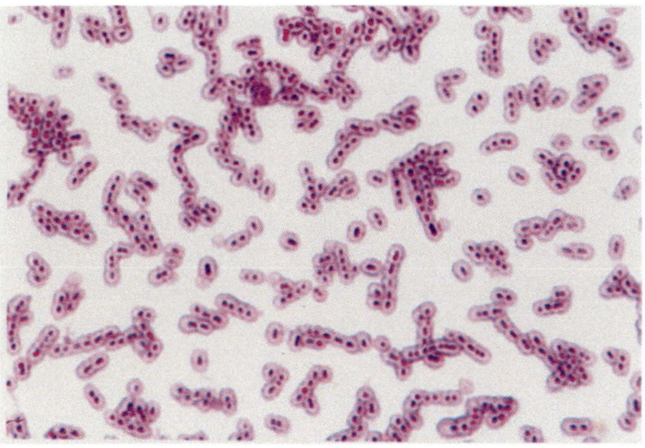

彩图 2-1　肺炎链球菌的荚膜染色形态
（Muir 染色法，油镜，綦廷娜 摄）

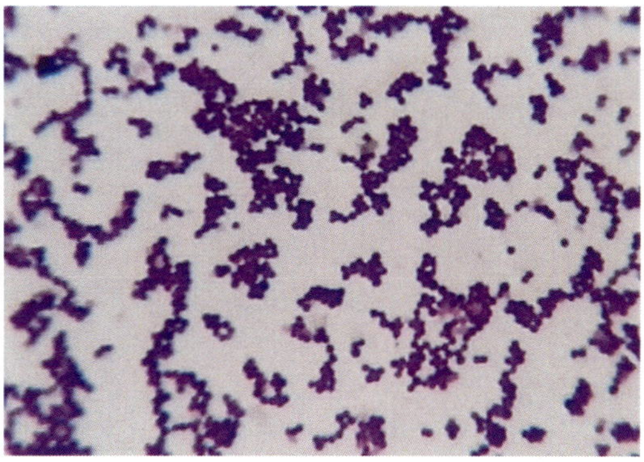

彩图 19-1　金黄色葡萄球菌的革兰染色形态
（油镜，綦廷娜 摄）

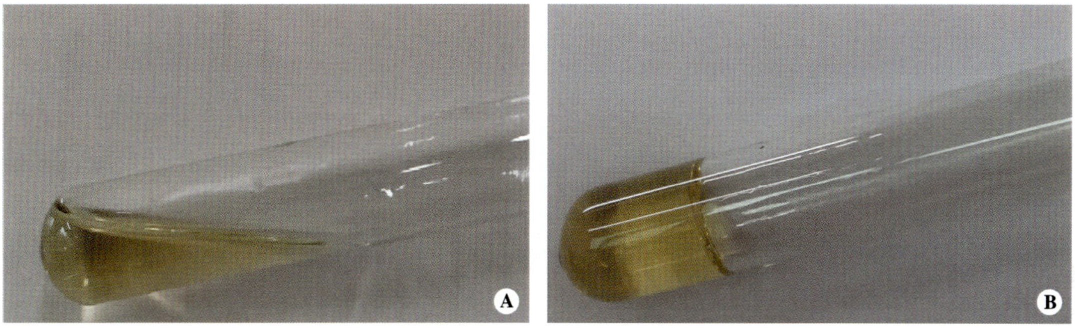

彩图 19-2　血浆凝固酶试验（綦廷娜 摄）
试管法：A. 阴性对照；B. 凝固酶阳性

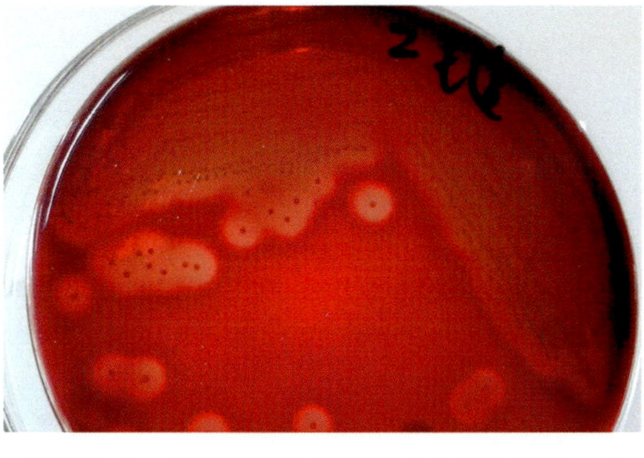

彩图 20-1　乙型溶血性链球菌在血琼脂平板上的生长现象（綦廷娜 摄）

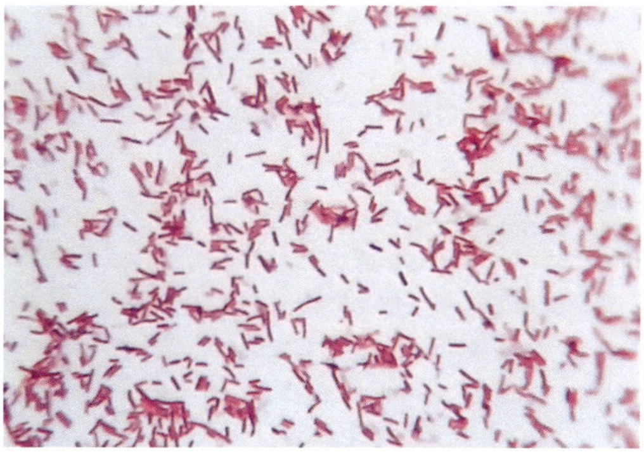

彩图 23-1　大肠埃希菌的革兰染色形态
（油镜，綦廷娜 摄）

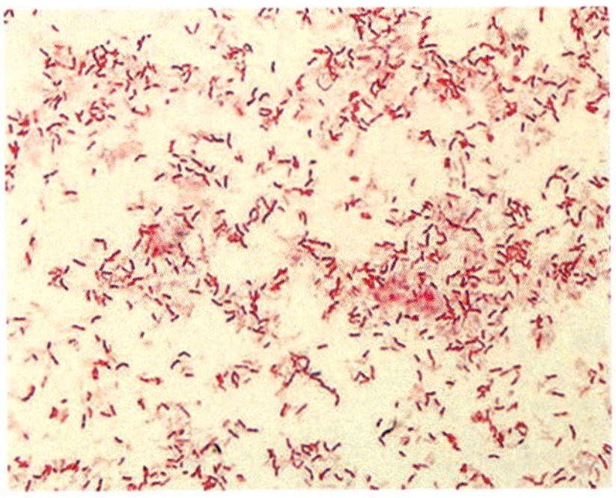

彩图 29-1　幽门螺杆菌的细胞形态（革兰染色，油镜，王菲 摄）

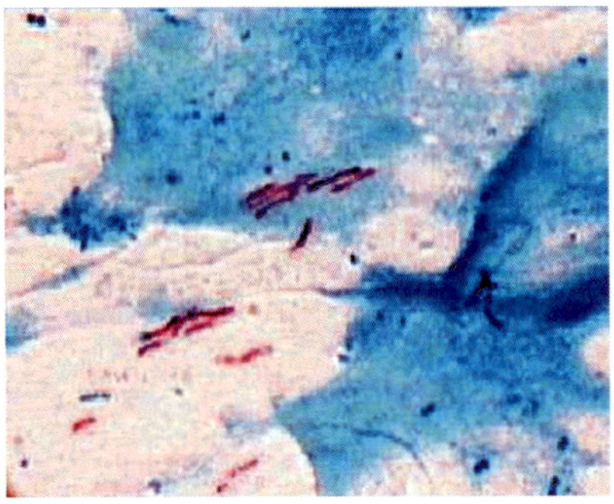

彩图 33-1　肺结核患者痰涂片抗酸染色形态（油镜，陈峥宏 摄）

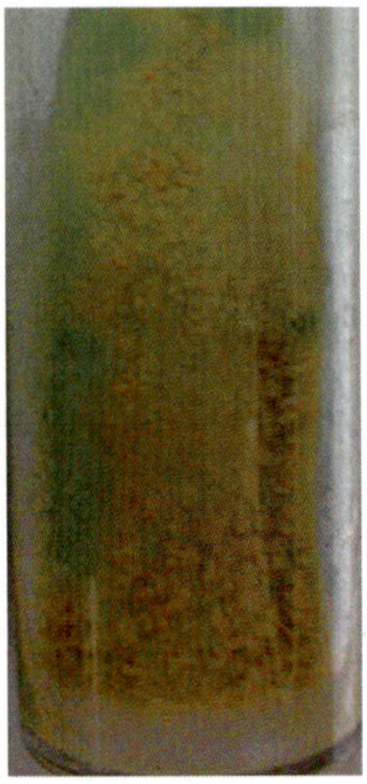

彩图 33-2　结核分枝杆菌在罗氏培养基的生长现象（王涛 摄）

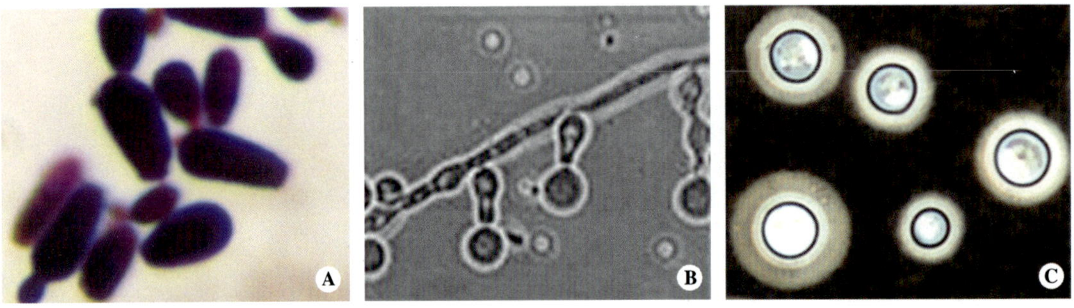

彩图 39-1　微生物真菌的细胞形态（赵亮、王梅竹、陈玉如 摄制）

A. 白念珠菌革兰染色；B. 厚膜孢子（未染色）；C. 新生隐球菌（负染色）

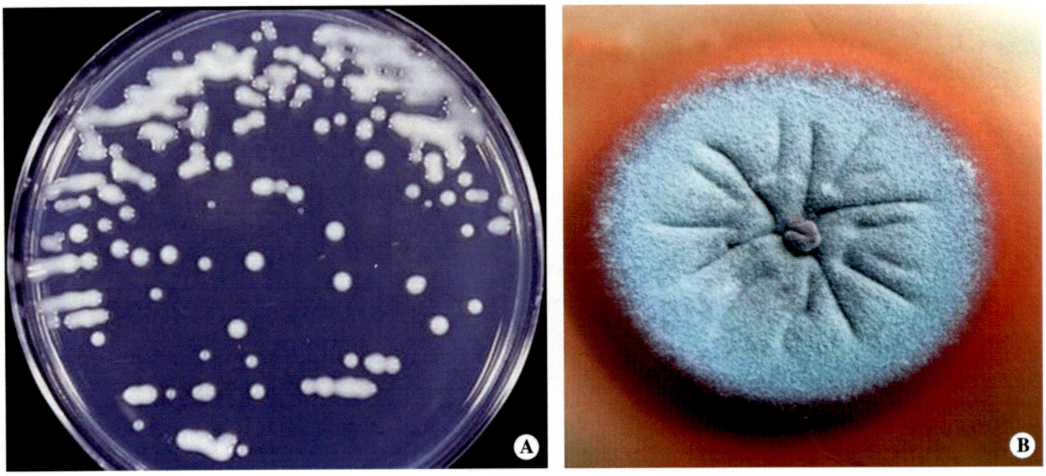

彩图 39-2　微生物真菌的菌落（赵亮 摄）

A. 新生隐球菌（37℃培养物）；B. 马尔尼菲青霉菌（28℃培养物）